本草源流丛书

总主编◎李成文

主 编◎高文勇 李成文

神农本草经

用药指南

U0293326

河南科学技术出版社

·郑州·

图书在版编目（CIP）数据

《神农本草经》用药指南 / 高文勇，李成文主编 . — 郑州：河南科学技术出版社，
2021.11

ISBN 978-7-5725-0180-7

Ⅰ.①神… Ⅱ.①高… ②李… Ⅲ.①《神农本草经》—研究 Ⅳ.① R281.2

中国版本图书馆 CIP 数据核字（2020）第 190026 号

出版发行：河南科学技术出版社
　　　　　地址：郑州市郑东新区祥盛街27号　邮编：450016
　　　　　电话：（0371）65788613　65788629
　　　　　网址：www.hnstp.cn
责任编辑：邓　为　王俪燕
责任校对：曹雅坤　张艳华
封面设计：中文天地
责任印制：朱　飞
印　　刷：河南省环发印务有限公司
经　　销：全国新华书店
开　　本：720mm×1020mm　1/16　　　印张：22.5　　字数：260千字
版　　次：2021年11月第1版　　　　2021年11月第1次印刷
定　　价：65.00元

如发现印、装质量问题，影响阅读，请与出版社联系并调换。

本书编写人员名单

主　编　高文勇　李成文

副主编　梁　飞　吴明侠　李　崧　杨　飞
　　　　方雨萱

编　委　栗连杰　罗　奉　吕兰青　汪云帆

前　言

中华民族在生存繁衍及和疾病作斗争的过程中，发现许多具有防病治病功效的植物、动物与矿物，经过长期反复的验证与再实践，终于在汉代编纂成我国第一部中药学专著《神农本草经》（简称《本经》），首次总结了汉以前数千年单一本草/单方治病用药经验，为卫生保健事业做出了巨大的贡献，奠定了中药学的基础，成为中医四大经典之一。《本经》问世后，受到众多医家青睐，但由于战乱频繁，传抄受限，以至于原书失传。然而其内容却被两晋、南北朝、唐、两宋、金、元时期许多医药著作所引用，为明清学者挖掘整理注释《本经》提供了宝贵的文献资料。

《神农本草经》原书早佚，后世学者依据《本草经集注》《名医别录》《新修本草》《太平御览》《证类本草》，并参考《山海经》《抱朴子》《博物志》《隋书经籍志》《备急千金要方》《千金翼方》《医心方》《开宝本草》《嘉祐本草》《本草衍义》《本草品汇精要》《本草纲目》《本草经疏》《本经疏证》《医方类聚》等古籍文献进行重辑，其中明代卢复（1616 年），清代孙星衍、孙冯翼（1799 年）、顾观光（1844 年）、黄奭（1865 年）、王闿运（1885 年）、姜国伊（1892 年），以及日本狩谷望之志（1842 年）、森立之（1854 年）分别辑出多种版本《神农本草经》。当代尚志钧（1978 年）、马继兴（1995 年）辑佚《神农本草经》，纂集为《神农本草经校点》和《神农本草经辑注》，为研究利用《本经》提供了重要依据。

早在明清时期就有很多医家对《本经》进行深入研究，如著名医家缪希雍、卢复、卢之颐、徐彦纯、张志聪、姚球、徐大椿、黄钰、陈修园、邹澍、叶志诜等，基于《本经》成书秦汉，文辞古奥，内容简略，义理难窥，在挖掘文献的基础上，结合自己的临床实践，不仅自己辑佚《本经》，并进行专门发挥，纂集《神农本草经疏》《本草发挥》《本草乘雅半偈》《本草崇原》《神农本草经百种录》《神农本草经读》《本草经解》《本经疏证》《本经续疏》《神农本草经赞》《本草经便读》等，深入阐发药性、归经、功效、主治、适应证、方药配伍、使用禁忌、别名、产地、药材特征、种植或养殖技巧、采收时机、加工炮制、保藏方法、鉴别辨伪等，为后世学习研究应用《本经》，掌握药效，更好地指导临床用药提供了极大的帮助，同时也补充了目前《中药学》教材的不足。

当代研究《本经》者众多，主要偏重白话、注释、钩玄、基源、图谱、药理等，但对其功效、病症研究较少。由于《本经》按三品分类排序，内容散乱，不易掌握功效与临床主治病症，因此编者立足临床应用，满足实际需要，结合现代阅读习惯，以顾观光《神农本草经》为蓝本，并参考其他辑复本将《本经》药物按性味、功效、主治病症、养颜美容、养生等进行归类整理，三易其稿，这对于加强中药学术本体研究，指导中医临床用药，提高治疗效果，具有重要的帮助。并对开发特效新药有所助益，如同依据青蒿汁液治疗疟疾进而开发出青蒿素一样。

本书可作为研究《黄帝内经》病症理论与治则的重要参考书，也可作为研究张仲景《伤寒论》与《金匮要略》创制经方思路、气味配伍规律、临证处方用药的重要参考书，对于指导临床用药也具有较高参考价值。

本书高文勇编写 10 万字，梁飞编写 3 万字、吴明侠编写 3.5 万字、李崧编写 3 万字、杨飞编写 3 万字、方雨萱编写 3.5 万字，栗连杰、罗奉、吕兰青、汪云帆校对全书，李成文通审全书。

限于作者水平，不当之处敬请斧正。

河南中医药大学中医各家学说教研室主任、博士生导师
中国中医药研究促进会各家学说与临床研究分会会长

李成文

2020 年仲春

顾　序

　　李濒湖云：神农古本草，凡三卷三品，共三百六十五种，首有名例数条。至陶氏作《别录》，乃拆分各部，而三品亦移改，又拆出青葙、赤小豆二条（按《本经》目录，青葙子在下品，非后人拆出也，疑葙当作蘘），故有三百六十七种。逮乎唐宋，屡经变易，旧制莫考（此上并李氏语）。今考《本经》三品，不分部数，上品一百二十种，中品一百二十种，下品一百二十五种（见《本经》名例）。品各一卷，又有序录一卷。故梁《七录》云三卷，而陶氏《别录》序云四卷，韩保昇谓《神农本草》上中下并序录合四卷，是也。梁·陶隐居《名医别录》始分玉、石、草、木三品为三卷，虫、兽、果、菜、米、食、有名未用三品为三卷，又有序录一卷，合为七卷。故《别录》序后云：《本草经》卷上，序药性之原本，论病名之形诊，题记品录，详览施用；《本草经》卷中，玉、石、草、木三品；《本草经》卷下，虫、兽、果、菜、米、食三品，有名未用三品。上三卷，其中下二卷，药合七百三十种，各别有目录，并朱墨杂书并子注。今大书分为七卷（以上并陶氏语）。盖陶氏《别录》仍沿《本经》上、中、下三卷之名，而中、下二卷并以三品分为子卷。《唐本草》讥其草木同品，虫兽共条，披览既难，图绘非易是也。《别录》于《本经》诸条，间有并析。如胡麻（脂麻），《经》云叶名青蘘，即在胡麻（脂麻）条下，而《别录》乃分之（《本经》目录无青蘘）。中品葱、薤，下品胡粉、锡镜鼻，并各自为条，而《别录》乃合之。由此类推，凡《证类本草》三品与《本经》目录互异者，疑皆陶氏所移。李濒湖所谓拆分各部，移改三品者是也。青蘘之分，盖自《别录》始（《唐本草》注云：《本经》在草部上品，即指《别录》原次言之），赤小豆之分，则自《唐本草》始，是为三百六十七种。《唐本草》退姑活、别羁、石下长卿、翘根、屈草、淮木于有名未用，故云三百六十一种（见《别录》序后《唐本草》注）。宋本草又退彼子（榧子）于有名未用，故云三百六十种（见补注总叙后）。今就《证类本草》三品计之，上品一百四十一种，中品一百十三种，下品一百二十五种，已与《本经》名例绝不相符。又有人部一种，有名未用七种，并不言于三品何属。李濒湖所谓屡经变易，旧制莫考者是也。李氏《纲目》，世称为集大成。以今考之《本经》，而误注《别录》者四种（萆薢、葱、薤、杏仁）。从《本经》拆出，而误注他书者二种（土蜂、桃蠹虫）。原无经文，而误注《本经》者一种（绿青）。明注《本经》，而经文混入《别录》者三种 [菜耳实（苍耳子）、鼠妇、石龙子]。经文混入《别录》，而误注《别录》者六种（王不留行、龙眼、肤青、姑活、石下长卿、燕屎白）。《别录》混入经文，而误注《本经》者四种（升麻、由跋、赭魁、鹰屎）。夫以濒湖之博洽而舛误至此，可见著书难，校书亦复不易。《开宝本草》序云：朱字墨字，无本得同，旧注新注，其文互缺。则宋本已不能无误，又无论濒湖矣。今去濒湖二百余载，古书亡佚始尽，幸而《证类本草》灵光岿然，又幸而《纲目》卷二具载《本经》目录，得以寻其原委，而析其异同。本经三百六十五种之文，章章可考，无阙佚，无羡衍，岂非天之未丧斯文，而留以有待乎？近孙渊如尝辑是书，刊入问经堂中，惜其不考《本经》目录，故三品种数，显与名例相违。缪仲淳、张路玉辈，未见《证类本草》，而徒据《纲目》以求经文，尤为荒陋。大率考古者不知医，业医者不知古，遂使赤文绿字埋没于陈编蠹简之中。不及今而亟为搜辑，恐数百年后《证类》一书又复亡佚，则经文永无完璧之期矣。爰于翻阅之余，重为甄录其先后，则以《本经》目录定之，仍用韩氏之说，别为序录一卷。而唐宋类书所引，有出《证类》外者，亦备录焉。为考古计，非为业医计也。而非邃于古，而明于医者，恐其闻之而骇，且惑也。

甲辰九月霜降日顾观光识

凡　例

1. 本书按药性、功效、临床主治病症、养颜美容、养生药分为五章。

2. 本草药性五味按酸味、苦味、甘味、辛味、咸味排序，四气按微寒、寒、微温、温、平排序。

3. 本草功效按内科、妇科、外科、五官科、轻身延年、其他排序。

4. 临床主治病症按内科、妇科、儿科、外科、五官科、骨伤科、其他排序。内科病症按照外感病症、肺病、心病、脾胃病、肝胆病、肾病、气血津液、肢体经络、杂病排序；儿科参考内科病症排序；妇科按经、带、胎、产、乳、杂病排序；外科病症按疮疡、瘰疬、疹、疥、瘙痒、肛肠、瘘管、疝气、息肉、脱排序；五官科病症按眼、鼻、耳、口齿、咽喉排序。

5. 养颜美容本草按好颜色、祛死肌、长肌肉排序。

6. 所有类目中本草均按其药名首字音序排列。

7. 部分本草药名与现今不一致者在其后用括号标出规范药名。

8. 书中插图药名一般用现代规范药名。

目 录
CONTENTS

第一章　药性 ················ 1

　第一节　五味 ·········· 1

　　一、酸味 ········· 1

　　二、苦味 ········· 3

　　三、甘味 ········· 19

　　四、辛味 ········· 27

　　五、咸味 ········· 37

　第二节　四气 ········· 41

　　一、微寒 ········· 41

　　二、寒 ············ 43

　　三、微温 ········· 51

　　四、温 ············ 53

　　五、平 ············ 60

第二章　功效 ···········72

　第一节　内科 ·········72

　　补虚 ·········· 73

　　补五脏 ·········· 74

　　补气 / 益气 ·········· 75

　　益精 ·········· 81

补髓 ············ 82

长阴 ············ 83

益肺气 ············ 84

补中 ············ 84

补肝气 ············ 86

补肾气 ············ 86

起阴气 ············ 87

安五脏 ············ 87

温中 ············ 88

出汗 ············ 89

开通腠理 ············ 90

止咳 ············ 90

利窍 ············ 91

安神 ············ 92

养神 ············ 93

安心 ············ 94

定惊 ············ 94

强志 ············ 94

令人悦 ············ 96

通神 ············ 97

益智 …………… 98

通脉 …………… 99

消食 …………… 100

解酒 …………… 100

止唾 …………… 100

祛胃中邪 …………… 100

荡涤肠胃 …………… 101

止泄 …………… 101

通大便 …………… 101

通利水谷 …………… 102

止痢 …………… 102

下气 …………… 102

利小便／利水道 …… 103

祛风 …………… 107

除热 …………… 108

祛水 …………… 108

除湿 …………… 108

止汗 …………… 108

止渴 …………… 109

止血 …………… 109

止痛 …………… 110

破气散结 …………… 111

破癥瘕积聚 …………… 111

强筋骨 …………… 113

利筋骨／利关节 …… 115

续绝伤 …………… 116

缓急 …………… 117

驱虫／杀虫 …………… 117

杀虫 …………… 121

祛邪 …………… 122

除百疾 …………… 127

辟秽 …………… 127

第二节 妇科 …………… 127

安胎 …………… 128

堕胎 …………… 128

下乳 …………… 129

第三节 外科 …………… 129

出刺 …………… 129

去恶肉 …………… 130

第四节 五官科 …………… 130

明目 …………… 130

止泪 …………… 136

聪耳 …………… 136

通窍 …………… 137

坚齿 …………… 138

生齿 …………… 139

第五节 轻身延年 …… 139

轻身 …………… 139

延年 …………… 150

肥健人 …………… 153

第六节 其他 …………… 154

催吐 …………… 154

祛臭 …………… 154

生发 …………… 155

坚发 …………… 155

乌发 …………… 155

调和诸药 ………… 156

药引 …………… 156

第三章　临床主治病症 …… 157

　第一节　内科病症 ……… 157

伤寒 …………… 157

寒证 …………… 159

风证 …………… 159

风寒 …………… 161

风热 …………… 161

风湿 …………… 162

热证 …………… 162

烦热 …………… 166

寒热 …………… 167

寒湿 …………… 174

咳嗽 …………… 175

喘证 …………… 178

心痛 …………… 179

胸痛 …………… 179

心悬 …………… 179

伏梁 …………… 180

厥证 …………… 180

胸满 …………… 180

胸胀 …………… 180

悸 ……………… 181

不寐 …………… 181

多梦 …………… 182

魇 ……………… 182

神昏 …………… 182

健忘 …………… 183

呆病 …………… 183

惊恐 …………… 183

烦满 …………… 184

痫证 …………… 185

惊痫 …………… 186

癫证 …………… 188

瘛疭 …………… 188

狂证 …………… 189

痞满 …………… 190

胃胀闭 ………… 190

心下结气 ……… 190

心下结痛 ……… 190

呕吐 …………… 191

食少 …………… 191

食积 …………… 191

伤食 …………… 192

厌食 …………… 192

哽噎 …………… 193

关格 …………………… 193

伤中 …………………… 193

腹痛 …………………… 194

腹胀 …………………… 195

腹满 …………………… 195

腹中邪逆 ……………… 195

肠鸣 …………………… 195

泄泻 …………………… 196

霍乱 …………………… 197

便秘 …………………… 197

痢疾 …………………… 198

肠痈 …………………… 199

胁痛 …………………… 199

黄疸 …………………… 200

积聚 / 癥瘕 …………… 201

头痛 …………………… 206

眩晕 …………………… 208

郁证 …………………… 208

结气 …………………… 209

惊恚怒气 ……………… 210

心腹结气 ……………… 210

心腹邪气 ……………… 211

瘿病 …………………… 211

水肿 …………………… 212

淋证 …………………… 214

白浊 …………………… 215

癃闭 …………………… 215

遗尿 …………………… 217

阳痿 …………………… 217

不育症 ………………… 218

血证 …………………… 219

瘀血 …………………… 220

痰饮 …………………… 222

消渴 …………………… 222

口舌干燥 ……………… 224

汗证 …………………… 224

虚损 …………………… 225

痹证 …………………… 227

骨间寒热 ……………… 234

骨节疼痛 ……………… 234

痉证 …………………… 234

拘挛 …………………… 235

痿证 …………………… 236

腰痛 …………………… 237

腰背强 ………………… 238

不可屈伸 ……………… 238

膝痛 …………………… 238

温疟 …………………… 239

疼痛 …………………… 241

麻木 …………………… 243

劳伤 …………………… 243

奔豚 …………………… 244

脚肿 …………………… 244

四肢沉重 ……………… 244

五脏百病 ……………… 245

第二节 妇科病症 ……… 245

闭经 …………………… 245

痛经 …………………… 247

崩漏 …………………… 248

带下病 ………………… 249

难产 …………………… 251

不孕症 ………………… 251

乳痛 …………………… 252

乳肿 …………………… 252

乳癖 …………………… 253

缺乳 …………………… 253

产乳余疾 ……………… 254

阴肿 …………………… 254

阴痒 …………………… 255

阴痛 …………………… 255

阴疮 …………………… 256

第三节 儿科病症 ……… 257

发热 …………………… 258

惊痫 …………………… 258

项强／背强 …………… 259

夜啼 …………………… 259

火疮 …………………… 259

吐舌弄舌 ……………… 259

五迟 …………………… 260

百病 …………………… 260

第四节 外科病症 ……… 260

疮疡 …………………… 260

金疮 …………………… 267

火疮 …………………… 269

瘰疬瘿瘤 ……………… 270

鼠瘘 …………………… 270

瘾疹 …………………… 271

疥疮 …………………… 271

面肿 …………………… 273

瘙痒 …………………… 273

皮肤异常 ……………… 274

痔疮 …………………… 275

瘘管 …………………… 277

脱肛 …………………… 277

疝气／疝瘕 …………… 277

息肉 …………………… 278

恶肉 …………………… 279

胱 ……………………… 279

第五节 五官科病症 …… 279

一、眼科 ……………… 280

目赤 …………………… 280

目赤热痛 ……………… 280

目痛 …………………… 280

目痛流泪 ……………… 281

目翳 …………………… 281
目肿 …………………… 282
流泪 …………………… 282
目欲脱 ………………… 283
目淫肤赤白膜 ………… 283
目盲 …………………… 283
二、鼻科 ……………… 284
酒齄鼻 ………………… 284
三、耳科 ……………… 284
耳聋 …………………… 284
四、口齿科 …………… 285
牙龈肿 ………………… 285
牙痛 …………………… 285
龋齿 …………………… 285
舌肿 …………………… 286
口臭 …………………… 286
五、咽喉科 …………… 286
喉痹 …………………… 286

咽喉肿痛 ……………… 287
喑哑 …………………… 288
第六节　骨伤科病症 …… 288
跌打损伤 ……………… 288
第七节　其他病症 ……… 290
脱发 …………………… 290
头秃 …………………… 290
白秃 …………………… 291
阴阳伤 ………………… 291

第四章　养颜美容药 ……… 292
　第一节　好颜色 ……… 292
　第二节　祛死肌 ……… 295
　第三节　长肌肉 ……… 297

第五章　养生药 …………… 299
参考文献 …………………… 312
附：索引 …………………… 313

第一章 药性

《神农本草经》是第一部本草专著，总结远古至汉代中华民族的临床用药经验，将本草药性分为五味和四气。其中五味包括酸味、苦味、甘味、辛味、咸味。四气包括微寒、寒、微温、温、平（之后在此基础上进一步发展为寒、热、温、凉及平性），中药四气五味药理论初步形成。这为后世依据药性气味理论阐发方剂配伍特点、创制新方奠定了坚实的基础，如医圣张仲景据此创制200多首经方，疗效卓著，备受历代医家所青睐。

第一节 五味

一、酸味

酸味药包括矾石、梅实（乌梅）、木虿（木虻）、牛膝、蓬藟（覆盆子）、青芝、山茱萸、石胆（胆矾）、石硫黄、鼠妇、酸浆、酸枣仁、五味子、营实、郁核（郁李仁）、曾青、紫葳。

矾石，味酸，寒。主寒热泄痢，白沃，阴蚀，恶疮，目痛；坚骨齿。炼饵服之，轻身不老增年。一名羽涅。生山谷。（《神农本草经·上品》）

梅实（乌梅），味酸，平。主下气，除热烦满；安心；肢体痛，偏枯不仁，死肌；去青黑痣、恶肉。生川谷。（《神农本草经·中品》）

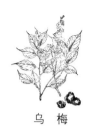

乌 梅

木虻（木虻），味苦，平。主目赤痛，眦伤泪出，瘀血，血闭，寒热；酸惭；无子。一名魂常。生川泽。（《神农本草经·下品》）

牛膝，味苦，酸，平。主寒湿痿痹，四肢拘挛，膝痛不可屈；逐血气，伤热火烂，堕胎。久服轻身耐老。一名百倍。生川谷。（《神农本草经·上品》）

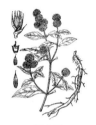

川牛膝

蓬蘽（覆盆子），味酸，平。主安五脏，益精气，长阴令坚，强志，倍力，有子。久服轻身不老。一名覆盆。生平泽。（《神农本草经·上品》）

青芝，味酸，平。主明目，补肝气，安精魂；仁恕。久食轻身不老，延年神仙。一名龙芝。生山谷。（《神农本草经·上品》）

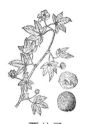

覆盆子

山茱萸，味酸，平。主心下邪气，寒热；温中，逐寒湿痹；去三虫。久服轻身。一名蜀枣。生川谷。（《神农本草经·中品》）

石胆（胆矾），味酸，寒。主明目，目痛，金疮，诸痫痉，女子阴蚀痛，石淋寒热，崩中下血，诸邪毒气。令人有子。炼饵服之不老。久服增寿神仙。能化铁为铜成金银。一名毕石。生山谷。（《神农本草经·中品》）

山茱萸

石硫黄（硫黄），味酸，温，有毒。主妇人阴蚀，疽，痔，恶血；坚筋骨；除头秃；能化金、银、铜、铁奇物。生山谷。（《神农本草经·中品》）

鼠妇，味酸，温。主气癃不得小便，女人月闭，血瘕，痫痉，寒热；利水道。一名眉蟠，一名蜲蛝。生平谷。

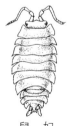

鼠　妇

（《神农本草经·下品》）

酸浆，味酸，平。主热烦满；定志益气，利水道。产难，吞其实立产。一名醋浆。生川泽。（《神农本草经·中品》）

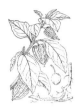

酸浆

酸枣仁，味酸，平。主心腹寒热，邪结气聚，四肢酸疼湿痹。久服安五脏，轻身延年。生川泽。（《神农本草经·上品》）

五味子，味酸，温。主益气，咳逆上气，劳伤羸瘦；补不足，强阴，益男子精。一名会及。生山谷。（《神农本草经·上品》）

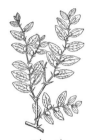

酸枣

营实，味酸，温。主痈疽，恶疮，结肉，跌筋，败疮，热气，阴蚀不瘳；利关节。一名墙薇，一名墙麻，一名牛棘。生川谷。（《神农本草经·中品》）

郁核（郁李仁），味酸，平。主大腹水肿，面目、四肢浮肿；利小便水道。根，主齿断肿、龋齿；坚齿。一名爵李。生高山、川谷及丘陵上。（《神农本草经·下品》）

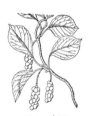

北五味子

曾青，味酸，小寒。主目痛止泪；出风痹，利关节，通九窍；破癥坚，积聚。久服轻身不老。能化金铜。生山谷。（《神农本草经·上品》）

紫葳，味酸，微寒。主妇人产乳余疾，崩中，癥瘕，血闭，寒热羸瘦；养胎。生川谷。（《神农本草经·中品》）

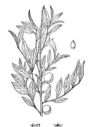

郁李

二、苦味

苦味药包括菴茴子、白垩、白及、白敛、白兔藿、白薇、白鲜（白鲜皮）、败酱（败酱草）、草薢、别羁、萹蓄、草蒿、恒山（常山）、赤芝、樗鸡、茈胡（柴胡）、大黄、大戟、代赭石、丹参、地肤子、地榆、独活、发髲、防风、飞廉、蜚虻（蜚虻）、甘遂、狗脊、枸杞、瓜蒂、贯众、海蛤、海藻、厚朴、虎掌、淮木、槐实（槐角）、黄环、黄连、黄芩、积雪草、蒺藜子、茵草、景天、鞠华（菊花）、苦菜、苦参、苦瓠、栝楼根（天花粉）、蓝实、雷丸、鲤鱼胆、连翘、楝实（川楝子）、莨菪子（天仙子）、柳华、龙胆、漏芦、卤咸、陆英、鹿藿、露蜂房、栾华、络石（络石藤）、麻黄、马先蒿、蔓椒（入地金牛）、蔓荆实（蔓荆子）、木兰、木宝（木虻）、蘗木（黄柏）、牛扁、牛黄、牛角䚡、牛膝、女贞实（女贞子）、朴消、鸡头实（芡实）、茜根、秦艽、秦皮、青葙子、屈草、瞿麦、芫花、桑上寄生（桑寄生）、沙参、芍药、蛇床子、蛇合、射干、著实、石龙刍、石龙芮、石韦、蜀羊泉、术、松萝、松脂（松香）、桃核仁（桃仁）、天门冬、桐叶、王不留行、王瓜、王孙、薇衔、卫矛、蝟皮（刺猬皮）、夏枯草、消石、雄黄、续断、牙子（狼牙）、羊桃、羊蹄、茵陈蒿、茵芋、鸢尾、玄参、远志、蚤休、泽兰、泽漆、知母、栀子、枳实、竹叶、梓白皮、紫参、紫草、紫菀。

菴䕡子，味苦，微寒。主五脏瘀血，腹中水气，胪胀留热，风寒湿痹，身体诸痛。久服轻身延年不老。生川谷。（《神农本草经·上品》）

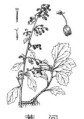

菴䕡

白垩，味苦，温。主女子寒热，癥瘕，月闭，积聚。生山谷。（《神农本草经·下品》）

白及，味苦，平。主痈肿、恶疮、败疽、伤阴死肌，胃中邪气，贼风鬼击，痱缓不收。一名甘根，一名连及草。生川谷。（《神农本草经·下品》）

白敛，味苦，平。主痈肿、疽、疮；散结气，止痛，除热；目中赤，小儿惊痫，温疟，女子阴中肿痛。一名菟核，一名白

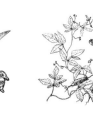

白及　　白敛

草。生山谷。(《神农本草经·下品》)

白兔藿，味苦，平。主蛇虺，蜂，虿，猘狗，菜肉，蛊毒，鬼疰。一名白葛。生山谷。(《神农本草经·中品》)

白薇，味苦，平。主暴中风，身热肢满，忽忽不知人，狂惑，邪气寒热酸疼，温疟洗洗发作有时。生川谷。(《神农本草经·中品》)

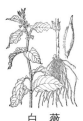

白　薇

白鲜（白鲜皮），味苦，寒。主头风，黄疸，咳逆，淋沥，女子阴中肿痛，湿痹，死肌，不可屈伸，起止行步。生山谷。(《神农本草经·中品》)

败酱（败酱草），味苦，性平。主暴热，火疮赤气，疥瘙，疽，痔，马鞍热气。一名鹿肠。生山谷。(《神农本草经·中品》)

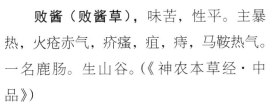

白鲜皮　　　　　　败酱草

萆薢，味苦，平。主腰脊痛；强骨节，风寒湿周痹，恶疮不瘳，热气。生山谷。(《神农本草经·中品》)

别羁，味苦，微温。主风寒湿痹，身重，四肢疼酸，寒邪气，历节痛。生川谷。(《神农本草经·下品》)

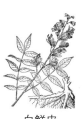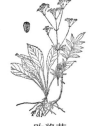

山萆薢　　　　　　萹　蓄

萹蓄，味苦，平。主浸淫、疥瘙、疽、痔，杀三虫。一名萹竹。(《神农本草经·下品》)

草蒿，味苦，寒。主疥瘙，痂痒，恶疮；杀虱；留热在骨节间；明目。一名青蒿，一名方溃。生川泽。(《神农本草经·下品》)

恒山（常山），味苦，寒。主伤寒寒热，热发温疟，鬼毒，胸中痰结，吐逆。一名互草。生川谷。(《神农本草

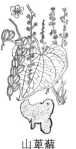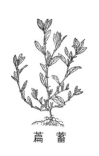

常　山

经·下品》）

赤芝，味苦，平。主胸中结；益心气，补中，增智慧不忘。久食轻身不老，延年神仙。一名丹芝。生山谷。（《神农本草经·上品》）

樗鸡，味苦，平。主心腹邪气，阴痿；益精，强志，生子，好色；补中轻身。生川谷。（《神农本草经·下品》）

茈胡（柴胡），味苦，平。主心腹肠胃中结气，饮食积聚，寒热邪气；推陈致新。久服轻身、明目、益精。一名地熏。生川谷。（《神农本草经·中品》）

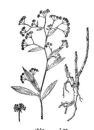

柴　胡

大黄，味苦，寒。主下瘀血，血闭，寒热；破癥瘕积聚，留饮宿食，荡涤肠胃，推陈致新，通利水谷，调中化食，安和五脏。生山谷。（《神农本草经·下品》）

大戟，味苦，寒。主蛊毒，十二水，腹满急痛，积聚，中风，皮肤疼痛，吐逆。一名邛钜。（《神农本草经·下品》）

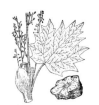

掌叶大黄

代赭石，味苦，寒。主鬼疰，贼风，蛊毒；杀精物恶鬼，腹中毒邪气，女子赤沃漏下。一名须丸。生山谷。（《神农本草经·下品》）

丹参，味苦，微寒。主心腹邪气，肠鸣幽幽如走水，寒热积聚；破癥除瘕，止烦满，益气。一名却蝉草。生川谷。（《神农本草经·上品》）

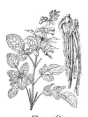

丹　参

地肤子，味苦，寒。主膀胱热；利小便，补中，益精气。久服耳目聪明，轻身耐老。一名地葵。生平泽及田野。（《神农本草经·上品》）

地榆，味苦，微寒。主妇人乳痓痛，七伤，带下病；止痛，除恶肉，止汗，疗金疮。生山谷。（《神农本草经·中品》）

独活，味苦，平。主风寒所击，金疮；止痛，奔豚，痫痓，女子疝瘕。久服轻身耐

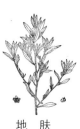

地　肤

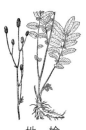

地　榆

老。一名羌活，一名羌青，一名护羌使者。生川谷。(《神农本草经·上品》)

发髲，味苦，温。主五癃，关格不通；利小便水道，疗小儿痫，大人痓。仍自还神化。(《神农本草经·中品》)

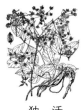
独 活

防风，味甘，温。主大风头眩痛，恶风，风邪目盲无所见，风行周身骨节疼痹，烦满。久服轻身。一名铜芸。生川泽。(《神农本草经·上品》)

飞廉，味苦，平。主骨节热，胫重酸痛。久服令人身轻。一名飞轻。生川泽。(《神农本草经·上品》)

蜚虻(蜚虻)，味苦，微寒。主逐瘀血；破下血积，坚痞，癥瘕，寒热；通利血脉及九窍。生川谷。(《神农本草经·下品》)

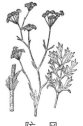
防 风

甘遂，味苦，寒。主大腹疝瘕，腹满，面目浮肿，留饮宿食；破癥坚积聚，利水谷道。一名主田。生川谷。(《神农本草经·下品》)

狗脊，味苦，平。主腰背强，机关缓急，周痹，寒湿膝痛。颇利老人。一名百枝。生川谷。(《神农本草经·中品》)

枸杞，味苦，寒。主五内邪气，热中消渴，周痹。久服兼筋骨，轻身不老。一名杞根，一名地骨，一名枸忌，一名地辅。生平泽。(《神农本草经·上品》)

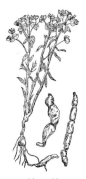
狗 脊　　甘 遂

瓜蒂，味苦，寒。主大水，身面四肢浮肿；下水，杀蛊毒；咳逆上气，食诸果病在胸腹中，皆吐下之。生平泽。(《神农本草经·下品》)

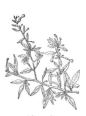
枸 杞

贯众，味苦，微寒。主腹中邪热气，诸毒；杀三虫。一名贯节，一名贯渠，一名白头，一名虎卷，一名扁符。生山谷。(《神农本草经·下品》)

海蛤，味苦，平。主咳逆，上气喘息，烦满，胸痛寒热。一名魜蛤。生池泽。（《神农本草经·中品》）

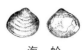

海 蛤

海藻，味苦，寒。主瘿瘤气、颈下核；破散结气，痈肿，癥瘕，坚气，腹中上下鸣；下十二水肿。一名落首。生池泽。（《神农本草经·中品》）

厚朴，味苦，温。主中风、伤寒头痛，寒热，惊悸，气血痹，死肌；去三虫。生山谷。（《神农本草经·中品》）

海 藻

虎掌，味苦，温。主心痛寒热，结气，积聚，伏梁，伤筋痿，拘缓；利水道。生山谷。（《神农本草经·下品》）

淮木，味苦，平。主久咳上气，伤中，虚羸，女子阴蚀，漏下赤白沃。一名百岁城中木。生平泽。（《神农本草经·下品》）

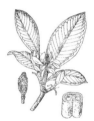

厚 朴

槐实（槐角），味苦，寒。主五内邪气热；止涎唾，补绝伤；五痔，火疮，妇人乳瘕，子脏急痛。生平泽。（《神农本草经·上品》）

黄环，味苦，平。主蛊毒、鬼注、鬼魅、邪气在脏中；除咳逆，寒热。一名凌泉，一名大就。生山谷。（《神农本草经·下品》）

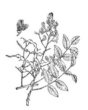

槐 树

黄连，味苦，寒。主热气，目痛，眦伤泣出，明目，肠澼腹痛下利，妇人阴中肿痛。久服令人不忘。一名王连。生川谷。（《神农本草经·上品》）

黄芩，味苦，平。主诸热，黄疸，肠澼泄痢；逐水，下血闭，恶疮疽蚀，火疡。一名腐肠。生川谷。（《神农本草经·中品》）

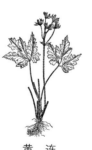

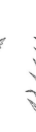

黄 连　　　　黄 芩

积雪草，味苦，寒。主大热，恶疮，

痡疽，浸淫，赤熛皮肤赤，身热。生川谷。(《神农本草经·中品》)

蒺藜子，味苦，温。主恶血；破癥结积聚，喉痹，乳难。久服长肌肉，明目，轻身。一名旁通，一名屈人，一名止行，一名犰羽，一名升推。生平泽，或道旁。(《神农本草经·上品》)

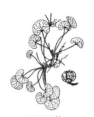
积雪草

茛草，味苦，平。主久咳，上气喘逆，久寒惊悸，痂疥，白秃，疡气；杀皮肤小虫。生川谷。(《神农本草经·下品》)

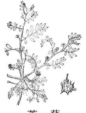
蒺藜

景天，味苦，平，主大热，火疮，身热，烦，邪恶气。花，主女人漏下赤白；轻身，明目。一名戒火，一名慎火。生川谷。(《神农本草经·上品》)

鞠华（菊花），味苦，平。主诸风，头眩，肿痛，目欲脱，泪出，皮肤死肌，恶风湿痹。久服利血气，轻身耐老，延年。一名节华。生川泽及田野。(《神农本草经·上品》)

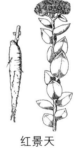
红景天

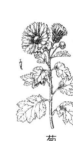
菊

苦菜，味苦，寒。主五脏邪气，厌谷，胃痹。久服安心益气，聪察少卧，轻身耐老。一名荼草，一名选。生川谷。(《神农本草经·上品》)

苦参，味苦，寒。主心腹结气，癥瘕积聚，黄疸，溺有余沥；逐水，除痈肿，补中，明目止泪。一名水槐，一名叫苦蘵。生山谷及田野。(《神农本草经·中品》)

苦瓠，味苦，寒。主大水，面目四肢浮肿；下水。令人吐。生平泽。(《神农本草经·下品》)

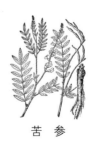
苦参

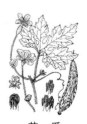
苦瓜

栝楼根（天花粉），味苦，寒。主消渴，身热，烦满大热；补虚安中，续绝伤。一名地楼。生川谷及山阴地。（《神农本草经·中品》）

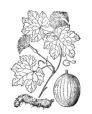

栝　楼

蓝实，味苦，寒。主解诸毒，杀蛊、蚑、疰鬼、螫毒。久服头不白，轻身。生平泽。（《神农本草经·上品》）

雷丸，味苦，寒。主杀三虫；逐毒气，胃中热；利丈夫，不利女子；作摩膏，除小儿百病。生山谷。（《神农本草经·下品》）

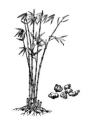

雷　丸

鲤鱼胆，味苦，寒。主目热赤痛，青盲；明目。久服强悍，益志气。生池泽。（《神农本草经·中品》）

连翘，味苦，平。主寒热，鼠瘘，瘰疬，痈肿，恶疮，瘿瘤，结热，蛊毒。一名异翘，一名兰华，一名折根，一名轵，一名三廉。生山谷。（《神农本草经·下品》）

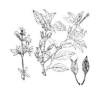

连　翘

楝实（川楝子），味苦，寒。主温疾伤寒，大热烦狂；杀三虫、疥疡，利小便水道。生山谷。（《神农本草经·下品》）

莨菪子（天仙子），味苦，寒。主齿痛出虫，肉痹拘急；使人健行，见鬼，多食令人狂走。久服轻身，走及奔马，强志，益力，通神。一名横唐。生川谷。（《神农本草经·下品》）

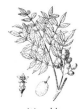

川　楝

柳华，味苦，寒。主风水，黄疸，面热黑。一名柳絮。叶，主马疥痂疮；实，主溃痈，逐脓血；子汁，疗渴。生川泽。（《神农本草经·下品》）

龙胆，味苦，寒。主骨间寒热，惊痫，邪气；续绝伤，定五脏，杀蛊毒。久服益智不忘。轻身耐老。一名陵游。生山谷。（《神农本草经·上品》）

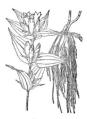

龙　胆

漏芦，味苦，寒。主皮肤热，恶疮，疽，痔，湿痹；

下乳汁。久服轻身益气，耳目聪明，不老延年。一名野兰。生山谷。(《神农本草经·上品》)

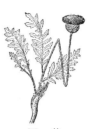

漏 芦

卤鹹，味苦，寒。主大热，消渴，狂烦；除邪及下蛊毒，柔肌肤。生池泽。(《神农本草经·下品》)

陆英，味苦，寒。主骨间诸痹，四肢拘挛、疼酸，膝寒痛，阴痿，短气不足，脚肿。生川谷。(《神农本草经·下品》)

鹿藿，味苦，平。主蛊毒，女子腰腹痛不乐，肠痈，瘰疬，疡气。生山谷。(《神农本草经·下品》)

露蜂房，味苦，平。主惊痫，瘛疭，寒热邪气，癫疾，鬼精，蛊毒，肠痔。火熬之良。一名蜂肠。生川谷。(《神农本草经·中品》)

蜂 房

栾华，味苦，寒。主目痛、泪出、伤眦；消目肿。生川谷。(《神农本草经·下品》)

络石（络石藤），味苦，温。主风热，死肌，痈伤，口干舌焦，痈肿不消，喉舌肿，水浆不下。久服轻身明目，润泽好颜色，不老延年。一名石鲮。生川谷。(《神农本草经·上品》)

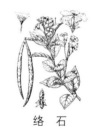

络 石

麻黄，味苦，温。主中风、伤寒头痛，温疟；发表出汗，去邪热气，止咳逆上气，除寒热，破癥坚积聚。一名龙沙。生山谷。(《神农本草经·中品》)

马先蒿，味苦，平。主寒热，鬼疰，中风，湿痹，女子带下病，无子。一名马屎蒿。生川泽。(《神农本草经·中品》)

蔓椒（入地金牛），味苦，温。主风寒湿痹，历节疼；除四肢厥气，膝痛。一名家椒。生川谷及丘冢间。(《神农本草经·下品》)

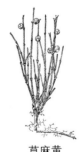

草麻黄

蔓荆实（蔓荆子），味苦，微寒。主筋骨间寒热，湿痹拘挛；明目坚齿，利九窍，去白虫。久服轻身耐老。小荆实亦等。生山谷。（《神农本草经·上品》）

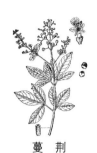

蔓 荆

木兰，味苦，寒。主身大热在皮肤中；去面热赤皰，酒皶，恶风，癫疾，阴下痒湿，明耳目。一名林兰。生山谷。（《神农本草经·中品》）

木虻（木虿），味苦，平。主目赤痛，眦伤泪出，瘀血，血闭，寒热；酸惭；无子。一名魂常。生川泽。（《神农本草经·下品》）

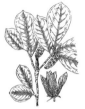

木 兰

蘖木（黄柏），味苦，寒。主五脏、肠胃中结热，黄疸，肠痔；止泄痢，女子漏下赤白，阴阳伤，蚀疮。一名檀桓。生山谷。（《神农本草经·下品》）

牛扁，味苦，微寒。主身皮疮热气，可作浴汤。杀牛虱小虫，又疗牛病。生川谷。（《神农本草经·下品》）

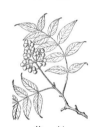

黄 柏

牛黄，味苦，平。主惊痫，寒热，热盛狂痓；除邪逐鬼。生平泽。（《神农本草经·中品》）

牛角䚡，苦，温。下闭血，瘀血；疼痛，女人带下血。髓，补中填骨髓。久服增年。胆，治惊；寒热。可丸药。（《神农本草经·中品》）

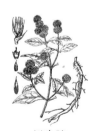

川牛膝

牛膝，味苦，酸，主寒湿痿痹，四肢拘挛，膝痛不可屈；逐血气，伤热火烂；堕胎。久服轻身耐老。一名百倍。生川谷。（《神农本草经·上品》）

女贞实（女贞子），味苦，平。主补中，安五脏，养精神，除百疾。久服肥健，轻身不老。生山谷。（《神农本草经·上品》）

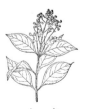

女 贞

朴消，味苦，寒。主百病；除寒热邪气，逐六府积聚，结固留癖，能化七十二种石。炼饵服之，轻身神仙。生山

谷。(《神农本草经·上品》)

鸡头实（芡实），味甘，平。主湿痹腰脊膝痛；补中，除暴疾，益精气，强志，令耳目聪明。久服轻身不饥，耐老神仙。一名鴈喙实。生池泽。(《神农本草经·上品》)

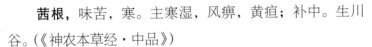

芡 实

茜根，味苦，寒。主寒湿，风痹，黄疸；补中。生川谷。(《神农本草经·中品》)

秦艽，味苦，平。主寒热邪气，寒湿风痹，肢节痛；下水，利小便。生川谷。(《神农本草经·中品》)

秦皮，味苦，微寒。主风寒湿痹，洗洗寒气；除热，目中青翳白膜。久服头不白，轻身。生川谷。(《神农本草经·中品》)

秦 艽

青葙子，味苦，微寒。主邪气皮肤中热，风瘙身痒；杀三虫。子，名草决明，疗唇口青。一名草蒿，一名萋蒿。生平谷道旁。(《神农本草经·下品》)

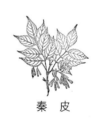

秦 皮

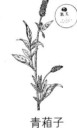

青葙子

屈草，味苦，微寒。主胸胁下痛，邪气肠间，寒热，阴痹。久服轻身益气耐老。生川泽。(《神农本草经·下品》)

瞿麦，味苦，寒。主关格，诸癃结，小便不通；出刺，决痈肿，明目去翳，破胎堕子、闭血。一名巨句麦。生川谷。(《神农本草经·中品》)

莞花，味苦，平，寒。主伤寒，温疟；下十二水，破积聚、大坚、癥瘕，荡涤肠胃中留癖饮食、寒热邪气，利水道。生川谷。(《神农本草经·下品》)

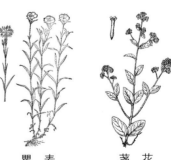

瞿 麦　　　莞 花

桑上寄生（桑寄生），味苦，平。主腰痛，小儿背强，痈肿；安胎，充肌肤，坚发齿，长须眉。其实，明目，轻身

通神。一名寄屑，一名寓木，一名宛童。生川谷。(《神农本草经·上品》)

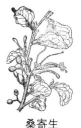

桑寄生

沙参，味苦，微寒。主血积，惊气；除寒热，补中益肺气。久服利人。一名知母。生川谷。(《神农本草经·上品》)

芍药，味苦，平。主邪气腹痛；除血痹，破坚积、寒热，疝瘕，止痛，利小便，益气。生川谷及丘陵。(《神农本草经·中品》)

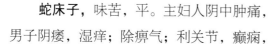

南沙参　　芍药

蛇床子，味苦，平。主妇人阴中肿痛，男子阴痿，湿痒；除痹气；利关节，癫痫，恶疮。久服轻身。一名蛇米。生川谷及田野。(《神农本草经·上品》)

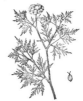

蛇床子

蛇合，味苦，微寒。主惊痫，寒热邪气；除热金疮，疽，痔，鼠瘘，恶疮，头疡。一名蛇衔。生山谷。(《神农本草经·下品》)

射干，味苦，平。主咳逆上气，喉闭，咽痛，不得消息；散结气，腹中邪逆，食饮大热。一名乌扇，一名乌蒲。生川谷。(《神农本草经·下品》)

蓍实，味苦，平。主益气，充肌肤，明目，聪慧先知。久服不饥；不老轻身。生山谷。(《神农本草经·上品》)

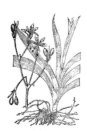

射干

石龙刍，味苦，微寒。主胸腹邪气，小便不利，淋闭，风湿，鬼疰，恶毒。久服补虚羸，轻身，耳目聪明，延年。一名龙须，一名草续断，一名龙珠。生山谷。(《神农本草经·上品》)

石龙芮，味苦，平。主风寒湿痹，心腹邪气；利关节，止烦满。久服轻身明目，不老。一名鲁果能，一名地椹。生川泽石边。(《神农本草经·中品》)

石韦，味苦，平。主劳热邪气，五癃闭不通；利小便水道。一名石皽。生山谷石上。（《神农本草经·中品》）

蜀羊泉，味苦，微寒。主头秃，恶疮热气，疥瘙痂，癣虫；疗龋齿。生川谷。（《神农本草经·中品》）

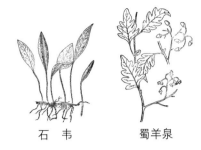

石韦　　蜀羊泉

术，味苦，温。主风寒湿痹，死肌，痉，疸；止汗，除热，消食。作煎饵。久服轻身延年，不饥。一名山蓟。生山谷。（《神农本草经·上品》）

松萝，味苦，平。主瞋怒，邪气；止虚汗，头风，女子阴寒肿痛。一名女萝。生川谷。（《神农本草经·中品》）

松脂（松香），味苦，温。主痈、疸、恶疮、头疡、白秃、疥瘙风气；安五脏，除热。久服轻身。不老延年。一名松膏，一名松肪。生山谷。（《神农本草经·上品》）

桃核仁（桃仁），味苦，平。主瘀血，血闭，瘕瘕，邪气；杀小虫。桃花，杀疰恶鬼，令人好颜色。桃凫，微温。主杀百鬼精物。桃毛，主下血瘕寒热，积聚，无子。桃蠹，杀鬼邪恶不祥。生川谷。（《神农本草经·下品》）

天门冬，味苦，平。主诸暴风湿偏痹；强骨髓，杀三虫，去伏尸。久服轻身益气延年。一名颠勒。生山谷。（《神农本草经·上品》）

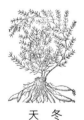

天　冬

桐叶，味苦，寒。主恶蚀疮，著阴。皮，主五痔，杀三虫。花，主傅猪疮，饲猪肥大三倍。生山谷。（《神农本草经·下品》）

王不留行，味苦，平。主金疮；止血，逐痛，出刺，除风痹内寒。久服轻身耐老增寿。生山谷。（《神农本草经·上品》）

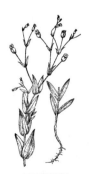

王不留行

王瓜，味苦，寒。主消渴，内痹，瘀血，月闭，寒热

酸疼；益气，愈聋。一名土瓜。生平泽。(《神农本草经·中品》)

王孙，味苦，性平。主五脏邪气，寒湿痹，四肢疼痛，膝冷痛。生川谷。(《神农本草经·中品》)

薇衔，味苦，平。主风湿痹，历节痛，惊痫，吐舌，悸气，贼风，鼠瘘，痈肿。一名麋衔。生川泽。(《神农本草经·中品》)

卫矛，味苦，寒。主女子崩中下血，腹满，汗出；除邪，杀鬼毒、蛊疰。一名鬼箭。生山谷。(《神农本草经·中品》)

卫矛

猬皮（刺猬皮），味苦，平。主五痔，阴蚀，下血赤白五色，血汁不止，阴肿痛引要背。酒煮杀之。生川谷。(《神农本草经·中品》)

刺猬

夏枯草，味苦，辛，寒。主寒热，瘰疬，鼠瘘，头疮；破癥，散瘿结气、脚肿湿痹。轻身。一名夕句，一名乃东。生川谷。(《神农本草经·下品》)

消石，味苦，寒。主五脏积热，胃胀闭；涤去蓄结饮食，推陈致新，除邪气。炼之如膏，久服轻身。一名芒硝。生山谷。(《神农本草经·上品》)

雄黄，味苦，平。主寒热鼠瘘、恶疮、疽、痔、死肌；杀精物，恶鬼，邪气，百虫毒；胜五兵。炼食之，轻身神仙。一名黄金石。生山谷。(《神农本草经·中品》)

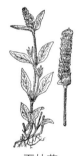

夏枯草

续断，味苦，微温。主伤寒；补不足；金疮，痈伤，折跌；续筋骨；妇人乳难。久服益气力。一名龙豆，一名属折。生山谷。(《神农本草经·上品》)

牙子（狼牙），味苦，寒。主邪气热气，疥瘙，恶疡，疮，痔；去白虫。一名狼牙。生川谷。(《神农本草经·下品》)

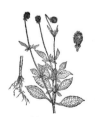

续断

羊桃，味苦，寒。主熛热身暴赤色，风水，积聚，恶疡；除小儿热。一

名鬼桃，一名羊肠。生川谷。（《神农本草经·下品》）

羊蹄，味苦，寒。主头秃，疥瘙；除热，女子阴蚀。一名东方宿，一名连虫陆，一名鬼目。生川泽。（《神农本草经·下品》）

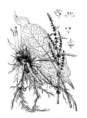

羊　蹄

茵陈蒿，味苦，平。主风湿、寒热邪气，热结，黄疸。久服轻身益气，耐老。生丘陵坡岸上。（《神农本草经·上品》）

茵　陈

茵芋，味苦，温。主五脏邪气，心腹寒热，羸瘦如疟状，发作有时，诸关节风湿痹痛。生川谷。（《神农本草经·下品》）

鸢尾，味苦，平。主蛊毒邪气，鬼疰诸毒；破癥瘕积聚，去水，下三虫。生山谷。（《神农本草经·下品》）

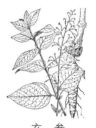

玄　参

玄参，味苦，性微寒。主腹中寒热，积聚，女子产乳余疾；补肾气，令人目明。一名重台。生川谷。（《神农本草经·中品》）

远志，味苦，温。主咳逆伤中；补不足，除邪气，利九窍，益智慧；耳目聪明，不忘，强志倍力。久服轻身不老。叶，名小草，一名棘菀，一名葽绕，一名细草。生川谷。（《神农本草经·上品》）

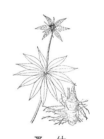

远　志　　　蚤　休

蚤休，味苦，微寒。主惊痫，摇头弄舌，热气在腹中，癫疾，痈疮，阴蚀；下三虫，去蛇毒。一名蚩休。生川谷。（《神农本草经·下品》）

泽兰，味苦，微温。主乳妇内衄，中风余疾，大腹水肿，身面、四肢浮肿，骨节中水，金疮，痈肿，疮脓。一名虎兰，一名龙枣。生大泽傍。（《神农本草经·中品》）

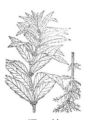

泽　兰

泽漆，味苦，微寒。主皮肤热，大腹水气，四肢、面目浮肿，丈夫阴气不足。生川泽。（《神农本草经·下品》）

知母，味苦，寒。主消渴热中；除邪气，肢体浮肿，下水；补不足，益气。一名蚳母，一名连母，一名野蓼，一名地参，一名水参，一名水浚，一名货母，一名蝭母。生川谷。（《神农本草经·中品》）

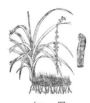

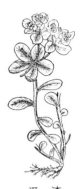

知母　　　　泽漆

栀子，味苦。主五内邪气，胃中热气，面赤，酒皰皶鼻，白癞，赤癞，疮疡。一名木丹。生川谷。（《神农本草经·中品》）

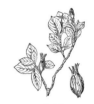

栀子

枳实，味苦，寒。主大风在皮肤中如麻豆苦痒；除寒热结，止痢，长肌肉，利五脏，益气轻身。生川泽。（《神农本草经·中品》）

枳实、枳壳

竹叶，味苦，平。主咳逆上气，溢筋急，恶疡；杀小虫。根，作汤，益气止渴，补虚下气。汁，主风痓。实，通神明，益气。（《神农本草经·中品》）

梓白皮，味苦，寒。主热，去三虫。叶，捣傅猪疮，饲猪肥大三倍。生山谷。（《神农本草经·下品》）

紫参，味苦，辛寒。主心腹积聚，寒热邪气；通九窍，利大小便。一名牡蒙。生山谷。（《神农本草经·中品》）

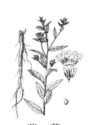

紫草

紫草，味苦，寒。主心腹邪气，五疸；补中益气，利九窍，通水道。一名紫丹，一名紫芙。生川谷。（《神农本草经·中品》）

紫菀，味苦，温。主咳逆上气，胸中寒热结气；去蛊毒，痿蹷；安五脏。生山谷。（《神农本草经·中品》）

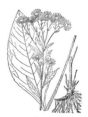

紫菀

三、甘味

甘味药包括阿胶、白瓜子（冬瓜子）、白蒿、白胶（鹿角胶）、白青、白石英、白英、百合、柏实（柏子仁）、彼子（榧子）、扁青、车前子、大豆黄卷、大枣、丹砂（朱砂）、丹雄鸡、当归、冬葵子、蜂子、茯苓、甘草、干地黄、葛根、姑活、合欢、胡麻（脂麻）、滑石、黄芪、黄芝、空青、蠡实、鳢鱼（鳢鱼）、龙骨、龙眼、鹿茸、麻子（火麻仁）、麦门冬、茅根（白茅根）、蜜蜡（蜂蜡）、女葳（葳蕤）、藕实茎（藕节）、葡萄、蒲黄、翘根、雀瓮、人参、肉苁蓉、蕤核（蕤仁）、桑根白皮（桑白皮）、石斛、石蜜（蜂蜜）、石钟乳、薯蓣（山药）、太一余粮、天名精、豚卵、乌韭、五色石脂、菜耳实（苍耳子）、芡实、香蒲、杏核仁（杏仁）、熊脂、旋花、雁肪、薏苡仁、榆皮（榆白皮）、禹余粮、玉泉、云母、泽泻、猪苓、紫石英、紫芝。

阿胶，味甘，平。主心腹内崩，劳极洒洒如疟状，腰腹痛，四肢酸疼，女子下血；安胎。久服轻身益气。一名傅致胶。（《神农本草经·上品》）

白瓜子（冬瓜子），味甘，平。主令人悦泽，好颜色；益气，不饥。久服轻身耐老。一名水芝。生平泽。（《神农本草经·上品》）

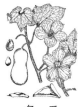

冬 瓜

白蒿，味甘，平。主五脏邪气，风寒湿痹；补中益气，长毛发令黑，疗心悬，少食常饥。久服轻身，耳目聪明不老。生川泽。（《神农本草经·上品》）

白胶（鹿角胶），味甘，平。主伤中，劳绝腰痛，羸瘦；补中益气；妇人血闭，无子；止痛安胎。久服轻身延年。一名鹿角胶。（《神农本草经·上品》）

白青，味甘，平。主明目；利九窍，耳聋，心下邪气；令人吐，杀诸毒、三虫。久服通神明，轻身，延年不老。生山谷。（《神农本草经·中品》）

白石英，味甘，微温。主消渴，阴痿不足，咳逆，胸膈间久寒；益气，除风湿痹。久服轻身长年。生山谷。(《神农本草经·上品》)

白英，味甘，寒。主寒热，八疸，消渴；补中益气。久服轻身延年。一名谷菜。生山谷。(《神农本草经·上品》)

百合，味甘，平。主邪气腹胀，心痛；利大小便，补中益气。生川谷。(《神农本草经·中品》)

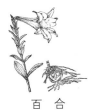

百　合

柏实（柏子仁），味甘，平。主惊悸；安五脏，益气，除风湿痹。久服令人润泽美色，耳目聪明，不饥不老，轻身延年。生山谷。(《神农本草经·上品》)

彼子（榧子），味甘，温。主腹中邪气；去三虫、蛇螫、蛊毒、鬼疰、伏尸。生山谷。(《神农本草经·下品》)

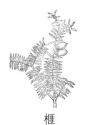

榧

扁青，味甘，平。主目痛；明目；折跌，痈肿，金疮不瘳；破积聚，解毒气，利精神。久服轻身不老。生山谷。(《神农本草经·上品》)

车前子，味甘，寒。主气癃；止痛，利水道小便，除湿痹。久服轻身耐老。一名当道。生平泽。(《神农本草经·上品》)

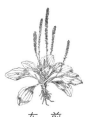

车　前

大豆黄卷，味甘，平。主湿痹，筋挛膝痛。生大豆，涂痈肿；煮汁饮，杀鬼毒，止痛。生平泽。(《神农本草经·下品》)

大枣，味甘，平。主心腹邪气；安中养脾助十二经，平胃气，通九窍，补少气、少津液，身中不足，大惊，四肢重；和百药。久服轻身长年。叶，覆麻黄能令出汗。生平泽。(《神农本草经·上品》)

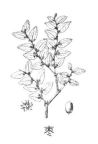

枣

丹砂（朱砂），味甘，微寒。主身体五脏百病；养精神，安魂魄，益气，明目，杀精魅邪恶鬼。久服通神明不老。能化为汞。生山谷。(《神农本草经·上品》)

丹雄鸡，味甘，微温。主女人崩中漏下，赤白沃；补虚，温中，止血，通神，杀毒辟不祥。头，主杀鬼，东门上者尤良。肪，主耳聋。肠，主遗溺。肶胵裹黄皮，主泄利。尿白，主消渴；伤寒寒热。黑雌鸡，主风寒湿痹；五缓六急；安胎。翮羽，主下血闭。（《神农本草经·中品》）

当归，味甘，温。主咳逆上气，温疟，寒热洗洗在皮肤中，妇人漏下、绝子，诸恶疮疡，金疮。煮饮之。一名乾归。生川谷。（《神农本草经·中品》）

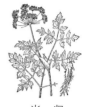

当 归

冬葵子，味甘，寒。主五脏六腑寒热，羸瘦，五癃；利小便。久服坚骨，长肌肉，轻身延年。（《神农本草经·上品》）

蜂子，味甘，平。主风头；除蛊毒，补虚羸伤中。久服令人光泽，好颜色，不老。大黄蜂子，主心腹胀满痛；轻身益气。土蜂子，主痈肿。一名蜚零。生山谷。（《神农本草经·上品》）

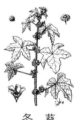

冬 葵

茯苓，味甘，平。主胸胁逆气，忧恚，惊邪恐悸，心下结痛，咳逆，口焦舌干。利小便。久服安魂养神，不饥，延年。一名茯菟。生山谷。（《神农本草经·上品》）

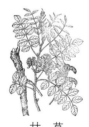

茯 苓　　　　甘 草

甘草，味甘，平。主五脏六腑寒热邪气；坚筋骨，长肌肉，倍力；金疮肿；解毒。久服轻身、延年。生川谷。（《神农本草经·上品》）

干地黄，味甘，寒。主折跌绝筋，伤中；逐血痹，填骨髓，长肌肉，作汤除寒热积聚，除痹，生者尤良。久服轻身不老。一名地髓。生川泽。（《神农本草经·上品》）

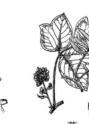

地 黄　　　　葛

葛根，味甘，平。主消渴，身大热，呕吐，诸痹；起阴气，解诸毒。葛谷，主

下痢十岁已上。一名鸡齐根。生川谷。(《神农本草经·中品》)

姑活，味甘，温。主大风邪气，湿痹寒痛。久服轻身，益寿耐老。一名冬葵子。(《神农本草经·下品》)

合欢，味甘，平。主安五脏，利心志，令人欢乐无忧。久服轻身，明目，得所欲。生山谷。(《神农本草经·中品》)

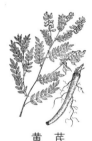

合　欢

胡麻（脂麻），味甘，平。主伤中虚羸；补五内，益气力，长肌肉，填髓脑。久服轻身不老。一名巨胜。生川泽。叶名青蘘。青蘘，味甘，寒。主五脏邪气，风寒湿痹；益气，补脑髓，坚筋骨。久服耳目聪明，不饥不老增寿，巨胜苗也。(《神农本草经·上品》)

滑石，味甘，寒。主身热泄澼，女子乳难，癃闭；利小便，荡胃中积聚寒热，益精气。久服轻身，耐饥长年。生山谷。(《神农本草经·上品》)

黄芪，味甘，微温。主痈疽，久败疮；排脓止痛；大风，癞疾，五痔，鼠瘘；补虚；小儿百病。一名戴糁。生山谷。(《神农本草经·上品》)

黄芝，味甘，平。主心腹五邪；益脾气，安神忠信和乐；久食轻身不老，延年神仙。一名金芝。生山谷。(《神农本草经·上品》)

黄　芪

空青，味甘，寒。主青盲，耳聋；明目，利九窍，通血脉，养精神。久服轻身延年不老。能化铜、铁、铅、锡作金。生山谷。(《神农本草经·上品》)

蠡实，味甘，平。主皮肤寒热，胃中热气，风寒湿痹；坚筋骨；令人嗜食。久服轻身。花、叶，去白虫。一名剧草，一名三坚，一名豕首。生川谷。(《神农本草经·中品》)

蠡鱼（鳢鱼），味甘，寒。主湿痹，面目浮肿；下大水。一名鲖鱼。生池泽。(《神农本草经·中品》)

龙骨，味甘，平。主心腹鬼疰，精物老魅，咳逆，泄痢脓血，女子漏下，癥瘕，坚结，小儿热气惊痫。龙齿，主小儿、大人惊痫，癫疾狂走；心下结气，不能喘息，诸痉；杀精物。久服轻身，通神明，延年。生川谷。（《神农本草经·上品》）

龙眼，味甘，平。主五脏邪气；安志，厌食。久服强魂聪明，轻身不老，通神明。一名益智。生山谷。（《神农本草经·中品》）

鹿茸，味甘，温。主漏下恶血，寒热，惊痫；益气强志，生齿，不老。角，主恶疮、痈肿；逐邪恶气；留血在阴中。（《神农本草经·中品》）

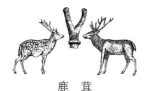

鹿 茸

麻子（火麻仁），味甘，平。主补中益气。久服肥健，不老神仙。生川谷。（《神农本草经·上品》）

麦门冬，味甘，平。主心腹结气，伤中，伤饱，胃络脉绝，羸瘦短气。久服轻身，不老，不饥。生川谷及堤坡。（《神农本草经·上品》）

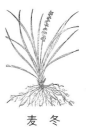

麦 冬

茅根（白茅根），味甘，寒。主劳伤虚羸；补中益气，除瘀血，血闭，寒热；利小便。其苗，主下水。一名兰根，一名茹根。生山谷、田野。（《神农本草经·中品》）

蜜蜡（蜂蜡），味甘，微温。主下痢脓血；补中，续绝伤；金疮。益气，不饥，耐老。生山谷。（《神农本草经·上品》）

女萎（葳蕤），味甘，平。主中风，暴热不能动摇，跌筋，结肉，诸不足。久服，去面黑黚，好颜色，润泽，轻身，不老。一名左眄。生川谷。（《神农本草经·上品》）

藕实茎（藕节），味甘，平。主补中、养神、益气力，除百疾。久服轻身，耐老，不饥，延年。一名水芝丹。生池泽。（《神农本草经·上品》）

葡萄，味甘，平。主筋骨湿痹；益气倍力，强志，令人肥健，耐饥；忍风寒。久食轻身；不老延年。可作酒。生山谷。（《神农本草经·上品》）

蒲黄，味甘，平。主心、腹、膀胱寒热；利小便，止血，消瘀血。久服轻身，益气力，延年神仙。生池泽。（《神农本草经·上品》）

翘根，味甘，寒。主下热气；益阴精，令人面悦好，明目。久服轻身耐老。生平泽。(《神农本草经·中品》)

雀瓮，味甘，平。主小儿惊痫，寒热，结气，蛊毒，鬼疰。一名躁舍。生树枝间。(《神农本草经·下品》)

人参，味甘，微寒。主补五脏，安精神，定魂魄，止惊悸，除邪气，明目，开心益智。久服轻身延年。一名人衔，一名鬼盖。生山谷。(《神农本草经·上品》)

肉苁蓉，味甘，微温。主五劳七伤；补中，除茎中寒热痛，养五脏，强阴，益精气，多子；妇人癥瘕。久服轻身。生山谷。(《神农本草经·上品》)

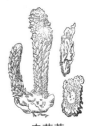

肉苁蓉

蕤核(蕤仁)，味甘，温。主心腹邪结气；明目，目赤痛伤泪出。久服轻身，益气不饥。生川谷。(《神农本草经·上品》)

桑根白皮(桑白皮)，味甘，寒。主伤中，五劳六极，羸瘦，崩中，脉绝；补虚益气。(《神农本草经·中品》)

石斛，味甘，平。主伤中；除痹下气，补五脏虚劳羸瘦，强阴。久服厚肠胃；轻身延年。一名林兰。生山谷。(《神农本草经·上品》)

石斛

石蜜(蜂蜜)，味甘，平。主心腹邪气，诸惊痫痓；安五脏诸不足，益气补中，止痛解毒，除众病，和百药。久服强志，轻身不饥不老。一名石饴。生山谷。(《神农本草经·上品》)

石钟乳，味甘，温。主咳逆上气；明目，益精，安五脏，通百节，利九窍，下乳汁。一名留公乳。生山谷。(《神农本草经·上品》)

薯蓣(山药)，味甘，温。主伤中；补虚羸，除寒热邪气，补中，益气力，长肌肉。久服耳目聪明，轻身，不饥，延年。一名山芋，生山谷。(《神农本草经·上品》)

山药

太一余粮，味甘，平。主咳逆上气，癥瘕，血闭，漏下；除邪气。久服耐寒暑，不饥，轻身飞行千里神仙，一名石脑。生山谷。（《神农本草经·上品》）

天名精，味甘，寒。主瘀血，血瘕欲死；下血，止血，利小便。久服轻身耐老。一名麦句姜，一名蝦蟆兰，一名豕首。生川泽。（《神农本草经·上品》）

豚卵，味甘，温。主惊，痫，癫疾，鬼疰，蛊毒；除寒热，奔豚，五癃，邪气挛缩。一名豚颠。悬蹄，主五痔，伏热在肠，肠痈，内蚀。（《神农本草经·下品》）

乌韭，味甘，寒。主皮肤往来寒热，利小肠膀胱气。生山谷石上。（《神农本草经·下品》）

五色石脂，青石、赤石、黄石、白石、黑石脂等味甘，平。主黄疸，泄利，肠澼脓血，阴蚀，下血赤白，邪气痈肿，疽，痔，恶疮，头疡，疥瘙。久服补髓益气，肥健不饥，轻身延年。五石脂各随五色补五脏。生山谷中。（《神农本草经·上品》）

菜耳实（苍耳子），味甘，温。主风头寒痛，风湿周痹，四肢拘挛痛，恶肉死肌。久服益气，耳目聪明，强志，轻身。一名胡菜，一名地葵。生川谷。（《神农本草经·中品》）

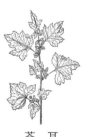

苍耳

苋实，味甘，寒。主青盲；明目，除邪，利大小便，去寒热。久服益气力，不饥轻身。一名马苋。生川泽。（《神农本草经·上品》）

香蒲，味甘，平。主五脏，心下邪气，口中烂臭；坚齿，明目，聪耳。久服轻身耐老。一名睢。生池泽。（《神农本草经·上品》）

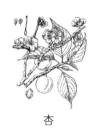

杏

杏核仁（杏仁），味甘，温。主咳逆上气，雷鸣，喉痹；下气，产乳，金疮，寒心奔豚。生川谷。（《神农本草

经·下品》)

熊脂，味甘，微寒。主风痹不仁，筋急，五脏、腹中积聚，寒热，赢瘦，头疡、白秃、面皯、皰。久服强志；不饥轻身。一名熊白。生山谷。（《神农本草经·上品》）

旋花，味甘，温。主益气；去面皯黑色，媚好。其根，味辛，主腹中寒热邪气，利小便。久服不饥，轻身。一名筋根华。一名金沸。生平泽。（《神农本草经·上品》）

雁肪，味甘，平。主风挛拘急，偏枯，气不通利。久服益气不饥，轻身，耐老。一名鹜肪。生池泽。（《神农本草经·中品》）

薏苡仁，味甘，微寒。主筋急拘挛不可屈伸，风湿痹；下气。久服轻身益气。其根，下三虫。一名解蠡。生平泽及田野。（《神农本草经·上品》）

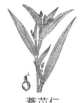

薏苡仁

榆皮（榆白皮），味甘，平。主大小便不通；利水道，除邪气。久服轻身不饥，其实尤良。一名零榆。生山谷。（《神农本草经·上品》）

禹余粮，味甘，寒。主咳逆，寒热烦满；下赤白，血闭癥瘕，大热。炼饵服之不饥，轻身延年。生池泽及山岛中。（《神农本草经·上品》）

玉泉，味甘，平。主五脏百病。柔筋强骨，安魂魄，长肌肉，益气。久服耐寒，不饥渴，不老神仙。人临死服五斤，死三年色不变。一名玉札。生山谷。（《神农本草经·上品》）

云母，味甘，平。主身皮死肌，中风寒热，如在车船上；除邪气，安五脏，益子精，明目。久服轻身延年。一名云珠，一名云华，一名云英，一名云液，一名云砂，一名磷石。生山谷。（《神农本草经·上品》）

泽泻，味甘，寒。主风寒湿痹，乳难；消水，养五脏，益气力，肥健。久服耳目聪明，不饥，延年轻身，面生光，能行水上。一名水泻，一名芒芋，一名鹄泻。生池泽。

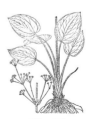

泽 泻

（《神农本草经·上品》）

猪苓，味甘，平。主痎疟；解毒；蛊疰不祥；利水道。久服轻身耐老。一名猳猪屎。生山谷。（《神农本草经·中品》）

猪　苓

紫石英，味甘，温。主心腹咳逆邪气；补不足，女子风寒在子宫，绝孕十年无子。久服温中，轻身延年。生山谷。（《神农本草经·上品》）

紫芝，味甘，温。主耳聋；利关节，保神益精，坚筋骨，好颜色。久服轻身不老延年。一名木芝。生山谷。（《神农本草经·上品》）

四、辛味

辛味药包括巴豆、巴戟天、白棘、白芝、白芷、斑猫（斑蝥）、半夏、贝母、菖蒲、赤箭（天麻）、茺蔚子、磁石、雌黄、葱实、地胆、冬灰、杜若（竹叶莲）、杜仲、防己、防葵、粉锡、肤青、腐婢、附子、干姜、薰本、钩吻、鬼臼、假苏（荆芥）、桔梗、橘柚、卷柏、菌桂（肉桂）、孔公孽、款冬花、兰草（钓兰）、狼毒、藜芦、理石、蓼实、茼茹、麻黄、马刀、马陆、莽草、麋脂、蘼芜、牡丹（牡丹皮）、牡桂（肉桂）、木香、凝水石（寒水石）、女青、女菀、干漆、铅丹、秦椒（花椒）、青琅玕、芎䓖（川芎）、商陆、麝香、石膏、石南、蜀椒（花椒）、蜀漆、水萍（浮萍）、水银、溲疏、天鼠屎（夜明砂）、天雄、铁落（生铁落）、葶苈（葶苈子）、通草、菟丝子、鮀鱼甲、乌头、芫荑、吴茱萸、蜈蚣、五加皮、菥蓂子、细辛、虾蟆（蛤蟆）、夏枯草、薤（薤白）、辛夷、徐长卿、燕屎、羊踯躅、药实根、殷孽、淫羊藿、萤火、芫花、云实、皂荚、长石、紫参。

巴豆，味辛，温。主伤寒，温疟寒热；破癥瘕结聚坚积，留饮痰癖，大腹水胀；荡涤五脏六腑，开通闭塞，利水谷道，去恶肉，除鬼毒、蛊疰物邪，杀虫鱼。一名巴椒。

巴　豆

生川谷。(《神农本草经·下品》)

巴戟天，味辛，微温。主大风邪气，阴痿不起；强筋骨，安五脏，补中，增志，益气。生山谷。(《神农本草经·上品》)

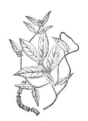

巴戟天

白棘，味辛，寒。主心腹痛，痈肿溃脓，止痛。一名棘针。生川谷。(《神农本草经·中品》)

白芝，味辛，平。主咳逆上气；益肺气，通利口鼻，强志意勇悍，安魄。久食轻身不老，延年神仙。一名玉芝。生山谷。(《神农本草经·上品》)

白芷，味辛，温。主女人漏下赤白，血闭，阴肿，寒热，风头侵目，泪出；长肌肤润泽，可作面脂。一名芳香。生川谷。(《神农本草经·中品》)

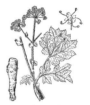

白芷

斑猫（斑蝥），味辛，寒。主寒热，鬼注，蛊毒，鼠瘘，恶疮，疽蚀，死肌；破石癃。一名龙尾。生川谷。(《神农本草经·下品》)

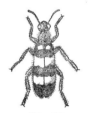

斑蝥

半夏，味辛，平。主伤寒，寒热心下坚；下气，喉咽肿痛，头眩，胸胀，咳逆，肠鸣；止汗。一名地文，一名水玉。生川谷。(《神农本草经·下品》)

贝母，味辛，平。主伤寒烦热，淋沥邪气，疝瘕，喉痹，乳难，金疮风痉。一名空草。(《神农本草经·中品》)

浙贝

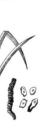

半夏

菖蒲，味辛，温。主风寒痹，咳逆上气；开心孔，补五脏，通九窍，明耳目，出音声。久服轻身，不忘，不迷惑，延年。一名昌阳。生池泽。(《神农本草经·上品》)

赤箭（天麻），味辛，温。主杀鬼精

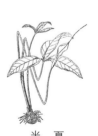

石菖蒲

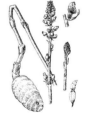

天麻

物，蛊毒恶气。久服益气力，长阴，肥健，轻身增年。一名离母，一名鬼督邮。生川谷。（《神农本草经·上品》）

茺蔚子，味辛，微温。主明目，益精，除水气。久服轻身。茎，主瘾疹痒，可作浴汤。一名益母，一名益明，一名大札。生池泽。（《神农本草经·上品》）

磁石，味辛、寒。主周痹风湿，肢节中痛，不可持物，洗洗酸消；除大热烦满及耳聋。一名玄石，生山谷。（《神农本草经·中品》）

雌黄，味辛，平。主恶疮，头秃，痂疥；杀毒虫虱，身痒，邪气诸毒。炼之久服轻身，增年不老。生山谷。（《神农本草经·中品》）

葱实，味辛，温。主明目；补中不足。其茎，可作汤，主伤寒寒热，出汗；中风，面目肿。生平泽。（《神农本草经·中品》）

地胆，味辛，寒。主鬼疰，寒热，鼠瘘，恶疮，死肌；破癥瘕，堕胎。一名蚖青。生川谷。（《神农本草经·下品》）

冬灰，味辛，微温。主黑子；去肬，息肉，疽蚀；疥瘙。一名藜灰。生川泽。（《神农本草经·下品》）

杜若（竹叶莲），味辛，微温。主胸胁下逆气；温中；风入脑户，头肿痛，多涕泪出。久服益精明目，轻身，一名杜蘅。生川泽。（《神农本草经·上品》）

杜仲，味辛，平。主腰脊痛；补中益精气，坚筋骨，强志，除阴下痒湿、小便余沥。久服轻身，耐老。一名思仙。生山谷。（《神农本草经·上品》）

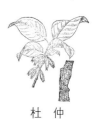

杜 仲

防己，味辛，平。主风寒温疟，热气诸痫；除邪，利大小便。一名解离。生川谷。（《神农本草经·中品》）

防葵，味辛，寒。主疝瘕，肠泄，膀胱热结溺不下，咳逆，温疟，癫痫，惊邪狂走。久服坚骨髓，益气轻身。一名黎盖。生川谷。（《神农本草经·上品》）

粉锡，味辛，寒。主伏尸，毒螫；杀三虫。一名解锡。

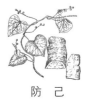

防 己

（《神农本草经·下品》）

肤青，味辛，平。主虫毒及蛇、菜、肉诸毒，恶疮。生川谷。（《神农本草经·中品》）

腐婢，味辛，平。主痎疟，寒热邪气，泄利，阴不起，病酒头痛。（《神农本草经·下品》）

附子，味辛，温。主风寒咳逆邪气；温中；金疮；破癥坚积聚，血瘕，寒湿，踒躄，拘挛，膝痛不能行步。生山谷。（《神农本草经·下品》）

干姜，味辛，温。主胸满，咳逆上气；温中止血，出汗，逐风湿痹；肠澼下痢。生者尤良。久服去臭气，通神明。生川谷。（《神农本草经·中品》）

藁本，味辛，温。主妇人疝瘕，阴中寒，肿痛，腹中急；除风头痛；长肌肤，悦颜色。一名鬼卿，一名地新。生山谷。（《神农本草经·中品》）

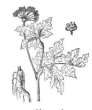

藁 本

钩吻，味辛，温。主金疮，乳痓，中恶风，咳逆上气，水肿；杀鬼疰、蛊毒。一名野葛。生山谷。（《神农本草经·下品》）

鬼臼，味辛，温。主杀蛊毒，鬼疰，精物；辟恶气，不祥，逐邪，解百毒。一名爵犀，一名马目毒公，一名九臼。生山谷。（《神农本草经·下品》）

假苏（荆芥），味辛，温。主寒热，鼠瘘，瘰疬，生疮；破结聚气，下瘀血，除湿痹。一名鼠蓂。生川泽。（《神农本草经·中品》）

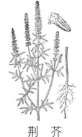

荆 芥

桔梗，味辛，微温。主胸胁痛如刀刺，腹满肠鸣幽幽，惊恐，悸气。生山谷。（《神农本草经·下品》）

橘柚，味辛，温。主胸中瘕热逆气；利水谷。久服去臭，下气，通神。一名橘皮。生川谷。（《神农本草经·上品》）

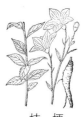

桔 梗

卷柏，味辛，温。主五脏邪气，女子阴中寒热痛，癥痕，血闭，绝子。久服轻身，和颜色。一名万岁。生山谷。
（《神农本草经·上品》）

卷　柏

　　菌桂（肉桂），味辛，温。主百病。养精神，和颜色，
为诸药先聘通使。久服轻身不老，面生光华，媚好，常如
童子。生山谷。（《神农本草经·上品》）

　　孔公孽，味辛，温。主伤食不化，邪结气，恶疮，疽，瘘，痔；利九
窍，下乳汁。生山谷。（《神农本草经·下品》）

　　款冬花，味辛，温。主咳逆上气，善喘，喉痹，诸惊
痫，寒热邪气。一名橐吾，一名颗涷，一名虎须，一名菟
奚。生山谷。（《神农本草经·中品》）

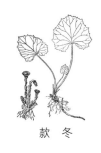

款　冬

　　兰草（钓兰），味辛，平。主利水道，杀蛊毒，辟不
祥。久服，益气、轻身、不老，通神明。一名水香。生池
泽。（《神农本草经·上品》）

　　狼毒，味辛，平。主咳逆上气；破积聚；饮食寒热，
水气，恶疮，鼠瘘，疽蚀，鬼精蛊毒。杀飞鸟走兽。一名
续毒。生山谷。（《神农本草经·下品》）

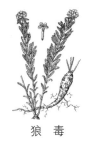

狼　毒

　　藜芦，味辛，寒。主蛊毒，咳逆，泄痢，肠澼，头
疡，疥瘙，恶疮；杀诸蛊毒，去死肌。一名葱苒。生川谷。
（《神农本草经·下品》）

　　理石，味辛，寒。主身热；利胃解烦，益精明目，
破积聚，去三虫。一名立制石。生山谷。（《神农本草
经·中品》）

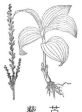

藜　芦

　　蓼实，味辛，温。主明目，温中，耐风寒，下水
气；面目浮肿，痈疡。马蓼，去肠中蛭虫；轻身。生川泽。
（《神农本草经·中品》）

　　茼茹，味辛，寒。蚀恶肉、败疮、死肌，杀疥虫，排脓恶血，除大风热
气。善忘不乐。生川谷。（《神农本草经·下品》）

麻蕡，味辛，平。主五劳七伤；利五脏，下血寒气。多食令见鬼狂走，久服通神明轻身。一名麻勃。麻子（火麻仁），味甘，平。主补中益气。久服肥健，不老神仙。生川谷。（《神农本草经·上品》）

马刀，味辛，微寒。主漏下赤白，寒热；破石淋，杀禽兽贼鼠。生池泽。（《神农本草经·下品》）

马陆，味辛，温。主腹中大坚癥；破积聚，息肉，恶疮，白秃。一名百足。生川谷。（《神农本草经·下品》）

莽草，味辛，温。主风头，痈肿，乳肿、疝瘕；除结气，疥瘙；杀虫鱼。生山谷。（《神农本草经·下品》）

麋脂，味辛，温。主痈肿，恶疮，死肌，寒风湿痹，四肢拘缓不收，风头肿气；通腠理。一名官脂。生山谷。（《神农本草经·下品》）

蘼芜，味辛，温。主咳逆；定惊气，辟邪恶，除蛊毒，鬼疰，去三虫。久服通神。一名薇芜。生川泽。（《神农本草经·上品》）

牡丹（牡丹皮），味辛，寒。主寒热，中风，瘛疭，痉，惊痫，邪气；除癥坚，瘀血留舍肠胃；安五脏；疗痈疮。一名鹿韭，一名鼠姑。生山谷。（《神农本草经·中品》）

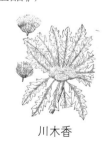

牡 丹

牡桂（肉桂），味辛，温。主上气咳逆，结气，喉痹，吐吸；利关节，补中益气。久服通神，轻身不老。生山谷。（《神农本草经·上品》）

木香，味辛。主邪气，辟毒疫温鬼，强志，主淋露。久服不梦寤魇寐。生山谷。（《神农本草经·上品》）

凝水石（寒水石），味辛，寒。主身热，腹中积聚邪气，皮中如火烧，烦满，水饮之。久服不饥。一名白水石。生山谷。（《神农本草经·中品》）

川木香

女青，味辛，平。主蛊毒；逐邪恶气，杀鬼温疟，辟不祥。一名雀瓢，生山谷。（《神农本草经·下品》）

女菀，味辛，温。主风寒洗洗，霍乱，泄痢，肠鸣上下无常处，惊痫，

寒热百疾。生山谷或山阳。(《神农本草经·中品》)

干漆，味辛，温。主绝伤；补中，续筋骨，填髓脑，安五脏；五缓六急，风寒湿痹。生漆，去长虫。久服轻身耐老。生川谷。(《神农本草经·上品》)

铅丹，味辛，微寒。主吐逆胃反，惊痫，癫疾；除热，下气。炼化还成九光。久服通神明。生平泽。(《神农本草经·下品》)

秦椒（花椒），味辛，温。主风邪气；温中，除寒痹，坚齿发，明目。久服轻身，好颜色，耐老增年，通神。生川谷。(《神农本草经·中品》)

青琅玕，味辛，平。主身痒，火疮，痈伤，疥瘙，死肌。一名石珠。生平泽。(《神农本草经·下品》)

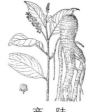

花椒

芎䓖（川芎），味辛，温。主中风入脑，头痛，寒痹，筋挛缓急，金疮，妇人血闭，无子。生川谷。(《神农本草经·上品》)

商陆，味辛，平。主水胀，疝瘕，痹；熨除痈肿，杀鬼精物。一名葛根，一名夜呼。生川谷。(《神农本草经·下品》)

麝香，味辛，温。主辟恶气，杀鬼精物；温疟，蛊毒，痫痓；去三虫。久服除邪，不梦寤魇寐。生川谷。(《神农本草经·上品》)

商陆　　　川芎

麝香

石膏，味辛，微寒。主中风寒热，心下逆气惊，喘，口干舌焦不能息，腹中坚痛；除邪鬼，产乳，金疮。生山谷。(《神农本草经·中品》)

石南，味辛，平。主养肾气，内伤阴衰，利筋骨皮毛。实，杀蛊毒，破积聚；逐风痹。一名鬼目。生山谷。(《神农本草经·下品》)

蜀椒（花椒），味辛，温。主邪气，咳逆；温中，逐骨节皮肤死肌、寒湿痹痛，下气。久服之，头不白，轻身增年。生川谷。(《神农本草经·下品》)

蜀漆，味辛，平。主疟及咳逆寒热，腹中癥坚，痞结，积聚，邪气，蛊毒，鬼疰。生川谷。(《神农本草经·下品》)

水萍(浮萍)，味辛，寒。主暴热，身痒；下水气，胜酒，长须发，止消渴。久服轻身。一名水花。生池泽。(《神农本草经·中品》)

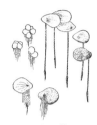

浮　萍

水银，味辛，寒。主疥瘘，痂疡，白秃；杀皮肤中虱，堕胎，除热；杀金、银、铜、锡毒。熔化还复为丹，久服神仙不死。生平土。(《神农本草经·中品》)

溲疏，味辛，寒。主身皮肤中热；除邪气，止遗溺。可作浴汤。生山谷及田野、故邱墟地。(《神农本草经·下品》)

天鼠屎(夜明砂)，味辛，寒。主面痈肿，皮肤洗洗时痛，腹中血气；破寒热积聚，除惊悸。一名鼠法，一名石肝。生山谷。(《神农本草经·下品》)

天雄，味辛，温。主大风，寒湿痹，历节痛，拘挛，缓急；破积聚，邪气，金疮；强筋骨，轻身健行。一名白幕。生山谷。(《神农本草经·下品》)

铁落(生铁落)，味辛，平。主风热，恶疮，疡疽，疮痂，疥气在皮肤中。(《神农本草经·中品》)

葶苈(葶苈子)，味辛，寒。主癥瘕积聚，结气，饮食寒热；破坚逐邪，通利水道。一名大室，一名大适。生平泽及田野。(《神农本草经·下品》)

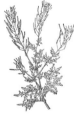

葶苈子

通草，味辛，平。主去恶虫，除脾胃寒热，通利九窍、血脉关节；令人不忘。一名附支。生山谷。(《神农本草经·中品》)

菟丝子，味辛，平。主续绝伤；补不足，益气力，肥健人；汁去面黚。久服明目，轻身延年。一名菟芦。生川泽。(《神农本草经·上品》)

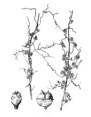

菟丝子

鮀鱼甲，味辛，微温。主心腹癥瘕，伏坚，积聚，寒

热，女子崩中，下血五色，小腹阴中相引痛，创疥死肌。生池泽。(《神农本草经·中品》)

乌头，味辛，温。主中风，恶风洗洗，出汗；除寒湿痹，咳逆上气；破积聚，寒热。其汁煎之，名射罔，杀禽兽。一名奚毒，一名即子，一名乌喙。生山谷。(《神农本草经·下品》)

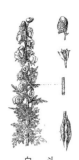

乌 头

芫荑，味辛，平。主五内邪气；散皮肤、骨节中淫淫温行毒，去三虫，化食。一名无姑，一名䕡瑭。生川谷。(《神农本草经·中品》)

吴茱萸，味辛，温。主温中，下气，止痛；咳逆，寒热；除湿，血痹；逐风邪，开腠理。根，杀三虫。一名藙，生川谷。(《神农本草经·中品》)

吴茱萸

蜈蚣，味辛，温。主鬼疰，蛊毒；噉诸蛇、虫、鱼毒；杀鬼物老精；温疟；去三虫。生川谷。(《神农本草经·下品》)

五加皮，味辛，温。主心腹疝气，腹痛；益气，疗躄；小儿不能行，疮疡，阴蚀。一名豺漆。(《神农本草经·中品》)

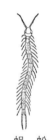

蜈 蚣

葈耳子，味辛，微温。主明目，目痛泪出；除痹，补五脏，益精光。久服轻身不老。一名蓂葈，一名大戟，一名马辛。生川泽及道旁。(《神农本草经·上品》)

细辛，味辛，温。主咳逆，头痛脑动，百节拘挛，风湿痹痛，死肌。久服明目、利九窍，轻身长年。一名小辛。生川谷。(《神农本草经·上品》)

虾蟆（蛤蟆），味辛，寒。主邪气；破癥坚血，痈肿，阴疮。服之不患热病。生池泽。(《神农本草经·下品》)

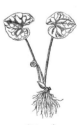

细 辛

夏枯草，味苦，辛，寒。主寒热，瘰疬，鼠瘘，头疮；破癥，散瘿结气、脚肿湿痹。轻身。一名夕句，一名乃东。生川谷。(《神农本草经·下品》)

薤（薤白），味辛，温。主金疮疮败；轻身不饥，耐老。生平泽。（《神农本草经·中品》）

辛夷，味辛，温。主五脏、身体寒热，风头脑痛，面䵟。久服下气，轻身，明目，增年耐老。一名辛矧，一名侯桃，一名房木。生川谷。（《神农本草经·上品》）

徐长卿，味辛，温。主鬼物百精，蛊毒，疫疾，邪恶气，温疟。久服强悍，轻身。一名鬼督邮。生山谷。（《神农本草经·上品》）

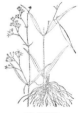

徐长卿

燕屎，味辛，平。主蛊毒、鬼疰；逐不祥邪气，破五癃，利小便。生平谷。（《神农本草经·下品》）

羊踯躅，味辛，温。主贼风在皮肤中，淫淫痛，温疟，恶毒，诸痹。生川谷。（《神农本草经·下品》）

药实根，味辛，温。主邪气，诸痹疼酸；续绝伤，补骨髓。一名连木。生山谷。（《神农本草经·下品》）

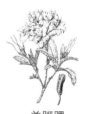

羊踯躅

殷蘖，味辛，温。主烂伤瘀血，泄痢寒热，鼠瘘，癥瘕，结气。一名姜石。生山谷。（《神农本草经·下品》）

淫羊藿，味辛，寒。主阴痿绝伤，茎中痛；利小便，益气力，强志。一名刚前。生山谷（《神农本草经·中品》）

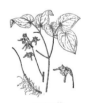

淫羊藿

萤火，味辛，微温。主明目，小儿火疮，伤热气，蛊毒，鬼疰；通神精。一名夜光。生阶地、池泽。（《神农本草经·下品》）

芫花，味辛，温。主咳逆上气，喉鸣，喘，咽肿，短气，蛊毒，鬼疟，疝瘕，痈肿；杀虫鱼。一名去水。生川谷。（《神农本草经·下品》）

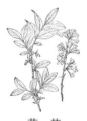

芫花

云实，味辛，温。主泄痢肠澼；杀虫、蛊毒，去邪恶、结气，止痛，除寒热。花，主见鬼精物。多食令人狂走。久服轻身，通神明。生川谷。（《神农本草经·上品》）

皂荚，味辛、咸，温。主风痹，死肌，邪气，风头，泪出；利九窍，杀精物。生川谷。（《神农本草经·下品》）

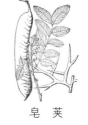

皂 荚

长石，味辛，寒。主身热，四肢寒厥；利小便，通血脉，明目，去翳眇，下三虫，杀蛊毒。久服不饥。一名方石。生山谷。（《神农本草经·中品》）

紫参，味苦，辛寒。主心腹积聚，寒热邪气；通九窍，利大小便。一名牡蒙。生山谷。（《神农本草经·中品》）

五、咸味

咸味药包括白僵蚕（僵蚕）、白颈蚯蚓（地龙）、白马茎（白马阴茎）、贝子、鳖甲、蜚蠊、伏翼、羖羊角、藋菌、龟甲、黑芝、决明子、爵床、蛞蝓、羚羊角、六畜毛蹄甲、蝼蛄、牡狗阴茎（狗鞭）、牡蛎、蛴螬、蜣螂、桑螵蛸、蛇蜕、石蚕、石龙子、石长生、石下长卿、水蛭、乌贼鱼骨（海螵蛸）、蟹、阳起石、蟅蟞、衣鱼、皂荚、蚱蝉、䗪虫（土鳖虫）。

白僵蚕（僵蚕），味咸，平。主小儿惊痫，夜啼；去三虫，灭黑䵟，令人面色好；男子阴疡病。生平泽。（《神农本草经·中品》）

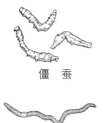

僵 蚕

白颈蚯蚓（地龙），味咸，寒。主蛇瘕；去三虫、伏尸、鬼疰、蛊毒；杀长虫；仍自化作水。生平土。（《神农本草经·下品》）

地 龙

白马茎（白马阴茎），味咸，平。主伤中脉绝，阴不足，强志益气，长肌肉，肥健生子。眼，主惊痫，腹满，疟疾。当杀用之。悬蹄，主惊邪，瘈疭，乳难；辟恶气鬼毒，蛊疰不祥。生平泽。（《神农本草经·中品》）

贝子，味咸。主目翳，鬼疰，蛊毒，腹痛，下血，五癃；利水道。烧用之良。生池泽。（《神农本草经·下品》）

鳖甲，味咸，平。主心腹癥瘕，坚积，寒热；去痞、息肉、阴蚀、痔、恶肉。生池泽。(《神农本草经·中品甲》)

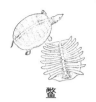

鳖

䗪虫，味咸，寒。主血瘀，癥坚，寒热；破积聚，喉咽闭；内寒无子。生川泽。(《神农本草经·下品》)

伏翼，味咸，平。主目瞑，明目，夜视有精光。久服令人熹乐，媚好；无忧。一名蝙蝠。生川谷。(《神农本草经·下品》)

羖羊角，味咸，温。主青盲；明目，杀疥虫，止寒泄，辟恶鬼、虎狼，止惊悸。久服安心，益气轻身。生川谷。(《神农本草经·中品》)

蘼菌，味咸，平。主心痛；温中，去长虫、白疭、蛲虫、蛇螫毒、癥瘕、诸虫。一名藋芦。生池泽。(《神农本草经·下品》)

龟甲，味咸、平。主漏下赤白，破癥瘕；痎疟，五痔，阴蚀，湿痹，四肢重弱，小儿囟不合。久服轻身，不饥。一名神屋。生池泽。(《神农本草经·上品》)

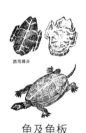

青用部分

龟及龟板

黑芝，味咸，平。主癃；利水道，益肾气，通九窍，聪察。久食轻身不老，延年神仙。一名玄芝。生山谷。(《神农本草经·上品》)

决明子，味咸，平。主青盲，目淫肤赤白膜，眼赤痛、泪出。久服益精光，轻身。生川泽。(《神农本草经·上品》)

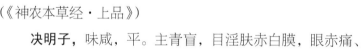

爵床，味咸，寒。主腰背痛，不得著床，俛仰艰难；除热，可作浴汤。生川谷及田野。(《神农本草经·中品》)

决明子

蛞蝓，味咸，寒。主贼风㖞僻，轶筋及脱肛，惊痫，挛缩。一名陵蠡。生池泽及阴地、沙石、垣下。(《神农本草经·下品》)

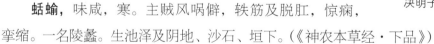

羚羊角，味咸，寒。主明目，益气，起阴；去恶血注下，辟蛊毒恶鬼不祥，安心气，常不魇寐。久服强筋骨轻身。生川谷。(《神农本草经·中品》)

六畜毛蹄甲，咸，平。主鬼疰，蛊毒，寒热，惊痫，癫痓狂走。骆驼毛尤良。(《神农本草经·下品》)

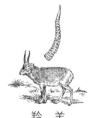

羚 羊

蝼蛄，味咸，寒。主产难；出肉中刺，溃痈肿，下哽噎，解毒，除恶疮。一名蟪蛄，一名天蝼，一名螜。夜出者良。生平泽。(《神农本草经·下品》)

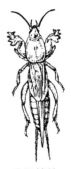

非洲蝼蛄

牡狗阴茎（狗鞭），味咸，平。主伤中，阴痿不起；令强热大，生子；除女子带下十二疾。一名狗精。胆，主明目。(《神农本草经·中品》)

牡蛎，味咸，平。主伤寒寒热，温疟洒洒，惊恚怒气；除拘缓，鼠瘘，女子带下赤白。久服，强骨节；杀邪鬼；延年。一名蛎蛤。生池泽。(《神农本草经·上品》)

牡 蛎

蛴螬，味咸，微温。主恶血，血瘀，痹气；破折血在胁下坚满痛，月闭，目中淫肤，青翳白膜。一名蟦蛴。生平泽。(《神农本草经·下品》)

蜣螂，味咸，寒。主小儿惊痫，瘛疭，腹胀，寒热；大人癫疾、狂易。一名蛣蜣。火熬之良。生池泽。(《神农本草经·下品》)

桑螵蛸，味咸，平。主伤中，疝瘕，阴痿；益精生子；女子血闭腰痛；通五淋，利小便水道。一名蚀胧。生桑枝上，采蒸之。(《神农本草经·上品》)

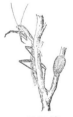

桑螵蛸

蛇蜕，味咸，平。主小儿百二十种惊痫，瘛疭，癫疾，寒热，肠痔，虫毒，蛇痫。火熬之良。一名龙子衣，一名蛇符，一名龙子单衣，一名弓皮。生川谷及田野。(《神农本草经·下品》)

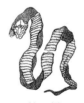

蛇 蜕

石蚕，味咸，寒。主五癃；破石淋，堕胎。一名沙虱。生池泽。肉，解结气，利水道，除热。(《神农本草经·下品》)

石龙子，味咸，寒。主五癃，邪结气；破石淋，下血，利小便水道。一名蜥蜴。生川谷。(《神农本草经·中品》)

石长生，味咸，微寒。主寒热，恶疮，火热；辟鬼气不祥。一名丹草。

生山谷。(《神农本草经·下品》)

石下长卿，味咸，平。主鬼疰，精物邪恶气；杀百精，蛊毒，老魅注易，亡走，啼哭悲伤，恍惚。一名徐长卿。生池泽、山谷。(《神农本草经·下品》)

水蛭，味咸，平。主逐恶血，瘀血，月闭；破血瘕积聚；无子；利水道。生池泽。(《神农本草经·下品》)

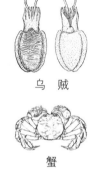

水　蛭

乌贼鱼骨（海螵蛸），味咸，微温。主女子漏下赤白经汁，血闭，阴蚀肿痛，寒热，癥瘕，无子。生池泽。(《神农本草经·中品》)

蟹，味咸，寒。主胸中邪气热结痛，㖞僻，面肿败漆。烧之致鼠。生池泽。(《神农本草经·下品》)

乌　贼

阳起石，味咸，微温。主崩中漏下；破子脏中血，癥瘕结气，寒热，腹痛，无子，阴痿不起；补不足。一名白石。生山谷。(《神农本草经·中品》)

蟹

蠮螉，味辛。主久聋，咳逆，毒气；出刺；出汗。生川谷。(《神农本草经·中品》)

衣鱼，味咸，温。主妇人疝瘕，小便不利，小儿中风。项强背起，摩之。一名白鱼。生平泽。(《神农本草经·下品》)

皂荚，味辛、咸，温。主风痹，死肌，邪气，风头，泪出；利九窍，杀精物。生川谷。(《神农本草经·下品》)

蚱蝉，味咸，寒。主小儿惊痫，夜啼，癫病，寒热。生杨柳上。(《神农本草经·中品》)

䗪虫（土鳖虫），味咸，寒。主心腹寒热洗洗，血积癥瘕；破坚，下血闭；生子尤良。一名地鳖。生川泽。(《神农本草经·下品》)

䗪　虫

第二节 四气

一、微寒

微寒药包括菴藘子、丹参、丹砂（朱砂）、地榆、蜚虻（蜚蛀）、贯众、马刀、蔓荆实（蔓荆子）、牛扁、铅丹、秦皮、青葙子、屈草、人参、沙参、蛇合、石膏、石龙刍、石长生、蜀羊泉、熊脂、薏苡仁、玄参、蚤休、泽漆、紫葳。

菴藘子，味苦，微寒。主五脏瘀血，腹中水气，胪胀留热，风寒湿痹，身体诸痛。久服轻身延年不老。生川谷。（《神农本草经·上品》）

丹参，味苦，微寒。主心腹邪气，肠鸣幽幽如走水，寒热积聚；破癥除瘕，止烦满，益气。一名郄蝉草。生川谷。（《神农本草经·上品》）

丹砂（朱砂），味甘，微寒。主身体五脏百病；养精神，安魂魄，益气，明目，杀精魅邪恶鬼。久服通神明不老。能化为汞。生山谷。（《神农本草经·上品》）

地榆，味苦，微寒。主妇人乳痓痛，七伤，带下病；止痛，除恶肉，止汗，疗金疮。生山谷。（《神农本草经·中品》）

蜚虻（蜚蛀），味苦，微寒。主逐瘀血；破下血积，坚痞，癥瘕，寒热；通利血脉及九窍。生川谷。（《神农本草经·下品》）

贯众，味苦，微寒。主腹中邪热气，诸毒；杀三虫。一名贯节，一名贯渠，一名白头，一名虎卷，一名扁符。生山谷。（《神农本草经·下品》）

马刀，味辛，微寒。主漏下赤白，寒热；破石淋，杀禽兽贼鼠。生池泽。（《神农本草经·下品》）

蔓荆实（蔓荆子），味苦，微寒。主筋骨间寒热，湿痹拘挛；明目坚

齿，利九窍，去白虫。久服轻身耐老。小荆实亦等。生山谷。(《神农本草经·上品》)

牛扁，味苦，微寒。主身皮疮热气，可作浴汤。杀牛虱小虫，又疗牛病。生川谷。(《神农本草经·下品》)

铅丹，味辛，微寒。主吐逆胃反，惊痫，癫疾；除热，下气。炼化还成九光。久服通神明。生平泽。(《神农本草经·下品》)

秦皮，味苦，微寒。主风寒湿痹，洗洗寒气；除热，目中青翳白膜。久服头不白，轻身。生川谷。(《神农本草经·中品》)

青葙子，味苦，微寒。主邪气皮肤中热，风瘙身痒；杀三虫。子，名草决明，疗唇口青。一名草蒿，一名萋蒿。生平谷道旁。(《神农本草经·下品》)

屈草，味苦，微寒。主胸胁下痛，邪气肠间，寒热，阴痹。久服轻身益气耐老。生川泽。(《神农本草经·下品》)

人参，味甘，微寒。主补五脏，安精神，定魂魄，止惊悸，除邪气，明目，开心益智。久服轻身延年。一名人衔，一名鬼盖。生山谷。(《神农本草经·上品》)

沙参，味苦，微寒。主血积，惊气；除寒热，补中益肺气。久服利人。一名知母。生川谷。(《神农本草经·上品》)

蛇合，味苦，微寒。主惊痫，寒热邪气；除热金疮，疽，痔，鼠瘘，恶疮，头疡。一名蛇衔。生山谷。(《神农本草经·下品》)

石膏，味辛，微寒。主中风寒热，心下逆气惊，喘，口干舌焦不能息，腹中坚痛；除邪鬼，产乳，金疮。生山谷。(《神农本草经·中品》)

石龙刍，味苦，微寒。主胸腹邪气，小便不利，淋闭，风湿，鬼疰，恶毒。久服补虚羸，轻身，耳目聪明，延年。一名龙须，一名草续断，一名龙珠。生山谷。(《神农本草经·上品》)

石长生，味咸，微寒。主寒热，恶疮，火热；辟鬼气不祥。一名丹草。生山谷。(《神农本草经·下品》)

蜀羊泉，味苦，微寒。主头秃，恶疮热气，疥瘙痂，癣虫；疗龋齿。生川谷。（《神农本草经·中品》）

熊脂，味甘，微寒。主风痹不仁，筋急、五脏、腹中积聚，寒热，羸瘦，头疡、白秃、面皯、皰。久服强志；不饥轻身。一名熊白。生山谷。（《神农本草经·上品》）

薏苡仁，味甘，微寒。主筋急拘挛不可屈伸，风湿痹；下气。久服轻身益气。其根，下三虫。一名解蠡。生平泽及田野。（《神农本草经·上品》）

玄参，味苦，性微寒。主腹中寒热，积聚，女子产乳余疾；补肾气，令人目明。一名重台。生川谷。（《神农本草经·中品》）

蚤休，味苦，微寒。主惊痫，摇头弄舌，热气在腹中，癫疾，痈疮，阴蚀；下三虫，去蛇毒。一名蚩休。生川谷。（《神农本草经·下品》）

泽漆，味苦，微寒。主皮肤热，大腹水气，四肢、面目浮肿，丈夫阴气不足。生川泽。（《神农本草经·下品》）

紫葳，味酸，微寒。主妇人产乳余疾，崩中，癥瘕，血闭，寒热羸瘦；养胎。生川谷。（《神农本草经·中品》）

二、寒

寒性药包括白棘、白颈蚯蚓（地龙）、白鲜（白鲜皮）、白英、斑猫（斑蝥）、草蒿、恒山（常山）、车前子、磁石、大黄、大戟、代赭石、地胆、地肤子、冬葵子、矾石、防葵、蜚蠊、甘遂、干地黄、枸杞、瓜蒂、海藻、滑石、槐实（槐角）、黄连、积雪草、爵床、空青、苦菜、苦参、苦瓠、栝楼根（天花粉）、蛞蝓、蓝实、雷丸、藜芦、鲎鱼（鳢鱼）、理石、鲤鱼胆、楝实（川楝子）、莨菪子（天仙子）、羚羊角、柳华、龙胆、蝼蛄、漏芦、卤碱、陆英、栾华、茼茹、茅根（白茅根）、牡丹（牡丹皮）、木兰、蘗木（黄柏）、凝水石（寒水石）、朴消、茜根、蛸蝓、翘根、瞿麦、芫花、桑根白皮（桑白皮）、石蚕、石胆（胆矾）、石龙子、水萍（浮萍）、溲疏、天名精、天鼠屎

（夜明砂）、葶苈（葶苈子）、桐叶、王瓜、卫矛、乌韭、虾蟆（蛤蟆）、苋实、消石、蟹、牙子（狼牙）、羊桃、羊蹄、药实根、淫羊藿、禹余粮、泽泻、蚱蝉、长石、䗪虫（土鳖虫）、知母、枳实、梓白皮、紫草、紫参。

白棘，味辛，寒。主心腹痛，痈肿溃脓，止痛。一名棘针。生川谷。（《神农本草经·中品》）

白颈蚯蚓（地龙），味咸，寒。主蛇瘕；去三虫、伏尸、鬼疰、蛊毒；杀长虫；仍自化作水。生平土。（《神农本草经·下品》）

白鲜（白鲜皮），味苦，寒。主头风，黄疸，咳逆，淋沥，女子阴中肿痛，湿痹，死肌，不可屈伸，起止行步。生山谷。（《神农本草经·中品》）

白英，味甘，寒。主寒热，八疸，消渴；补中益气。久服轻身延年。一名谷菜。生山谷。（《神农本草经·上品》）

斑猫（斑蝥），味辛，寒。主寒热，鬼疰，蛊毒，鼠瘘，恶疮，疽蚀，死肌；破石癃。一名龙尾。生川谷。（《神农本草经·下品》）

草蒿，味苦，寒。主疥瘙，痂痒，恶疮；杀虱；留热在骨节间；明目。一名青蒿，一名方溃。生川泽。（《神农本草经·下品》）

恒山（常山），味苦，寒。主伤寒寒热，热发温疟，鬼毒，胸中痰结，吐逆。一名互草。生川谷。（《神农本草经·下品》）

车前子，味甘，寒。主气癃；止痛，利水道小便，除湿痹。久服轻身耐老。一名当道。生平泽。（《神农本草经·上品》）

磁石，味辛，寒。主周痹风湿，肢节中痛，不可持物，洗洗酸消；除大热烦满及耳聋。一名玄石，生山谷。（《神农本草经·中品》）

大黄，味苦，寒。主下瘀血，血闭，寒热；破癥瘕积聚，留饮宿食，荡涤肠胃，推陈致新，通利水谷，调中化食，安和五脏。生山谷。（《神农本草经·下品》）

大戟，味苦，寒。主蛊毒，十二水，腹满急痛，积聚，中风，皮肤疼痛，吐逆。一名邛钜。（《神农本草经·下品》）

代赭石，味苦，寒。主鬼疰，贼风，蛊毒；杀精物恶鬼，腹中毒邪气，女子赤沃漏下。一名须丸。生山谷。(《神农本草经·下品》)

地胆，味辛，寒。主鬼疰，寒热，鼠瘘，恶疮，死肌；破癥瘕，堕胎。一名蚖青。生川谷。(《神农本草经·下品》)

地肤子，味苦，寒。主膀胱热；利小便，补中，益精气。久服耳目聪明，轻身耐老。一名地葵。生平泽及田野。(《神农本草经·上品》)

冬葵子，味甘，寒。主五脏六腑寒热，羸瘦，五癃；利小便。久服坚骨，长肌肉，轻身延年。(《神农本草经·上品》)

矾石，味酸，寒。主寒热泄痢，白沃，阴蚀，恶疮，目痛；坚骨齿。炼饵服之，轻身不老增年。一名羽涅。生山谷。(《神农本草经·上品》)

防葵，味辛，寒。主疝瘕，肠泄，膀胱热结溺不下，咳逆，温疟，癫痫，惊邪狂走。久服坚骨髓，益气轻身。一名黎盖。生川谷。(《神农本草经·上品》)

蜚蠊，味咸，寒。主血瘀，癥坚，寒热；破积聚，喉咽闭；内寒无子。生川泽。(《神农本草经·下品》)

甘遂，味苦，寒。主大腹疝瘕，腹满，面目浮肿，留饮宿食；破癥坚积聚，利水谷道。一名主田。生川谷。(《神农本草经·下品》)

干地黄，味甘，寒。主折跌绝筋，伤中；逐血痹，填骨髓，长肌肉，作汤除寒热积聚，除痹，生者尤良。久服轻身不老。一名地髓。生川泽。(《神农本草经·上品》)

枸杞，味苦，寒。主五内邪气，热中消渴，周痹。久服兼筋骨，轻身不老。一名杞根，一名地骨，一名枸忌，一名地辅。生平泽。(《神农本草经·上品》)

瓜蒂，味苦，寒。主大水，身面四肢浮肿；下水，杀蛊毒；咳逆上气，食诸果病在胸腹中，皆吐下之。生平泽。(《神农本草经·下品》)

海藻，味苦，寒。主瘿瘤气、颈下核；破散结气，痈肿，癥瘕，坚气，腹中上下鸣；下十二水肿。一名落首。生池泽。(《神农本草经·中品》)

滑石，味甘，寒。主身热泄澼，女子乳难，癃闭；利小便，荡胃中积聚寒热，益精气。久服轻身，耐饥长年。生山谷。(《神农本草经·上品》)

槐实（槐角），味苦，寒。主五内邪气热；止涎唾，补绝伤；五痔，火疮，妇人乳瘕，子脏急痛。生平泽。(《神农本草经·上品》)

黄连，味苦，寒。主热气，目痛，眦伤泣出，明目，肠澼腹痛下利，妇人阴中肿痛。久服令人不忘。一名王连。生川谷。(《神农本草经·上品》)

积雪草，味苦，寒。主大热，恶疮，痈疽，浸淫，赤熛皮肤赤，身热。生川谷。(《神农本草经·中品》)

爵床，味咸，寒。主腰背痛，不得著床，俛仰艰难；除热，可作浴汤。生川谷及田野。(《神农本草经·中品》)

空青，味甘，寒。主青盲，耳聋；明目，利九窍，通血脉，养精神。久服轻身延年不老。能化铜、铁、铅、锡作金。生山谷。(《神农本草经·上品》)

苦菜，味苦，寒。主五脏邪气，厌谷，胃痹。久服安心益气，聪察少卧，轻身耐老。一名荼草，一名选。生川谷。(《神农本草经·上品》)

苦参，味苦，寒。主心腹结气，癥瘕积聚，黄疸，溺有余沥；逐水，除痈肿，补中，明目止泪。一名水槐，一名叫苦蘵。生山谷及田野。(《神农本草经·中品》)

苦瓠，味苦，寒。主大水，面目四肢浮肿；下水。令人吐。生平泽。(《神农本草经·下品》)

栝楼根（天花粉），味苦，寒。主消渴，身热，烦满大热；补虚安中，续绝伤。一名地楼。生川谷及山阴地。(《神农本草经·中品》)

蛞蝓，味咸，寒。主贼风喎僻，轶筋及脱肛，惊痫，挛缩。一名陵蠡。生池泽及阴地、沙石、垣下。(《神农本草经·下品》)

蓝实，味苦，寒。主解诸毒，杀蛊、蚑、疰鬼、螫毒。久服头不白，轻身。生平泽。(《神农本草经·上品》)

雷丸，味苦，寒。主杀三虫；逐毒气，胃中热；利丈夫，不利女子；作

摩膏，除小儿百病。生山谷。(《神农本草经·下品》)

藜芦，味辛，寒。主蛊毒，咳逆，泄痢，肠澼，头疡，疥瘙，恶疮；杀诸蛊毒，去死肌。一名葱苒。生川谷。(《神农本草经·下品》)

鳢鱼(鳠鱼)，味甘，寒。主湿痹，面目浮肿；下大水。一名鲖鱼。生池泽。(《神农本草经·中品》)

理石，味辛，寒。主身热；利胃解烦，益精明目，破积聚，去三虫。一名立制石。生山谷。(《神农本草经·中品》)

鲤鱼胆，味苦，寒。主目热赤痛，青盲；明目。久服强悍，益志气。生池泽。(《神农本草经·中品》)

楝实(川楝子)，味苦，寒。主温疾伤寒，大热烦狂；杀三虫、疥瘙，利小便水道。生山谷。(《神农本草经·下品》)

莨菪子(天仙子)，味苦，寒。主齿痛出虫，肉痹拘急；使人健行，见鬼，多食令人狂走。久服轻身，走及奔马，强志，益力，通神。一名横唐。生川谷。(《神农本草经·下品》)

羚羊角，味咸，寒。主明目，益气，起阴；去恶血注下，辟蛊毒恶鬼不祥，安心气，常不魇寐。久服强筋骨轻身。生川谷。(《神农本草经·中品》)

柳华，味苦，寒。主风水，黄疸，面热黑。一名柳絮。叶，主马疥痂疮；实，主溃痈，逐脓血；子汁，疗渴。生川泽。(《神农本草经·下品》)

龙胆，味苦，寒。主骨间寒热，惊痫，邪气；续绝伤，定五脏，杀蛊毒。久服益智不忘。轻身耐老。一名陵游。生山谷。(《神农本草经·上品》)

蝼蛄，味咸，寒。主产难；出肉中刺，溃痈肿，下哽噎，解毒，除恶疮。一名蟪蛄，一名天蝼，一名螜。夜出者良。生平泽。(《神农本草经·下品》)

漏芦，味苦，寒。主皮肤热，恶疮，疽，痔，湿痹；下乳汁。久服轻身益气，耳目聪明，不老延年。一名野兰。生山谷。(《神农本草经·上品》)

卤鹹，味苦，寒。主大热，消渴，狂烦；除邪及下蛊毒，柔肌肤。生池泽。(《神农本草经·下品》)

陆英，味苦，寒。主骨间诸痹，四肢拘挛、疼酸，膝寒痛，阴痿，短气

不足，脚肿。生川谷。(《神农本草经·下品》)

栾华，味苦，寒。主目痛、泪出、伤眦；消目肿。生川谷。(《神农本草经·下品》)

蔄茹，味辛，寒。蚀恶肉、败疮、死肌，杀疥虫，排脓恶血，除大风热气。善忘不乐。生川谷。(《神农本草经·下品》)

茅根（白茅根），味甘，寒。主劳伤虚羸；补中益气，除瘀血，血闭，寒热；利小便。其苗，主下水。一名兰根，一名茹根。生山谷、田野。(《神农本草经·中品》)

牡丹（牡丹皮），味辛，寒。主寒热，中风，瘛疭，痉，惊痫，邪气；除癥坚，瘀血留舍肠胃；安五脏；疗痈疮。一名鹿韭，一名鼠姑。生山谷。(《神农本草经·中品》)

木兰，味苦，寒。主身大热在皮肤中；去面热赤疱，酒皶，恶风，癞疾，阴下痒湿，明耳目。一名林兰。生山谷。(《神农本草经·中品》)

蘗木（黄柏），味苦，寒。主五脏、肠胃中结热，黄疸，肠痔；止泄痢，女子漏下赤白，阴阳伤，蚀疮。一名檀桓。生山谷。(《神农本草经·下品》)

凝水石（寒水石），味辛，寒。主身热，腹中积聚邪气，皮中如火烧，烦满，水饮之。久服不饥。一名白水石。生山谷。(《神农本草经·中品》)

朴消，味苦，寒。主百病；除寒热邪气，逐六府积聚，结固留癖，能化七十二种石。炼饵服之，轻身神仙。生山谷。(《神农本草经·上品》)

茜根，味苦，寒。主寒湿，风痹，黄疸；补中。生川谷。(《神农本草经·中品》)

蛞蝓，味咸，寒。主小儿惊痫，瘛疭，腹胀，寒热；大人癫疾、狂易。一名陵蠡。火熬之良。生池泽。(《神农本草经·下品》)

翘根，味甘，寒。主下热气；益阴精，令人面悦好，明目。久服轻身耐老。生平泽。(《神农本草经·中品》)

瞿麦，味苦，寒。主关格，诸癃结，小便不通；出刺，决痈肿，明目去翳，破胎堕子、闭血。一名巨句麦。生川谷。(《神农本草经·中品》)

莞花，味苦，平，寒。主伤寒，温疟；下十二水，破积聚、大坚、癥瘕，荡涤肠胃中留癖饮食、寒热邪气，利水道。生川谷。（《神农本草经·下品》）

桑根白皮（桑白皮），味甘，寒。主伤中，五劳六极，羸瘦，崩中，脉绝；补虚益气。（《神农本草经·中品》）

石蚕，味咸，寒。主五癃；破石淋，堕胎。一名沙虱。生池泽。肉，解结气，利水道，除热。（《神农本草经·下品》）

石胆（胆矾），味酸，寒。主明目，目痛，金疮，诸痫痉，女子阴蚀痛，石淋寒热，崩中下血，诸邪毒气。令人有子。炼饵服之不老。久服增寿神仙。能化铁为铜成金银。一名毕石。生山谷。（《神农本草经·中品》）

石龙子，味咸，寒。主五癃，邪结气；破石淋，下血，利小便水道。一名蜥蜴。生川谷。（《神农本草经·中品》）

水萍（浮萍），味辛，寒。主暴热，身痒；下水气，胜酒，长须发，止消渴。久服轻身。一名水花。生池泽。（《神农本草经·中品》）

溲疏，味辛，寒。主身皮肤中热；除邪气，止遗溺。可作浴汤。生山谷及田野、故丘墟地。（《神农本草经·下品》）

天名精，味甘，寒。主瘀血，血瘕欲死；下血，止血，利小便。久服轻身耐老。一名麦句姜，一名蝦蟆兰，一名豕首。生川泽。（《神农本草经·上品》）

天鼠屎（夜明砂），味辛，寒。主面痈肿，皮肤洗洗时痛，腹中血气；破寒热积聚，除惊悸。一名鼠法，一名石肝。生山谷。（《神农本草经·下品》）

葶苈（葶苈子），味辛，寒。主癥瘕积聚，结气，饮食寒热；破坚逐邪，通利水道。一名大室，一名大适。生平泽及田野。（《神农本草经·下品》）

桐叶，味苦，寒。主恶蚀疮，著阴。皮，主五痔，杀三虫。花，主傅猪疮，饲猪肥大三倍。生山谷。（《神农本草经·下品》）

王瓜，味苦，寒。主消渴，内痹，瘀血，月闭，寒热酸疼；益气，愈聋。一名土瓜。生平泽。（《神农本草经·中品》）

卫矛，味苦，寒。主女子崩中下血，腹满，汗出；除邪，杀鬼毒、蛊

疰。一名鬼箭。生山谷。(《神农本草经·中品》)

乌韭，味甘，寒。主皮肤往来寒热，利小肠膀胱气。生山谷石上。(《神农本草经·下品》)

虾蟆（蛤蟆），味辛，寒。主邪气；破癥坚血，痈肿，阴疮。服之不患热病。生池泽。(《神农本草经·下品》)

芡实，味甘，寒。主青盲；明目，除邪，利大小便，去寒热。久服益气力，不饥轻身。一名马苋。生川泽。(《神农本草经·上品》)

消石，味苦，寒。主五脏积热，胃胀闭；涤去蓄结饮食，推陈致新，除邪气。炼之如膏，久服轻身。一名芒硝。生山谷。(《神农本草经·上品》)

蟹，味咸，寒。主胸中邪气热结痛，㖞僻，面肿败漆。烧之致鼠。生池泽。(《神农本草经·下品》)

牙子（狼牙），味苦，寒。主邪气热气，疥瘙，恶疡，疮，痔；去白虫。一名狼牙。生川谷。(《神农本草经·下品》)

羊桃，味苦，寒。主熛热身暴赤色，风水，积聚，恶疡；除小儿热。一名鬼桃，一名羊肠。生川谷。(《神农本草经·下品》)

羊蹄，味苦，寒。主头秃，疥瘙；除热，女子阴蚀。一名东方宿，一名连虫陆，一名鬼目。生川泽。(《神农本草经·下品》)

药实根，味辛，温。主邪气，诸痹疼酸；续绝伤，补骨髓。一名连木。生山谷。(《神农本草经·下品》)

淫羊藿，味辛，寒。主阴痿绝伤，茎中痛；利小便，益气力，强志。一名刚前。生山谷(《神农本草经·中品》)

禹余粮，味甘，寒。主咳逆，寒热烦满；下赤白，血闭癥瘕，大热。炼饵服之不饥，轻身延年。生池泽及山岛中。(《神农本草经·上品》)

泽泻，味甘，寒。主风寒湿痹，乳难；消水，养五脏，益气力，肥健。久服耳目聪明，不饥，延年轻身，面生光，能行水上。一名水泻，一名芒芋，一名鹄泻。生池泽。(《神农本草经·上品》)

蚱蝉，味咸，寒。主小儿惊痫，夜啼，癫病，寒热。生杨柳上。(《神农

本草经·中品》)

长石，味辛，寒。主身热，四肢寒厥；利小便，通血脉，明目，去翳眇，下三虫，杀蛊毒。久服不饥。一名方石。生山谷。（《神农本草经·中品》）

䗪虫（土鳖虫），味咸，寒。主心腹寒热洗洗，血积癥瘕；破坚，下血闭；生子尤良。一名地鳖。生川泽。（《神农本草经·下品》）

知母，味苦，寒。主消渴热中；除邪气，肢体浮肿，下水；补不足，益气。一名蚔母，一名连母，一名野蓼，一名地参，一名水参，一名水浚，一名货母，一名蝭母。生川谷。（《神农本草经·中品》）

枳实，味苦，寒。主大风在皮肤中如麻豆苦痒；除寒热结，止痢，长肌肉，利五脏，益气轻身。生川泽。（《神农本草经·中品》）

梓白皮，味苦，寒。主热，去三虫。叶，捣傅猪疮，饲猪肥大三倍。生山谷。（《神农本草经·下品》）

紫草，味苦，寒。主心腹邪气，五疸；补中益气，利九窍，通水道。一名紫丹，一名紫芙。生川谷。（《神农本草经·中品》）

紫参，味苦，辛寒。主心腹积聚，寒热邪气；通九窍，利大小便。一名牡蒙。生山谷。（《神农本草经·中品》）

三、微温

微温药包括巴戟天、白石英、别羁、芜蔚子、丹雄鸡、冬灰、杜若（竹叶莲）、黄芪、桔梗、蜜蜡（蜂蜡）、蛴螬、肉苁蓉、鲐鱼甲、乌贼鱼骨（海螵蛸）、菥蓂子、续断、阳起石、萤火、泽兰。

巴戟天，味辛，微温。主大风邪气，阴痿不起；强筋骨，安五脏，补中，增志，益气。生山谷。（《神农本草经·上品》）

白石英，味甘，微温。主消渴，阴痿不足，咳逆，胸膈间久寒；益气，除风湿痹。久服轻身长年。生山谷。（《神农本草经·上品》）

别羁，味苦，微温。主风寒湿痹，身重，四肢疼酸，寒邪气，历节痛。生川谷。(《神农本草经·下品》)

茺蔚子，味辛，微温。主明目，益精，除水气。久服轻身。茎，主瘾疹痒，可作浴汤。一名益母，一名益明，一名大札。生池泽。(《神农本草经·上品》)

丹雄鸡，味甘，微温。主女人崩中漏下，赤白沃；补虚，温中，止血，通神，杀毒辟不祥。头，主杀鬼，东门上者尤良。肪，主耳聋。肠，主遗溺。肶胵裹黄皮，主泄利。尿白，主消渴；伤寒寒热。黑雌鸡，主风寒湿痹；五缓六急；安胎。翮羽，主下血闭。(《神农本草经·中品》)

冬灰，味辛，微温。主黑子；去肬，息肉，疽蚀；疥瘙。一名藜灰。生川泽。(《神农本草经·下品》)

杜若（竹叶莲），味辛，微温。主胸胁下逆气；温中；风入脑户，头肿痛，多涕泪出。久服益精明目，轻身。一名杜蘅。生川泽。(《神农本草经·上品》)

黄芪，味甘，微温。主痈疽，久败疮；排脓止痛；大风，癞疾，五痔，鼠瘘；补虚；小儿百病。一名戴糁。生山谷。(《神农本草经·上品》)

桔梗，味辛，微温。主胸胁痛如刀刺，腹满肠鸣幽幽，惊恐，悸气。生山谷。(《神农本草经·下品》)

蜜蜡（蜂蜡），味甘，微温。主下痢脓血；补中，续绝伤；金疮。益气，不饥，耐老。生山谷。(《神农本草经·上品》)

蛴螬，味咸，微温。主恶血，血瘀，痹气；破折血在胁下坚满痛，月闭，目中淫肤，青翳白膜。一名蟦蛴。生平泽。(《神农本草经·下品》)

肉苁蓉，味甘，微温。主五劳七伤；补中，除茎中寒热痛，养五脏，强阴，益精气，多子；妇人癥瘕。久服轻身。生山谷。(《神农本草经·上品》)

鮀鱼甲，味辛，微温。主心腹癥瘕，伏坚，积聚，寒热，女子崩中，下血五色，小腹阴中相引痛，疮疥死肌。生池泽。(《神农本草经·中品》)

乌贼鱼骨（海螵蛸），味咸，微温。主女子漏下赤白经汁，血闭，阴蚀

肿痛，寒热，癥瘕，无子。生池泽。(《神农本草经·中品》)

菥蓂子，味辛，微温。主明目，目痛泪出；除痹，补五脏，益精光。久服轻身不老。一名蔑菥，一名大戢，一名马辛。生川泽及道旁。(《神农本草经·上品》)

续断，味苦，微温。主伤寒；补不足；金疮，痈伤，折跌；续筋骨；妇人乳难。久服益气力。一名龙豆，一名属折。生山谷。(《神农本草经·上品》)

阳起石，味咸，微温。主崩中漏下；破子脏中血，癥瘕结气，寒热，腹痛，无子，阴痿不起；补不足。一名白石。生山谷。(《神农本草经·中品》)

萤火，味辛，微温。主明目，小儿火疮，伤热气，蛊毒，鬼疰；通神精。一名夜光。生阶地、池泽。(《神农本草经·下品》)

泽兰，味苦，微温。主乳妇内衄，中风余疾，大腹水肿，身面、四肢浮肿，骨节中水，金疮，痈肿，疮脓。一名虎兰，一名龙枣。生大泽傍。(《神农本草经·中品》)

四、温

温性药包括巴豆、白垩、白头翁、白芷、彼子（榧子）、菖蒲、赤箭（天麻）、葱实、当归、发髲、防风、附子、干姜、干漆、藁本、钩吻、姑活、羖羊角、鬼臼、厚朴、虎掌、蒺藜子、假苏（荆芥）、橘柚、卷柏、菌桂（肉桂）、孔公孽、款冬花、蓼实、鹿茸、络石（络石藤）、麻黄、马陆、蔓椒（入地金牛）、莽草、麋脂、蘼芜、牡桂（肉桂）、牛角鰓、女菀、秦椒（花椒）、蕤核（蕤仁）、麝香、石灰、石硫黄（硫黄）、石钟乳、蜀椒（花椒）、鼠妇、薯蓣（山药）、术、松脂（松香）、天雄、豚卵、乌头、吴茱萸、蜈蚣、五加皮、五味子、菓耳实（苍耳子）、细辛、薤（薤白）、辛夷、杏核仁（杏仁）、芎䓖（川芎）、徐长卿、旋花、羊踯躅、衣鱼、茵芋、殷孽、营实、芫花、远志、云实、皂荚、紫石英、紫菀、紫芝。

巴豆，味辛，温。主伤寒，温疟寒热；破癥瘕结聚坚积，留饮痰癖，大腹水胀；荡涤五脏六腑，开通闭塞，利水谷道，去恶肉，除鬼毒、蛊疰物邪，杀虫鱼。一名巴椒。生川谷。（《神农本草经·下品》）

白垩，味苦，温。主女子寒热，癥瘕，月闭，积聚。生山谷。（《神农本草经·下品》）

白头翁，味苦，温。主温疟，易狂，寒热，癥瘕积聚，瘿气；逐血，止痛；金疮。一名野丈人，一名胡王使者。生山谷。（《神农本草经·下品》）

白芷，味辛，温。主女人漏下赤白，血闭，阴肿，寒热，风头侵目，泪出；长肌肤润泽，可作面脂。一名芳香。生川谷。（《神农本草经·中品》）

彼子（榧子），味甘，温。主腹中邪气；去三虫、蛇螫、蛊毒、鬼疰、伏尸。生山谷。（《神农本草经·下品》）

菖蒲，味辛，温。主风寒痹，咳逆上气；开心孔，补五脏，通九窍，明耳目，出音声。久服轻身，不忘，不迷惑，延年。一名昌阳。生池泽。（《神农本草经·上品》）

赤箭（天麻），味辛，温。主杀鬼精物，蛊毒恶气。久服益气力，长阴，肥健，轻身增年。一名离母，一名鬼督邮。生川谷。（《神农本草经·上品》）

葱实，味辛，温。主明目；补中不足。其茎，可作汤，主伤寒寒热，出汗；中风，面目肿。生平泽。（《神农本草经·中品》）

当归，味甘，温。主咳逆上气，温疟，寒热洗洗在皮肤中，妇人漏下、绝子，诸恶疮疡，金疮。煮饮之。一名乾归。生川谷。（《神农本草经·中品》）

发髲，味苦，温。主五癃，关格不通；利小便水道，疗小儿痫，大人痉。仍自还神化。（《神农本草经·中品》）

防风，味甘，温。主大风头眩痛，恶风，风邪目盲无所见，风行周身骨节疼痹，烦满。久服轻身。一名铜芸。生川泽。（《神农本草经·上品》）

附子，味辛，温。主风寒咳逆邪气；温中；金疮；破癥坚积聚，血瘕，寒湿，踒躄，拘挛，膝痛不能行步。生山谷。（《神农本草经·下品》）

干姜，味辛，温。主胸满，咳逆上气；温中止血，出汗，逐风湿痹；肠澼下痢。生者尤良。久服去臭气，通神明。生川谷。(《神农本草经·中品》)

干漆，味辛，温。主绝伤；补中，续筋骨，填髓脑，安五脏；五缓六急，风寒湿痹。生漆，去长虫。久服轻身耐老。生川谷。(《神农本草经·上品》)

藁本，味辛，温。主妇人疝瘕，阴中寒，肿痛，腹中急，除风头痛；长肌肤，悦颜色。一名鬼卿，一名地新。生山谷。(《神农本草经·中品》)

钩吻，味辛，温。主金疮，乳痓，中恶风，咳逆上气，水肿；杀鬼疰、蛊毒。一名野葛。生山谷。(《神农本草经·下品》)

姑活，味甘，温。主大风邪气，湿痹寒痛。久服轻身，益寿耐老。一名冬葵子。(《神农本草经·下品》)

羖羊角，味咸，温。主青盲；明目，杀疥虫，止寒泄，辟恶鬼、虎狼，止惊悸。久服安心，益气轻身。生川谷。(《神农本草经·中品》)

鬼臼，味辛，温。主杀蛊毒，鬼疰，精物；辟恶气，不祥，逐邪，解百毒。一名爵犀，一名马目毒公，一名九臼。生山谷。(《神农本草经·下品》)

厚朴，味苦，温。主中风、伤寒头痛，寒热，惊悸，气血痹，死肌；去三虫。生山谷。(《神农本草经·中品》)

虎掌，味苦，温。主心痛寒热，结气，积聚，伏梁，伤筋痿，拘缓；利水道。生山谷。(《神农本草经·下品》)

蒺藜子，味苦，温。主恶血；破癥结积聚，喉痹，乳难。久服长肌肉，明目，轻身。一名旁通，一名屈人，一名止行，一名犲羽，一名升推。生平泽，或道旁。(《神农本草经·上品》)

假苏(荆芥)，味辛，温。主寒热，鼠瘘，瘰疬，生疮；破结聚气，下瘀血，除湿痹。一名鼠蓂。生川泽。(《神农本草经·中品》)

橘柚，味辛，温。主胸中瘕热逆气；利水谷。久服去臭，下气，通神。一名橘皮。生川谷。(《神农本草经·上品》)

卷柏，味辛，温。主五脏邪气，女子阴中寒热痛，癥瘕，血闭，绝子。

久服轻身，和颜色。一名万岁。生山谷。（《神农本草经·上品》）

菌桂（肉桂），味辛，温。主百病。养精神，和颜色，为诸药先聘通使。久服轻身不老，面生光华，媚好，常如童子。生山谷。（《神农本草经·上品》）

孔公孽，味辛，温。主伤食不化，邪结气，恶疮，疽，瘘，痔；利九窍，下乳汁。生山谷。（《神农本草经·下品》）

款冬花，味辛，温。主咳逆上气，善喘，喉痹，诸惊痫，寒热邪气。一名橐吾，一名颗涷，一名虎须，一名菟奚。生山谷。（《神农本草经·中品》）

蓼实，味辛，温。主明目，温中，耐风寒，下水气；面目浮肿，痈疡。马蓼，去肠中蛭虫；轻身。生川泽。（《神农本草经·中品》

鹿茸，味甘，温。主漏下恶血，寒热，惊痫；益气强志，生齿，不老。角，主恶疮、痈肿；逐邪恶气；留血在阴中。（《神农本草经·中品》）

络石（络石藤），味苦，温。主风热，死肌，痈伤，口干舌焦，痈肿不消，喉舌肿，水浆不干。久服轻身明目，润泽好颜色，不老延年。一名石鲮。生川谷。（《神农本草经·上品》）

麻黄，味苦，温。主中风、伤寒头痛，温疟；发表出汗，去邪热气，止咳逆上气，除寒热，破癥坚积聚。一名龙沙。生山谷。（《神农本草经·中品》）

马陆，味辛，温。主腹中大坚癥；破积聚，息肉，恶疮，白秃。一名百足。生川谷。（《神农本草经·下品》）

蔓椒（入地金牛），味苦，温。主风寒湿痹，历节疼；除四肢厥气，膝痛。一名家椒。生川谷及丘冢间。（《神农本草经·下品》）

莽草，味辛，温。主风头，痈肿，乳肿、疝瘕；除结气，疥瘙；杀虫鱼。生山谷。（《神农本草经·下品》）

麋脂，味辛，温。主痈肿，恶疮，死肌，寒风湿痹，四肢拘缓不收，风头肿气；通腠理。一名官脂。生山谷。（《神农本草经·下品》）

蘪芜，味辛，温。主咳逆；定惊气，辟邪恶，除蛊毒，鬼疰，去三虫。

久服通神。一名薇芜。生川泽。(《神农本草经·上品》)

牡桂(肉桂)，味辛，温。主上气咳逆，结气，喉痹，吐吸；利关节，补中益气。久服通神，轻身不老。生山谷。(《神农本草经·上品》)

牛角䚡，味苦，温。下闭血，瘀血；疼痛，女人带下血。髓，补中填骨髓。久服增年。胆，治惊；寒热。可丸药。(《神农本草经·中品》)

女菀，味辛，温。主风寒洗洗，霍乱，泄痢，肠鸣上下无常处，惊痫，寒热百疾。生山谷或山阳。(《神农本草经·中品》)

秦椒(花椒)，味辛，温。主风邪气；温中，除寒痹，坚齿发，明目。久服轻身，好颜色，耐老增年，通神。生川谷。(《神农本草经·中品》)

蕤核(蕤仁)，味甘，温。主心腹邪结气；明目，目赤痛伤泪出。久服轻身，益气不饥。生川谷。(《神农本草经·上品》)

麝香，味辛，温。主辟恶气，杀鬼精物；温疟，蛊毒，痫痉；去三虫。久服除邪，不梦寤魇寐。生川谷。(《神农本草经·上品》)

石灰，味辛，温。主疽、疡、疥、瘙，热气恶疮，癞疾，死肌，堕眉；杀痔虫，去黑子、息肉。一名恶灰。生山谷。(《神农本草经·下品》)

石硫黄(硫黄)，味酸，温，有毒。主妇人阴蚀，疽，痔，恶血；坚筋骨；除头秃；能化金、银、铜、铁奇物。生山谷。(《神农本草经·中品》)

石钟乳，味甘，温。主咳逆上气；明目，益精，安五脏，通百节，利九窍，下乳汁。一名留公乳。生山谷。(《神农本草经·上品》)

蜀椒(花椒)，味辛，温。主邪气，咳逆；温中，逐骨节皮肤死肌、寒湿痹痛，下气。久服之，头不白，轻身增年。生川谷。(《神农本草经·下品》)

鼠妇，味酸，温。主气癃不得小便，女人月闭，血瘕，痫痉，寒热；利水道。一名眉蟠，一名蚳蜮。生平谷。(《神农本草经·下品》)

薯蓣(山药)，味甘，温。主伤中；补虚羸，除寒热邪气，补中，益气力，长肌肉。久服耳目聪明，轻身，不饥，延年。一名山芋。生山谷。(《神农本草经·上品》)

术，味苦，温。主风寒湿痹，死肌，痉，疸；止汗，除热，消食。作煎饵。久服轻身延年，不饥。一名山蓟。生山谷。（《神农本草经·上品》）

松脂（松香），味苦，温。主痈、疽、恶疮、头疡、白秃、疥瘙风气；安五脏，除热。久服轻身。不老延年。一名松膏，一名松肪。生山谷。（《神农本草经·上品》）

天雄，味辛，温。主大风，寒湿痹，历节痛，拘挛，缓急；破积聚，邪气，金疮；强筋骨，轻身健行。一名白幕。生山谷。（《神农本草经·下品》）

豚卵，味甘，温。主惊，痫，癫疾，鬼疰，蛊毒；除寒热，奔豚，五癃，邪气挛缩。一名豚颠。悬蹄，主五痔；伏热在肠；肠痈；内蚀。（《神农本草经·下品》）

乌头，味辛，温。主中风，恶风洗洗，出汗；除寒湿痹，咳逆上气；破积聚，寒热。其汁煎之，名射罔，杀禽兽。一名奚毒，一名即子，一名乌喙。生山谷。（《神农本草经·下品》）

吴茱萸，味辛，温。主温中，下气，止痛；咳逆，寒热；除湿，血痹；逐风邪，开腠理。根，杀三虫。一名藙。生川谷。（《神农本草经·中品》）

蜈蚣，味辛，温。主鬼疰，蛊毒；噉诸蛇、虫、鱼毒；杀鬼物老精；温疟；去三虫。生川谷。（《神农本草经·下品》）

五加皮，味辛，温。主心腹疝气，腹痛；益气，疗躄；小儿不能行，疽疮，阴蚀。一名豺漆。（《神农本草经·中品》）

五味子，味酸，温。主益气，咳逆上气，劳伤羸瘦；补不足，强阴，益男子精。一名会及。生山谷。（《神农本草经·上品》）

菜耳实（苍耳子），味甘，温。主风头寒痛，风湿周痹，四肢拘挛痛，恶肉死肌。久服益气，耳目聪明，强志，轻身。一名胡菜，一名地葵。生川谷。（《神农本草经·中品》）

细辛，味辛，温。主咳逆，头痛脑动，百节拘挛，风湿痹痛，死肌。久服明目、利九窍，轻身长年。一名小辛。生川谷。（《神农本草经·上品》）

薤（薤白），味辛，温。主金疮疮败；轻身不饥，耐老。生平泽。（《神

农本草经·中品》)

辛夷，味辛，温。主五脏、身体寒热，风头脑痛，面䵟。久服下气，轻身，明目，增年耐老。一名辛矧，一名侯桃，一名房木。生川谷。(《神农本草经·上品》)

杏核仁（杏仁），味甘，温。主咳逆上气，雷鸣，喉痹；下气，产乳，金疮，寒心奔豚。生川谷。(《神农本草经·下品》)

芎䓖（川芎），味辛，温。主中风入脑，头痛，寒痹，筋挛缓急，金疮，妇人血闭，无子。生川谷。(《神农本草经·上品》)

徐长卿，味辛，温。主鬼物百精，蛊毒，疫疾，邪恶气，温疟。久服强悍，轻身。一名鬼督邮。生山谷。(《神农本草经·上品》)

旋花，味甘，温。主益气；去面䵟黑色，媚好。其根，味辛，主腹中寒热邪气，利小便。久服不饥，轻身。一名筋根华，一名金沸。生平泽。(《神农本草经·上品》)

羊踯躅，味辛，温。主贼风在皮肤中，淫淫痛，温疟，恶毒，诸痹。生川谷。(《神农本草经·下品》)

衣鱼，味咸，温。主妇人疝瘕，小便不利，小儿中风。项强背起，摩之。一名白鱼。生平泽。(《神农本草经·下品》)

茵芋，味苦，温。主五脏邪气，心腹寒热，羸瘦如疟状，发作有时，诸关节风湿痹痛。生川谷。(《神农本草经·下品》)

殷孽，味辛，温。主烂伤瘀血，泄痢寒热，鼠瘘，癥瘕，结气。一名姜石。生山谷。(《神农本草经·下品》)

营实，味酸，温。主痈疽，恶疮，结肉，跌筋，败疮，热气，阴蚀不瘳；利关节。一名墙薇，一名墙麻，一名牛棘。生川谷。(《神农本草经·中品》)

芫花，味辛，温。主咳逆上气，喉鸣，喘，咽肿，短气，蛊毒、鬼疟，疝瘕，痈肿；杀虫鱼。一名去水。生川谷。(《神农本草经·下品》)

远志，味苦，温。主咳逆伤中；补不足，除邪气，利九窍，益智慧；耳

目聪明，不忘，强志倍力。久服轻身不老。叶，名小草，一名棘菀，一名葽绕，一名细草。生川谷。（《神农本草经·上品》）

云实，味辛，温。主泄痢肠澼；杀虫、蛊毒，去邪恶、结气，止痛，除寒热。花，主见鬼精物。多食令人狂走。久服轻身，通神明。生川谷。（《神农本草经·上品》）

皂荚，味辛、咸，温。主风痹，死肌，邪气，风头，泪出；利九窍，杀精物。生川谷。（《神农本草经·下品》）

紫石英，味甘，温。主心腹咳逆邪气；补不足，女子风寒在子宫，绝孕十年无子。久服温中，轻身延年。生山谷。（《神农本草经·上品》）

紫苑，味苦，温。主咳逆上气，胸中寒热结气；去蛊毒，痿蹷；安五脏。生山谷。（《神农本草经·中品》）

紫芝，味甘，温。主耳聋；利关节，保神益精，坚筋骨，好颜色。久服轻身不老延年。一名木芝。生山谷。（《神农本草经·上品》）

五、平

平性药包括阿胶、白瓜子（冬瓜子）、白蒿、白及、白僵蚕（僵蚕）、白胶（鹿角胶）、白敛、白马茎（白马阴茎）、白青、白兔藿、白薇、白芝、百合、柏实（柏子仁）、败酱（败酱草）、半夏、贝母、草薢、萹蓄、扁青、鳖甲、赤芝、樗鸡、茈胡（柴胡）、雌黄、大豆黄卷、大枣、兰草（钓兰）、独活、杜仲、防己、飞廉、蜂子、茯苓、肤青、伏翼、腐婢、甘草、葛根、狗脊、藋菌、龟甲、海蛤、合欢、黑芝、胡麻（脂麻）、淮木、黄环、黄芩、黄芝、茴草、景天、鞠华（菊花）、决明子、狼毒、蠡实、连翘、六畜毛蹄甲、龙骨、龙眼、鹿藿、露蜂房、麻蕡、麦门冬、梅实（乌梅）、牡狗阴茎（狗鞭）、牡蛎、木虻（木虻）、牛黄、女青、女萎（葳蕤）、女贞实（女贞子）、藕实茎（藕节）、蓬藟（覆盆子）、葡萄、蒲黄、鸡头实（芡实）、秦艽、青琅玕、青芝、雀瓮、芫花、桑上寄生（桑寄生）、桑螵蛸、山茱萸、商陆、芍药、蛇床子、蛇蜕、射干、蓍实、石斛、石龙芮、石蜜（蜂蜜）、石韦、石下长卿、蜀漆、水蛭、松萝、酸浆、酸枣仁、太一余粮、桃核仁（桃仁）、天门冬、铁精、铁落（生铁落）、通草、菟丝子、王不留行、王孙、薇衔、蝟皮（刺猬皮）、芜荑、五色石脂、香蒲、雄黄、燕屎、茵陈蒿、榆皮（榆白皮）、玉泉、郁核（郁李仁）、鸢尾、云母、猪苓、竹叶。

阿胶，味甘，平。主心腹内崩，劳极洒洒如疟状，腰腹痛，四肢酸疼，女子下血；安胎。久服轻身益气。一名傅致胶。（《神农本草经·上品》）

白瓜子（冬瓜子），味甘，平。主令人悦泽，好颜色；益气，不饥。久服轻身耐老。一名水芝。生平泽。（《神农本草经·上品》）

白蒿，味甘，平。主五脏邪气，风寒湿痹；补中益气，长毛发令黑，疗心悬，少食常饥。久服轻身，耳目聪明不老。生川泽。（《神农本草经·上品》）

白及，味苦，平。主痈肿、恶疮、败疽、伤阴死肌，胃中邪气，贼风鬼击，痱缓不收。一名甘根，一名连及草。生川谷。（《神农本草经·下品》）

白僵蚕（僵蚕），味咸，平。主小儿惊痫，夜啼；去三虫，灭黑䵟，令人面色好；男子阴疡病。生平泽。（《神农本草经·中品》）

白胶（鹿角胶），味甘，平。主伤中，劳绝腰痛，羸瘦；补中益气；妇人血闭，无子；止痛安胎。久服轻身延年。一名鹿角胶。（《神农本草经·上品》）

白敛，味苦，平。主痈肿、疽、疮；散结气，止痛，除热；目中赤，小儿惊痫，温疟，女子阴中肿痛。一名菟核，一名白草。生山谷。（《神农本草经·下品》）

白马茎（白马阴茎），味咸，平。主伤中脉绝，阴不足，强志益气，长肌肉，肥健生子。眼，主惊痫，腹满，疟疾。当杀用之。悬蹄，主惊邪，瘈疭，乳难；辟恶气鬼毒，蛊疰不祥。生平泽。（《神农本草经·中品》）

白青，味甘，平。主明目；利九窍，耳聋，心下邪气；令人吐，杀诸

毒、三虫。久服通神明，轻身，延年不老。生山谷。(《神农本草经·中品》)

白兔藿，味苦，平。主蛇虺，蜂，虿，猘狗，菜肉，蛊毒，鬼疰。一名白葛。生山谷。(《神农本草经·中品》)

白薇，味苦，平。主暴中风，身热肢满，忽忽不知人，狂惑，邪气寒热酸疼，温疟洗洗发作有时。生川谷。(《神农本草经·中品》)

白芝，味辛，平。主咳逆上气；益肺气，通利口鼻，强志意勇悍，安魄。久食轻身不老，延年神仙。一名玉芝。生山谷。(《神农本草经·上品》)

百合，味甘，平。主邪气腹胀，心痛；利大小便，补中益气。生川谷。(《神农本草经·中品》)

柏实（柏子仁），味甘，平。主惊悸；安五脏，益气，除风湿痹。久服令人润泽美色，耳目聪明，不饥不老，轻身延年。生山谷。(《神农本草经·上品》)

败酱（败酱草），味苦，平。主暴热，火疮赤气，疥瘙，疽，痔，马鞍热气。一名鹿肠。生山谷。(《神农本草经·中品》)

半夏，味辛，平。主伤寒，寒热心下坚；下气，喉咽肿痛，头眩，胸胀，咳逆，肠鸣；止汗。一名地文，一名水玉。生川谷。(《神农本草经·下品》)

贝母，味辛，平。主伤寒烦热，淋沥邪气，疝瘕，喉痹，乳难，金疮风痉。一名空草。(《神农本草经·中品》)

萆薢，味苦，平。主腰脊痛；强骨节，风寒湿周痹，恶疮不瘳，热气。生山谷。(《神农本草经·中品》)

萹蓄，味苦，平。主浸淫、疥瘙、疽、痔，杀三虫。一名萹竹。(《神农本草经·下品》)

扁青，味甘，平。主目痛；明目；折跌，痈肿，金疮不瘳；破积聚，解毒气，利精神。久服轻身不老。生山谷。(《神农本草经·中品》)

鳖甲，味咸，平。主心腹癥瘕，坚积，寒热；去痞、息肉、阴蚀、痔、恶肉。生池泽。(《神农本草经·中品》)

赤芝，味苦，平。主胸中结；益心气，补中，增智慧不忘。久食轻身不老，延年神仙。一名丹芝。生山谷。（《神农本草经·上品》）

樗鸡，味苦，平。主心腹邪气，阴痿；益精，强志，生子，好色；补中轻身。生川谷。（《神农本草经·下品》）

茈胡（柴胡），味苦，平。主心腹肠胃中结气，饮食积聚，寒热邪气；推陈致新。久服轻身、明目、益精。一名地熏。生川谷。（《神农本草经·中品》）

雌黄，味辛，平。主恶疮，头秃，痂疥；杀毒虫虱，身痒，邪气诸毒。炼之久服轻身，增年不老。生山谷。（《神农本草经·中品》）

大豆黄卷，味甘，平。主湿痹，筋挛膝痛。生大豆，涂痈肿；煮汁饮，杀鬼毒，止痛。生平泽。（《神农本草经·下品》）

大枣，味甘，平。主心腹邪气；安中养脾助十二经，平胃气，通九窍，补少气、少津液，身中不足，大惊，四肢重；和百药。久服轻身长年。叶，覆麻黄能令出汗。生平泽。（《神农本草经·上品》）

兰草（钓兰），味辛，平。主利水道，杀蛊毒，辟不祥。久服益气、轻身、不老、通神明。一名水香。生池泽。（《神农本草经·上品》）

独活，味苦，平。主风寒所击，金疮；止痛；奔豚，痫痓，女子疝瘕。久服轻身耐老。一名羌活，一名羌青，一名扩羌使者。生川谷。（《神农本草经·上品》）

杜仲，味辛，平。主腰脊痛；补中益精气，坚筋骨，强志，除阴下痒湿、小便余沥。久服轻身，耐老。一名思仙。生山谷。（《神农本草经·上品》）

防己，味辛，平。主风寒温疟，热气诸痫；除邪，利大小便。一名解离。生川谷。（《神农本草经·中品》）

飞廉，味苦，平。主骨节热，胫重酸痛。久服令人身轻。一名飞轻。生川泽。（《神农本草经·上品》）

蜂子，味甘，平。主风头；除蛊毒，补虚羸伤中。久服令人光泽，好颜

色，不老。大黄蜂子，主心腹胀满痛；轻身益气。土蜂子，主痈肿。一名蜚零。生山谷。（《神农本草经·上品》）

茯苓，味甘，平。主胸胁逆气，忧恚，惊邪恐悸，心下结痛，咳逆，口焦舌干。利小便。久服安魂养神，不饥，延年。一名茯菟。生山谷。（《神农本草经·上品》）

肤青，味辛，平。主虫毒及蛇、菜、肉诸毒，恶疮。生川谷。（《神农本草经·中品》）

伏翼，味咸，平。主目瞑，明目，夜视有精光。久服令人熹乐，媚好；无忧。一名蝙蝠。生川谷。（《神农本草经·下品》）

腐婢，味辛，平。主痎疟，寒热邪气，泄利，阴不起，病酒头痛。（《神农本草经·下品》）

甘草，味甘，平。主五脏六腑寒热邪气；坚筋骨，长肌肉，倍力；金疮肿；解毒。久服轻身、延年。生川谷。（《神农本草经·上品》）

葛根，味甘，平。主消渴，身大热，呕吐，诸痹；起阴气，解诸毒。葛谷，主下痢十岁已上。一名鸡齐根。生川谷。（《神农本草经·中品》）

狗脊，味苦，平。主腰背强，机关缓急，周痹，寒湿膝痛。颇利老人。一名百枝。生川谷。（《神农本草经·中品》）

藋菌，味咸，平。主心痛；温中，去长虫、白疭、蛲虫、蛇螫毒、癥瘕、诸虫。一名藋芦。生池泽。（《神农本草经·下品》）

龟甲，味咸，平。主漏下赤白，破癥瘕；痎疟，五痔，阴蚀，湿痹，四肢重弱，小儿囟不合。久服轻身，不饥。一名神屋。生池泽。（《神农本草经·上品》）

海蛤，味苦，平。主咳逆，上气喘息，烦满，胸痛寒热。一名魁蛤。生池泽。（《神农本草经·中品》）

合欢，味甘，平。主安五脏，利心志，令人欢乐无忧。久服轻身，明目，得所欲。生山谷。（《神农本草经·中品》）

黑芝，味咸，平。主癃；利水道，益肾气，通九窍，聪察。久食轻身不

老，延年神仙。一名玄芝。生山谷。(《神农本草经·上品》)

胡麻（脂麻），味甘，平。主伤中虚羸；补五内，益气力，长肌肉，填髓脑。久服轻身不老。一名巨胜。生川泽。叶名青蘘。青蘘，味甘，寒。主五脏邪气，风寒湿痹；益气，补脑髓，坚筋骨。久服耳目聪明，不饥不老增寿，巨胜苗也。(《神农本草经·上品》)

淮木，味苦，平。主久咳上气，伤中，虚羸，女子阴蚀，漏下赤白沃。一名百岁城中木。生平泽。(《神农本草经·下品》)

黄环，味苦，平。主蛊毒、鬼注、鬼魅、邪气在脏中；除咳逆，寒热。一名凌泉，一名大就。生山谷。(《神农本草经·下品》)

黄芩，味苦，平。主诸热，黄疸，肠澼泄痢；逐水，下血闭，恶疮疽蚀，火疡。一名腐肠。生川谷。(《神农本草经·中品》)

黄芝，味甘，平。主心腹五邪；益脾气，安神忠信和乐；久食轻身不老，延年神仙。一名金芝。生山谷。(《神农本草经·上品》)

茛草，味苦，平。主久咳，上气喘逆，久寒惊悸，痂疥，白秃，疡气；杀皮肤小虫。生川谷。(《神农本草经·下品》)

景天，味苦，平，主大热，火疮，身热，烦，邪恶气。花，主女人漏下赤白；轻身，明目。一名戒火，一名慎火。生川谷。(《神农本草经·上品》)

鞠华（菊花），味苦，平。主诸风，头眩，肿痛，目欲脱，泪出，皮肤死肌，恶风湿痹。久服利血气，轻身耐老，延年。一名节华。生川泽及田野。(《神农本草经·上品》)

决明子，味咸，平。主青盲，目淫肤赤白膜，眼赤痛、泪出。久服益精光，轻身。生川泽。(《神农本草经·上品》)

狼毒，味辛，平。主咳逆上气；破积聚；饮食寒热，水气，恶疮，鼠瘘，疽蚀，鬼精蛊毒。杀飞鸟走兽。一名续毒。生山谷。(《神农本草经·下品》)

蠡实，味甘，平。主皮肤寒热，胃中热气，风寒湿痹；坚筋骨；令人嗜食。久服轻身。花、叶，去白虫。一名剧草，一名三坚，一名豕首。生川

谷。(《神农本草经·中品》)

连翘，味苦，平。主寒热，鼠瘘，瘰疬，痈肿，恶疮，瘿瘤，结热，蛊毒。一名异翘，一名兰华，一名折根，一名轵，一名三廉。生山谷。(《神农本草经·下品》)

六畜毛蹄甲，味咸，平。主鬼疰，蛊毒，寒热，惊痫，癫痓狂走。骆驼毛尤良。(《神农本草经·下品》)

龙骨，味甘，平。主心腹鬼疰，精物老魅，咳逆，泄痢脓血，女子漏下，癥瘕，坚结，小儿热气惊痫。龙齿，主小儿、大人惊痫，癫疾狂走；心下结气，不能喘息，诸痓；杀精物。久服轻身，通神明，延年。生川谷。(《神农本草经·上品》)

龙眼，味甘，平。主五脏邪气；安志，厌食。久服强魂聪明，轻身不老，通神明。一名益智。生山谷。(《神农本草经·中品》)

鹿藿，味苦，平。主蛊毒，女子腰腹痛不乐，肠痈，瘰疬，疡气。生山谷。(《神农本草经·下品》)

露蜂房，味苦，平。主惊痫，瘈疭，寒热邪气，癫疾，鬼精，蛊毒，肠痔。火熬之良。一名蜂肠。生川谷。(《神农本草经·中品》)

麻蕡，味辛，平。主五劳七伤；利五脏，下血寒气。多食令见鬼狂走，久服通神明轻身。一名麻勃。麻子（火麻仁），味甘，平。主补中益气。久服肥健，不老神仙。生川谷。(《神农本草经·上品》)

麦门冬，味甘，平。主心腹结气，伤中，伤饱，胃络脉绝，羸瘦短气。久服轻身，不老，不饥。生川谷及堤坡。(《神农本草经·上品》)

梅实（乌梅），味酸，平。主下气，除热烦满；安心；肢体痛，偏枯不仁，死肌；去青黑痣、恶肉。生川谷。(《神农本草经·中品》)

牡狗阴茎（狗鞭），味咸，平。主伤中，阴痿不起；令强热大，生子；除女子带下十二疾。一名狗精。胆，主明目。(《神农本草经·中品》)

牡蛎，味咸，平。主伤寒寒热，温疟洒洒，惊恚怒气；除拘缓，鼠瘘，女子带下赤白。久服，强骨节；杀邪鬼；延年。一名蛎蛤。生池泽。(《神农

本草经·上品》）

木虻（木虻），味苦，平。主目赤痛，眦伤泪出，瘀血，血闭，寒热；酸嘶；无子。一名魂常。生川泽。（《神农本草经·下品》）

牛黄，味苦，平。主惊痫，寒热，热盛狂痓；除邪逐鬼。生平泽。（《神农本草经·中品》）

女青，味辛，平。主蛊毒；逐邪恶气，杀鬼温疟，辟不祥。一名雀瓢，生山谷。（《神农本草经·下品》）

女萎（葳蕤），味甘，平。主中风，暴热不能动摇，跌筋，结肉，诸不足。久服，去面黑皯，好颜色，润泽，轻身，不老。一名左眄。生川谷。（《神农本草经·上品》）

女贞实（女贞子），味苦，平。主补中，安五脏，养精神，除百疾。久服肥健，轻身不老。生山谷。（《神农本草经·上品》）

藕实茎（藕节），味甘，平。主补中、养神、益气力，除百疾。久服轻身，耐老，不饥，延年。一名水芝丹。生池泽。（《神农本草经·上品》）

蓬蘽（覆盆子），味酸，平。主安五脏，益精气，长阴令坚，强志，倍力，有子。久服轻身不老。一名覆盆。生平泽。（《神农本草经·上品》）

葡萄，味甘，平。主筋骨湿痹；益气倍力，强志，令人肥健，耐饥；忍风寒。久食轻身；不老延年。可作酒。生山谷。（《神农本草经·上品》）

蒲黄，味甘，平。主心、腹、膀胱寒热；利小便，止血，消瘀血。久服轻身，益气力，延年神仙。生池泽。（《神农本草经·上品》）

鸡头实（芡实），味甘，平。主湿痹腰脊膝痛；补中，除暴疾，益精气，强志，令耳目聪明。久服轻身不饥，耐老神仙。一名雁喙实。生池泽。（《神农本草经·上品》）

秦艽，味苦，平。主寒热邪气，寒湿风痹，肢节痛；下水，利小便。生川谷。（《神农本草经·中品》）

青琅玕，味辛，平。主身痒，火疮，痈伤，疥瘙，死肌。一名石珠。生平泽。（《神农本草经·下品》）

青芝，味酸，平。主明目，补肝气，安精魂；仁恕。久食轻身不老，延年神仙。一名龙芝。生山谷。(《神农本草经·上品》)

雀瓮，味甘，平。主小儿惊痫，寒热，结气，蛊毒，鬼疰。一名躁舍。生树枝间。(《神农本草经·下品》)

莞花，味苦，平，寒。主伤寒，温疟；下十二水，破积聚、大坚、癥瘕，荡涤肠胃中留癖饮食、寒热邪气，利水道。生川谷。(《神农本草经·下品》)

桑上寄生（桑寄生），味苦，平。主腰痛，小儿背强，痈肿；安胎，充肌肤，坚发齿，长须眉。其实，明目，轻身通神。一名寄屑，一名寓木，一名宛童。生川谷。(《神农本草经·上品》)

桑螵蛸，味咸，平。主伤中，疝瘕，阴痿；益精生子；女子血闭腰痛；通五淋，利小便水道。一名蚀肬。生桑枝上，采蒸之。(《神农本草经·上品》)

山茱萸，味酸，平。主心下邪气，寒热；温中，逐寒湿痹；去三虫。久服轻身。一名蜀枣。生川谷。(《神农本草经·中品》)

商陆，味辛，平。主水胀，疝瘕，痹；熨除痈肿，杀鬼精物。一名葛根，一名夜呼。生川谷。(《神农本草经·下品》)

芍药，味苦，平。主邪气腹痛；除血痹，破坚积、寒热，疝瘕，止痛，利小便，益气。生川谷及丘陵。(《神农本草经·中品》)

蛇床子，味苦，平。主妇人阴中肿痛，男子阴痿，湿痒；除痹气；利关节，癫痫，恶疮。久服轻身。一名蛇米。生川谷及田野。(《神农本草经·上品》)

蛇蜕，味咸，平。主小儿百二十种惊痫，瘛疭，癫疾，寒热，肠痔，虫毒，蛇痫。火熬之良。一名龙子衣，一名蛇符，一名龙子单衣，一名弓皮。生川谷及田野。(《神农本草经·下品》)

射干，味苦，平。主咳逆上气，喉闭，咽痛，不得消息；散结气，腹中邪逆，食饮大热。一名乌扇，一名乌蒲。生川谷。(《神农本草经·下品》)

菁实，味苦，平。主益气，充肌肤，明目，聪慧先知。久服不饥；不老

轻身。生山谷。(《神农本草经·上品》)

石斛，味甘，平。主伤中；除痹下气，补五脏虚劳羸瘦，强阴。久服厚肠胃；轻身延年。一名林兰。生山谷。(《神农本草经·上品》)

石龙芮，味苦，平。主风寒湿痹，心腹邪气；利关节，止烦满。久服轻身明目，不老。一名鲁果能，一名地椹。生川泽石边。(《神农本草经·中品》)

石蜜（蜂蜜），味甘，平。主心腹邪气，诸惊痫痓；安五脏诸不足，益气补中，止痛解毒，除众病，和百药。久服强志，轻身不饥不老。一名石饴。生山谷。(《神农本草经·上品》)

石韦，味苦，平。主劳热邪气，五癃闭不通，利小便水道。一名石䤰。生山谷石上。(《神农本草经·中品》)

石下长卿，味咸，平。主鬼疰，精物邪恶气；杀百精，蛊毒，老魅注易，亡走，啼哭悲伤，恍惚。一名徐长卿。生池泽、山谷。(《神农本草经·下品》)

蜀漆，味辛，平。主疟及咳逆寒热，腹中癥坚，痞结，积聚，邪气，蛊毒，鬼疰。生川谷。(《神农本草经·下品》)

水蛭，味咸，平。主逐恶血，瘀血，月闭；破血瘕积聚；无子；利水道。生池泽。(《神农本草经·下品》)

松萝，味苦，平。主瞋怒，邪气；止虚汗，头风，女子阴寒肿痛。一名女萝。生川谷。(《神农本草经·中品》)

酸浆，味酸，平。主热烦满；定志益气，利水道。产难，吞其实立产。一名醋浆。生川泽。(《神农本草经·中品》)

酸枣仁，味酸，平。主心腹寒热，邪结气聚，四肢酸疼湿痹。久服安五脏，轻身延年。生川泽。(《神农本草经·上品》)

太一余粮，味甘，平。主咳逆上气，癥瘕，血闭，漏下；除邪气。久服耐寒暑，不饥，轻身飞行千里神仙，一名石脑。生山谷。(《神农本草经·上品》)

桃核仁（桃仁），味苦，平。主瘀血，血闭，癥瘕，邪气；杀小虫。桃花，杀疰恶鬼，令人好颜色。桃凫，微温。主杀百鬼精物。桃毛，主下血瘕寒热，积聚，无子。桃蠹，杀鬼邪恶不祥。生川谷。（《神农本草经·下品》）

天门冬，味苦，平。主诸暴风湿偏痹；强骨髓，杀三虫，去伏尸。久服轻身益气延年。一名颠勒。生山谷。（《神农本草经·上品》）

铁精，味平，主明目，化铜。（《神农本草经·中品》）

铁落（生铁落），味辛，平。主风热，恶疮，疡疽，疮痂，疥气在皮肤中。（《神农本草经·中品》）

通草，味辛，平。主去恶虫，除脾胃寒热，通利九窍、血脉关节；令人不忘。一名附支。生山谷。（《神农本草经·中品》）

菟丝子，味辛，平。主续绝伤；补不足，益气力，肥健人；汁去面䵟。久服明目，轻身延年。一名菟芦。生川泽。（《神农本草经·上品》）

王不留行，味苦，平。主金疮；止血，逐痛，出刺，除风痹内寒。久服轻身耐老增寿。生山谷。（《神农本草经·上品》）

王孙，味苦，平。主五脏邪气，寒湿痹，四肢疼痛，膝冷痛。生川谷。（《神农本草经·中品》）

薇衔，味苦，平。主风湿痹，历节痛，惊痫，吐舌，悸气，贼风，鼠瘘，痈肿。一名麋衔。生川泽。（《神农本草经·中品》）

猬皮（刺猬皮），味苦，平。主五痔，阴蚀，下血赤白五色，血汁不止，阴肿痛引腰背。酒煮杀之。生川谷。（《神农本草经·中品》）

芜荑，味辛，平。主五内邪气；散皮肤、骨节中淫淫温行毒，去三虫，化食。一名无姑，一名蕨瑭。生川谷。（《神农本草经·中品》）

五色石脂，青石、赤石、黄石、白石、黑石脂等味甘，平。主黄疸，泄利，肠澼脓血，阴蚀，下血赤白，邪气痈肿，疽，痔，恶疮，头疡，疥瘙。久服补髓益气，肥健不饥，轻身延年。五石脂各随五色补五脏。生山谷中。（《神农本草经·上品》）

香蒲，味甘，平。主五脏，心下邪气，口中烂臭；坚齿，明目，聪耳。

久服轻身耐老。一名睢。生池泽。(《神农本草经·上品》)

雄黄，味苦，平。主寒热鼠瘘、恶疮、疽、痔、死肌；杀精物，恶鬼，邪气，百虫毒；胜五兵。炼食之，轻身神仙。一名黄金石。生山谷。(《神农本草经·中品》)

燕屎，味辛，平。主蛊毒、鬼疰；逐不祥邪气，破五癃，利小便。生平谷。(《神农本草经·下品》)

茵陈蒿，味苦，平。主风湿、寒热邪气，热结，黄疸。久服轻身益气，耐老。生丘陵坡岸上。(《神农本草经·上品》)

榆皮（榆白皮），味甘，平。主大小便不通；利水道，除邪气。久服轻身不饥，其实尤良。一名零榆。生山谷。(《神农本草经·上品》)

玉泉，味甘，平。主五脏百病。柔筋强骨，安魂魄，长肌肉，益气。久服耐寒，不饥渴，不老神仙。人临死服五斤，死三年色不变。一名玉札。生山谷。(《神农本草经·上品》)

郁核（郁李仁），味酸，平。主大腹水肿，面目、四肢浮肿；利小便水道。根，主齿断肿、龋齿；坚齿。一名爵李。生高山、川谷及丘陵上。(《神农本草经·下品》)

鸢尾，味苦，平。主蛊毒邪气，鬼疰诸毒；破癥瘕积聚，去水，下三虫。生山谷。(《神农本草经·下品》)

云母，味甘，平。主身皮死肌，中风寒热，如在车船上；除邪气，安五脏，益子精，明目。久服轻身延年。一名云珠，一名云华，一名云英，一名云液，一名云砂，一名磷石。生山谷。(《神农本草经·上品》)

猪苓，味甘，平。主痎疟；解毒；蛊疰不祥；利水道。久服轻身耐老。一名猳猪屎。生山谷。(《神农本草经·中品》)

竹叶，味苦，平。主咳逆上气，溢筋急，恶疡；杀小虫。根，作汤，益气止渴，补虚下气。汁，主风痉。实，通神明，益气。(《神农本草经·中品》)

第二章　功效

　　《神农本草经》是第一部本草专著，总结远古至汉代中华民族的临床用药经验，将本草功效归纳为补虚、补五脏、补气／益气、益精、补髓、长阴、益肺气、补中、补肝气、补肾气、起阴气、安五脏、温中、出汗、开通腠理、止咳、利窍、安神、养神、安心、定惊、强志、令人悦、通神、益智、通脉、消食、解酒、止唾、祛胃中邪、荡涤肠胃、止泄、通大便、通利水谷、止痢、下气、利小便／利水道、祛风、除热、祛水、除湿、止汗、止渴、止血、止痛、破气散结、破积聚癥瘕、强筋骨、利筋骨／利关节、续绝伤、缓急、驱虫／杀虫、杀虱、祛邪、除百疾、安胎、堕胎、下乳、出刺、去恶肉、明目、止泪、聪耳、通窍、坚齿、生齿、轻身、延年、肥健人、催吐、祛臭、生发、坚发、乌发、调和诸药、药引等。《神农本草经》涵盖了中医内科、中医妇科、中医外科、中医五官科、养生延年多个学科，奠定了中药学的基础，开创了中医学的新局面，对后世产生了重大的影响。

第一节　内科

　　《神农本草经》涉及内科方面的中药功效包括补虚、补五脏、补气／益气、益精、补髓、长阴、益肺气、补中、补肝气、补肾气、起阴气、安五脏、温中、出汗、开通腠理、止咳、利窍、安神、养神、安心、定惊、强志、令人悦、通神、益智、通脉、消食、解酒、止唾、祛胃中邪、荡涤肠胃、止泄、通大便、通利水谷、止痢、下气、利小便/利水道、祛风、除热、祛水、除湿、止汗、止渴、止血、止痛、破气散结、破积聚癥瘕、强筋骨、利筋骨/利关节、续绝伤、缓急、驱虫/杀虫、杀虱、祛邪、除百疾。

补虚

具有补虚功效的中药包括大枣、丹雄鸡、蜂子、栝楼根（天花粉）、人参、石斛、薯蓣（山药）、蒺藜子、续断、远志。

大枣，味甘，平。主心腹邪气；安中养脾助十二经，平胃气，通九窍，补少气、少津液，身中不足，大惊，四肢重；和百药。久服轻身长年。叶，覆麻黄能令出汗。生平泽。（《神农本草经·上品》）

丹雄鸡，味甘，微温。主女人崩中漏下，赤白沃；补虚，温中，止血，通神，杀毒辟不祥。头，主杀鬼，东门上者尤良。肪，主耳聋。肠，主遗溺。肶胵裹黄皮，主泄利。尿白，主消渴；伤寒寒热。黑雌鸡，主风寒湿痹；五缓六急；安胎。翮羽，主下血闭。（《神农本草经·中品》）

蜂子，味甘，平。主风头；除蛊毒，补虚羸伤中。久服令人光泽，好颜色，不老。大黄蜂子，主心腹胀满痛；轻身益气。土蜂子，主痈肿。一名蜚零。生山谷。（《神农本草经·上品》）

栝楼根（天花粉），味苦，寒。主消渴，身热，烦满大热；补虚安中，续绝伤。一名地楼。生川谷及山阴地。（《神农本草经·中品》）

人参，味甘，微寒。主补五脏，安精神，定魂魄，止惊悸，除邪气，明目，开心益智。久服轻身延年。一名人衔，一名鬼盖。生山谷。（《神农本草经·上品》）

石斛，味甘，平。主伤中；除痹下气，补五脏虚劳羸瘦，强阴。久服厚肠胃；轻身延年。一名林兰。生山谷。（《神农本草经·上品》）

薯蓣（山药），味甘，温。主伤中；补虚羸，除寒热邪气，补中，益气力，长肌肉。久服耳目聪明，轻身，不饥，延年。一名山芋。生山谷。（《神

农本草经·上品》）

菥蓂子，味辛，微温。主明目，目痛泪出；除痹，补五脏，益精光。久服轻身不老。一名蔑菥，一名大戟，一名马辛。生川泽及道旁。（《神农本草经·上品》）

续断，味苦，微温。主伤寒；补不足；金疮，痈伤，折跌；续筋骨；妇人乳难。久服益气力。一名龙豆，一名属折。生山谷。（《神农本草经·上品》）

远志，味苦，温。主咳逆伤中；补不足，除邪气，利九窍，益智慧；耳目聪明，不忘，强志倍力。久服轻身不老。叶，名小草，一名棘菀，一名葽绕，一名细草。生川谷。（《神农本草经·上品》）

补五脏

具有补五脏功效的中药包括菖蒲、人参、石斛、五色石脂、菥蓂子。

菖蒲，味辛，温。主风寒痹，咳逆上气，开心孔，补五脏，通九窍，明耳目，出音声。久服轻身，不忘，不迷惑，延年。一名昌阳。生池泽。（《神农本草经·上品》）

人参，味甘，微寒。主补五脏，安精神，定魂魄，止惊悸，除邪气，明目，开心益智。久服轻身延年。一名人衔，一名鬼盖。生山谷。（《神农本草经·上品》）

石斛，味甘，平。主伤中；除痹下气，补五脏虚劳羸瘦，强阴。久服厚肠胃；轻身延年。一名林兰。生山谷。（《神农本草经·上品》）

五色石脂，青石、赤石、黄石、白石、黑石脂等味甘，平。主黄疸，泄利，肠澼脓血，阴蚀，下血赤白，邪气痈肿，疽，痔，恶疮，头疡，疥瘙。久服补髓益气，肥健不饥，轻身延年。五石脂各随五色补五脏。生山谷。（《神农本草经·上品》）

菥蓂子，味辛，微温。主明目，目痛泪出；除痹，补五脏，益精光。久服轻身不老。一名蔑菥，一名大戟，一名马辛。生川泽及道旁。（《神农本草

经·上品》）

补气／益气

具有补气／益气功效的中药包括巴戟天、白瓜子（冬瓜子）、白蒿、白胶（鹿角胶）、白马茎（白马阴茎）、白石英、白英、百合、柏实（柏子仁）、赤箭（天麻）、赤芝、樗鸡、丹参、丹砂（朱砂）、地肤子、杜仲、防葵、蜂子、甘草、干漆、羖羊角、胡麻（脂麻）、黄芪、鸡头实（芡实）、苦菜、栝楼根（天花粉）、兰草（钓兰）、漏芦、鹿茸、麻子（火麻仁）、茅根（白茅根）、蜜蜡（蜂蜡）、牡桂（肉桂）、女贞实（女贞子）、藕实茎（藕节）、葡萄、戎盐、肉苁蓉、蕤核（蕤仁）、桑根白皮（桑白皮）、沙参、芍药、薯实、石蜜（蜂蜜）、薯蓣（山药）、水靳（水芹）、酸浆、天门冬、菟丝子、王瓜、五加皮、五木耳、五色石脂、五味子、菜耳实（苍耳子）、苋实、旋花、雁肪、淫羊藿、玉泉、泽泻、知母、枳实、竹叶、紫草。

巴戟天，味辛，微温。主大风邪气，阴痿不起；强筋骨，安五脏，补中，增志，益气。生山谷。（《神农本草经·上品》）

白瓜子（冬瓜子），味甘，平。主令人悦泽，好颜色；益气，不饥。久服轻身耐老。一名水芝。生平泽。（《神农本草经·上品》）

白蒿，味甘，平。主五脏邪气，风寒湿痹；补中益气，长毛发令黑，疗心悬，少食常饥。久服轻身，耳目聪明不老。生川泽。（《神农本草经·上品》）

白胶（鹿角胶），味甘，平。主伤中，劳绝腰痛，羸瘦；补中益气；妇人血闭，无子；止痛安胎。久服轻身延年。一名鹿角胶。（《神农本草经·上品》）

白马茎（白马阴茎），味咸，平。主伤中脉绝，阴不足，强志益气，长肌肉，肥健生子。眼，主惊痫，腹满，疟疾。当杀用之。悬蹄，主惊邪，瘈疭，乳难；辟恶气鬼毒，蛊疰不祥。生平泽。（《神农本草经·中品》）

白石英，味甘，微温。主消渴，阴痿不足，咳逆，胸膈间久寒；益气，

除风湿痹。久服轻身长年。生山谷。(《神农本草经·上品》)

白英，味甘，寒。主寒热，八疸，消渴；补中益气。久服轻身延年。一名谷菜。生山谷。(《神农本草经·上品》)

百合，味甘，平。主邪气腹胀，心痛；利大小便，补中益气。生川谷。(《神农本草经·中品》)

柏实（柏子仁），味甘，平。主惊悸；安五脏，益气，除风湿痹。久服令人润泽美色，耳目聪明，不饥不老，轻身延年。生山谷。(《神农本草经·上品》)

赤箭（天麻），味辛，温。主杀鬼精物，蛊毒恶气。久服益气力，长阴，肥健，轻身增年。一名离母，一名鬼督邮。生川谷。(《神农本草经·上品》)

赤芝，味苦，平。主胸中结；益心气，补中，增智慧不忘。久食轻身不老，延年神仙。一名丹芝。生山谷。(《神农本草经·上品》)

樗鸡，味苦，平。主心腹邪气，阴痿；益精，强志，生子，好色；补中轻身。生川谷。(《神农本草经·下品》)

丹参，味苦，微寒。主心腹邪气，肠鸣幽幽如走水，寒热积聚；破癥除瘕，止烦满，益气。一名卻蝉草。生川谷。(《神农本草经·上品》)

丹砂（朱砂），味甘，微寒。主身体五脏百病；养精神，安魂魄，益气，明目，杀精魅邪恶鬼。久服通神明不老。能化为汞。生山谷。(《神农本草经·上品》)

地肤子，味苦，寒。主膀胱热；利小便，补中，益精气。久服耳目聪明，轻身耐老。一名地葵。生平泽及田野。(《神农本草经·上品》)

杜仲，味辛，平。主腰脊痛；补中益精气，坚筋骨，强志，除阴下痒湿、小便余沥。久服轻身，耐老。一名思仙。生山谷。(《神农本草经·上品》)

防葵，味辛，寒。主疝瘕，肠泄，膀胱热结溺不下，咳逆，温疟，癫痫，惊邪狂走。久服坚骨髓，益气轻身。一名黎盖。生川谷。(《神农本草经·上品》)

蜂子，味甘，平。主风头；除蛊毒，补虚羸伤中。久服令人光泽，好颜色，不老。大黄蜂子，主心腹胀满痛；轻身益气。土蜂子，主痈肿。一名蜚零。生山谷。(《神农本草经·上品》)

甘草，味甘，平。主五脏六腑寒热邪气；坚筋骨，长肌肉，倍力；金疮肿；解毒。久服轻身、延年。生川谷。(《神农本草经·上品》)

干漆，味辛，温。主绝伤；补中，续筋骨，填髓脑，安五脏；五缓六急，风寒湿痹。生漆，去长虫。久服轻身耐老。生川谷。(《神农本草经·上品》)

羖羊角，味咸，温。主青盲；明目，杀疥虫，止寒泄，辟恶鬼、虎狼，止惊悸。久服安心，益气轻身。生川谷。(《神农本草经·中品》)

胡麻（脂麻），味甘，平。主伤中虚羸；补五内，益气力，长肌肉，填髓脑。久服轻身不老。一名巨胜。生川泽。叶名青蘘。青蘘，味甘，寒。主五脏邪气，风寒湿痹；益气，补脑髓，坚筋骨。久服耳目聪明，不饥不老增寿，巨胜苗也。(《神农本草经·上品》)

黄芪，味甘，微温。主痈疽，久败疮；排脓止痛；大风，癞疾，五痔，鼠瘘；补虚；小儿百病。一名戴糁。生山谷。(《神农本草经·上品》)

鸡头实（芡实），味甘，平。主湿痹腰脊膝痛；补中，除暴疾，益精气，强志，令耳目聪明。久服轻身不饥，耐老神仙。一名雁喙实。生池泽。(《神农本草经·上品》)

苦菜，味苦，寒。主五脏邪气，厌谷，胃痹。久服安心益气，聪察少卧，轻身耐老。一名荼草，一名选。生川谷。(《神农本草经·上品》)

栝楼根（天花粉），味苦，寒。主消渴，身热，烦满大热；补虚安中，续绝伤。一名地楼。生川谷及山阴地。(《神农本草经·中品》)

兰草（钓兰），味辛，平。主利水道，杀蛊毒，辟不祥。久服，益气，轻身，不老，通神明。一名水香。生池泽。(《神农本草经·上品》)

漏芦，味苦，寒。主皮肤热，恶疮，疽，痔，湿痹；下乳汁。久服轻身益气，耳目聪明，不老延年。一名野兰。生山谷。(《神农本草经·上品》)

鹿茸，味甘，温。主漏下恶血，寒热，惊痫；益气强志，生齿，不老。角，主恶疮、痈肿；逐邪恶气；留血在阴中。（《神农本草经·中品》）

麻子（火麻仁），味甘，平。主补中益气。久服肥健，不老神仙。生川谷。（《神农本草经·上品》）

茅根（白茅根），味甘，寒。主劳伤虚羸；补中益气，除瘀血，血闭，寒热；利小便。其苗，主下水。一名兰根，一名茹根。生山谷、田野。（《神农本草经·中品》）

蜜蜡（蜂蜡），味甘，微温。主下痢脓血；补中，续绝伤；金疮。益气，不饥，耐老。生山谷。（《神农本草经·上品》）

牡桂（肉桂），味辛，温。主上气咳逆，结气，喉痹，吐吸；利关节，补中益气。久服通神，轻身不老。生山谷。（《神农本草经·上品》）

女贞实（女贞子），味苦，平。主补中，安五脏，养精神，除百疾。久服肥健，轻身不老。生山谷。（《神农本草经·上品》）

藕实茎（藕节），味甘，平。主补中，养神，益气力，除百疾。久服轻身，耐老，不饥，延年。一名水芝丹。生池泽。（《神农本草经·上品》）

葡萄，味甘，平。主筋骨湿痹；益气倍力，强志，令人肥健，耐饥；忍风寒。久食轻身；不老延年。可作酒。生山谷。（《神农本草经·上品》）

戎盐，主明目，目痛；益气，坚肌骨，去毒蛊。（《神农本草经·下品》）

肉苁蓉，味甘，微温。主五劳七伤；补中，除茎中寒热痛，养五脏，强阴，益精气，多子；妇人癥瘕。久服轻身。生山谷。（《神农本草经·上品》）

蕤核（蕤仁），味甘，温。主心腹邪结气；明目，目赤痛伤泪出。久服轻身，益气不饥。生川谷。（《神农本草经·上品》）

桑根白皮（桑白皮），味甘，寒。主伤中，五劳六极，羸瘦，崩中，脉绝；补虚益气。（《神农本草经·中品》）

沙参，味苦，微寒。主血积，惊气；除寒热，补中益肺气。久服利人。一名知母。生川谷。（《神农本草经·上品》）

芍药，味苦，平。主邪气腹痛；除血痹，破坚积、寒热，疝瘕，止痛，

利小便，益气。生川谷及丘陵。(《神农本草经·中品》)

薯实，味苦，平。主益气，充肌肤，明目，聪慧先知。久服不饥；不老轻身。生山谷。(《神农本草经·上品》)

石蜜（蜂蜜），味甘，平。主心腹邪气，诸惊痫痓；安五脏诸不足，益气补中，止痛解毒，除众病，和百药。久服强志，轻身不饥不老。一名石饴。生山谷。(《神农本草经·上品》)

薯蓣（山药），味甘，温。主伤中；补虚羸，除寒热邪气，补中，益气力，长肌肉。久服耳目聪明，轻身，不饥，延年。一名山芋。生山谷。(《神农本草经·上品》)

水靳（水芹），味甘，平。主女子赤沃；止血养精，保血脉，益气。令人肥健，嗜食。一名水英。生池泽。(《神农本草经·中品》)

酸浆，味酸，平。主热烦满；定志益气，利水道。产难，吞其实立产。一名醋浆。生川泽。(《神农本草经·中品》)

天门冬，味苦，平。主诸暴风湿偏痹；强骨髓，杀三虫，去伏尸。久服轻身益气延年。一名颠勒。生山谷。(《神农本草经·上品》)

菟丝子，味辛，平。主续绝伤；补不足，益气力，肥健人；汁去面䵟。久服明目，轻身延年。一名菟芦。生川泽。(《神农本草经·上品》)

王瓜，味苦，寒。主消渴，内痹，瘀血，月闭，寒热酸疼；益气，愈聋。一名土瓜。生平泽。(《神农本草经·中品》)

五加皮，味辛，温。主心腹疝气，腹痛；益气，疗躄；小儿不能行，疮痒，阴蚀。一名豺漆。(《神农本草经·中品》)

五木耳，名檽，益气不饥，轻身强志。生山谷。(《神农本草经·中品》)

五色石脂，青石、赤石、黄石、白石、黑石脂等味甘，平。主黄疸，泄利，肠澼脓血，阴蚀，下血赤白，邪气痈肿，疽，痔，恶疮，头疡，疥瘙。久服补髓益气，肥健不饥，轻身延年。五石脂各随五色补五脏。生山谷。(《神农本草经·上品》)

五味子，味酸，温。主益气，咳逆上气，劳伤羸瘦；补不足，强阴，益

男子精。一名会及。生山谷。(《神农本草经·上品》)

菓耳实(苍耳子),味甘,温。主风头寒痛,风湿周痹,四肢拘挛痛,恶肉死肌。久服益气,耳目聪明,强志,轻身。一名胡菓,一名地葵。生川谷。(《神农本草经·中品》)

苋实,味甘,寒。主青盲;明目,除邪,利大小便,去寒热。久服益气力,不饥轻身。一名马苋。生川泽。(《神农本草经·上品》)

旋花,味甘,温。主益气;去面䵟黑色,媚好。其根,味辛,主腹中寒热邪气,利小便。久服不饥,轻身。一名筋根华,一名金沸。生平泽。(《神农本草经·上品》)

雁肪,味甘,平。主风挛拘急,偏枯,气不通利。久服益气不饥,轻身,耐老。一名鹜肪。生池泽。(《神农本草经·中品》)

淫羊藿,味辛,寒。主阴痿绝伤,茎中痛;利小便,益气力,强志。一名刚前。生山谷(《神农本草经·中品》)

玉泉,味甘,平。主五脏百病。柔筋强骨,安魂魄,长肌肉,益气。久服耐寒,不饥渴,不老神仙。人临死服五斤,死三年色不变。一名玉札。生山谷。(《神农本草经·上品》)

泽泻,味甘,寒。主风寒湿痹,乳难;消水,养五脏,益气力,肥健。久服耳目聪明,不饥,延年轻身,面生光,能行水上。一名水泻,一名芒芋,一名鹄泻。生池泽。(《神农本草经·上品》)

知母,味苦,寒。主消渴热中;除邪气,肢体浮肿,下水;补不足,益气。一名蚳母,一名连母,一名野蓼,一名地参,一名水参,一名水浚,一名货母,一名蝭母。生川谷。(《神农本草经·中品》)

枳实,味苦,寒。主大风在皮肤中如麻豆苦痒;除寒热结,止痢,长肌肉,利五脏,益气轻身。生川泽。(《神农本草经·中品》)

竹叶,味苦,平。主咳逆上气,溢筋急,恶疡;杀小虫。根,作汤,益气止渴,补虚下气。汁,主风痉。实,通神明,益气。(《神农本草经·中品》)

紫草，味苦，寒。主心腹邪气，五疸；补中益气，利九窍，通水道。一名紫丹，一名紫芺。生川谷。（《神农本草经·中品》）

益精

具有益精或益精气功效的中药包括芜蔚子、樗鸡、茈胡（柴胡）、地肤子、杜若（竹叶莲）、杜仲、滑石、理石、蓬蘽（覆盆子）、翘根、肉苁蓉、桑螵蛸、石斛、石钟乳、水靳（水芹）、五味子、蒺蔾子、云母、紫芝。

芜蔚子，味辛，微温。主明目，益精，除水气。久服轻身。茎，主瘾疹痒，可作浴汤。一名益母，一名益明，一名大札。生池泽。（《神农本草经·上品》）

樗鸡，味苦，平。主心腹邪气，阴痿；益精，强志，生子，好色；补中轻身。生川谷。（《神农本草经·下品》）

茈胡（柴胡），味苦，平。主心腹肠胃中结气，饮食积聚，寒热邪气；推陈致新。久服轻身、明目、益精。一名地熏。生川谷。（《神农本草经·中品》）

地肤子，味苦，寒。主膀胱热；利小便，补中，益精气。久服耳目聪明，轻身耐老。一名地葵。生平泽及田野。（《神农本草经·上品》）

杜若（竹叶莲），味辛，微温。主胸胁下逆气；温中；风入脑户，头肿痛，多涕泪出。久服益精明目，轻身。一名杜蘅。生川泽。（《神农本草经·上品》）

杜仲，味辛，平。主腰脊痛；补中益精气，坚筋骨，强志，除阴下痒湿、小便余沥。久服轻身，耐老。一名思仙。生山谷。（《神农本草经·上品》）

滑石，味甘，寒。主身热泄澼，女子乳难，癃闭；利小便，荡胃中积聚寒热，益精气。久服轻身，耐饥长年。生山谷。（《神农本草经·上品》）

理石，味辛，寒。主身热；利胃解烦，益精明目，破积聚，去三虫。一名立制石。生山谷。（《神农本草经·中品》）

蓬蘽（覆盆子），味酸，平。主安五脏，益精气，长阴令坚，强志，

倍力，有子。久服轻身不老。一名覆盆。生平泽。(《神农本草经·上品》)

翘根，味甘，寒。主下热气；益阴精，令人面悦好，明目。久服轻身耐老。生平泽。(《神农本草经·中品》)

肉苁蓉，味甘，微温。主五劳七伤；补中，除茎中寒热痛，养五脏，强阴，益精气，多子；妇人癥瘕。久服轻身。生山谷。(《神农本草经·上品》)

桑螵蛸，味咸，平。主伤中，疝瘕，阴痿；益精，生子，女子血闭腰痛；通五淋，利小便水道。一名蚀肬。生桑枝上，采蒸之。(《神农本草经·上品》)

石斛，味甘，平。主伤中；除痹下气，补五脏虚劳羸瘦，强阴。久服厚肠胃；轻身延年。一名林兰。生山谷。(《神农本草经·上品》)

石钟乳，味甘，温。主咳逆上气；明目，益精，安五脏，通百节，利九窍，下乳汁。一名留公乳。生山谷。(《神农本草经·上品》)

水靳(水芹)，味甘，平。主女子赤沃；止血养精，保血脉，益气。令人肥健，嗜食。一名水英。生池泽。(《神农本草经·中品》)

五味子，味酸，温。主益气，咳逆上气，劳伤羸瘦；补不足，强阴，益男子精。一名会及。生山谷。(《神农本草经·上品》)

蒢蓂子，味辛，微温。主明目，目痛泪出；除痹，补五脏，益精光。久服轻身不老。一名蔑菥，一名大戢，一名马辛。生川泽及道旁。(《神农本草经·上品》)

云母，味甘，平。主身皮死肌，中风寒热，如在车船上；除邪气，安五脏，益子精，明目。久服轻身延年。一名云珠，一名云华，一名云英，一名云液，一名云砂，一名磷石。生山谷。(《神农本草经·上品》)

紫芝，味甘，温。主耳聋；利关节，保神益精，坚筋骨，好颜色。久服轻身不老延年。一名木芝。生山谷。(《神农本草经·上品》)

补髓

具有补髓功效的中药包括干地黄、干漆、胡麻(脂麻)、牛角䚡、五色石脂、药实根。

干地黄，味甘，寒。主折跌绝筋，伤中；逐血痹，填骨髓，长肌肉，作汤除寒热积聚，除痹，生者尤良。久服轻身不老。一名地髓。生川泽。（《神农本草经·上品》）

干漆，味辛，温。主绝伤；补中，续筋骨，填髓脑，安五脏；五缓六急，风寒湿痹。生漆，去长虫。久服轻身耐老。生川谷。（《神农本草经·上品》）

胡麻（脂麻），味甘，平。主伤中虚羸；补五内，益气力，长肌肉，填髓脑。久服轻身不老。一名巨胜。生川泽。叶名青蘘。青蘘，味甘，寒。主五脏邪气，风寒湿痹；益气，补脑髓，坚筋骨。久服耳目聪明，不饥不老增寿，巨胜苗也。（《神农本草经·上品》）

牛角䚡，苦，温。下闭血，瘀血；疼痛，女人带下血。髓，补中填骨髓。久服增年。胆，治惊；寒热。可丸药。（《神农本草经·中品》）

五色石脂，青石、赤石、黄石、白石、黑石脂等味甘，平。主黄疸，泄利，肠澼脓血，阴蚀，下血赤白，邪气痈肿，疽，痔，恶疮，头疡，疥瘙。久服补髓益气，肥健不饥，轻身延年。五石脂各随五色补五脏。生山谷中。（《神农本草经·上品》）

药实根，味辛，温。主邪气，诸痹疼酸；续绝伤，补骨髓。一名连木。生山谷。（《神农本草经·下品》）

长阴

具有益精或益精气功效的中药包括赤箭（天麻）、蓬蘽（覆盆子）。

赤箭（天麻），味辛，温。主杀鬼精物，蛊毒恶气。久服益气力，长阴，肥健，轻身增年。一名离母，一名鬼督邮。生川谷。（《神农本草经·上品》）

蓬蘽（覆盆子），味酸，平。主安五脏，益精气，长阴令坚，强志，倍力，有子。久服轻身不老。一名覆盆。生平泽。（《神农本草经·上品》）

益肺气

具有补肺气功效的中药包括白芝、沙参。

白芝，味辛，平。主咳逆上气；益肺气，通利口鼻，强志意勇悍，安魄。久食轻身不老，延年神仙。一名玉芝。生山谷。（《神农本草经·上品》）

沙参，味苦，微寒。主血积，惊气；除寒热，补中益肺气。久服利人。一名知母。生川谷。（《神农本草经·上品》）

补中

具有补中功效的中药包括巴戟天、白蒿、白胶（鹿角胶）、白英、百合、赤芝、樗鸡、葱实、大枣、地肤子、杜仲、干漆、鸡头实（芡实）、苦参、麻子（火麻仁）、茅根（白茅根）、牡桂（肉桂）、牛角䚡、女贞实（女贞子）、藕实茎（藕节）、茜根、肉苁蓉、石蜜（蜂蜜）、薯蓣（山药）、紫草。

巴戟天，味辛，微温。主大风邪气，阴痿不起；强筋骨，安五脏，补中，增志，益气。生山谷。（《神农本草经·上品》）

白蒿，味甘，平。主五脏邪气，风寒湿痹；补中益气，长毛发令黑，疗心悬，少食常饥。久服轻身，耳目聪明不老。生川泽。（《神农本草经·上品》）

白胶（鹿角胶），味甘，平。主伤中，劳绝腰痛，羸瘦；补中益气；妇人血闭，无子；止痛安胎。久服轻身延年。一名鹿角胶。（《神农本草经·上品》）

白英，味甘，寒。主寒热，八疸，消渴；补中益气。久服轻身延年。一名谷菜。生山谷。（《神农本草经·上品》）

百合，味甘，平。主邪气腹胀，心痛；利大小便，补中益气。生川谷。（《神农本草经·中品》）

赤芝，味苦，平。主胸中结；益心气，补中，增智慧不忘。久食轻身不老，延年神仙。一名丹芝。生山谷。（《神农本草经·上品》）

樗鸡，味苦，平。主心腹邪气，阴痿；益精，强志，生子，好色；补中

轻身。生川谷。(《神农本草经·下品》)

葱实，味辛，温。主明目；补中不足。其茎，可作汤，主伤寒寒热，出汗；中风，面目肿。生平泽。(《神农本草经·中品》)

大枣，味甘，平。主心腹邪气；安中养脾助十二经，平胃气，通九窍，补少气、少津液，身中不足，大惊，四肢重；和百药。久服轻身长年。叶，覆麻黄能令出汗。生平泽。(《神农本草经·上品》)

地肤子，味苦，寒。主膀胱热；利小便，补中，益精气。久服耳目聪明，轻身耐老。一名地葵。生平泽及田野。(《神农本草经·上品》)

杜仲，味辛，平。主腰脊痛；补中益精气，坚筋骨，强志，除阴下痒湿、小便余沥。久服轻身，耐老。一名思仙。生山谷。(《神农本草经·上品》)

干漆，味辛，温。主绝伤；补中，续筋骨，填髓脑，安五脏；五缓六急，风寒湿痹。生漆，去长虫。久服轻身耐老。生川谷。(《神农本草经·上品》)

鸡头实（芡实），味甘，平。主湿痹腰脊膝痛；补中，除暴疾，益精气，强志，令耳目聪明。久服轻身不饥，耐老神仙。一名雁喙实。生池泽。(《神农本草经·上品》)

苦参，味苦，寒。主心腹结气，癥瘕积聚，黄疸，溺有余沥；逐水，除痈肿，补中，明目止泪。一名水槐，一名叫苦蘵。生山谷及田野。(《神农本草经·中品》)

麻子（火麻仁），味甘，平。主补中益气。久服肥健，不老神仙。生川谷。(《神农本草经·上品》)

茅根（白茅根），味甘，寒。主劳伤虚羸；补中益气，除瘀血，血闭，寒热；利小便。其苗，主下水。一名兰根，一名茹根。生山谷、田野。(《神农本草经·中品》)

牡桂（肉桂），味辛，温。主上气咳逆，结气，喉痹，吐吸；利关节，补中益气。久服通神，轻身不老。生山谷。(《神农本草经·上品》)

牛角䚡，味苦，温。下闭血，瘀血；疼痛，女人带下血。髓，补中填骨

髓。久服增年。胆，治惊；寒热。可丸药。(《神农本草经·中品》)

女贞实（女贞子），味苦，平。主补中，安五脏，养精神，除百疾。久服肥健，轻身不老。生山谷。(《神农本草经·上品》)

藕实茎（藕节），味甘，平。主补中、养神、益气力，除百疾。久服轻身，耐老，不饥，延年。一名水芝丹。生池泽。(《神农本草经·上品》)

茜根，味苦，寒。主寒湿，风痹，黄疸；补中。生川谷。(《神农本草经·中品》)

肉苁蓉，味甘，微温。主五劳七伤；补中，除茎中寒热痛，养五脏，强阴，益精气，多子；妇人癥瘕。久服轻身。生山谷。(《神农本草经·上品》)

石蜜（蜂蜜），味甘，平。主心腹邪气，诸惊痫痉；安五脏诸不足，益气补中，止痛解毒，除众病，和百药。久服强志，轻身不饥不老。一名石饴。生山谷。(《神农本草经·上品》)

薯蓣（山药），味甘，温。主伤中；补虚羸，除寒热邪气，补中，益气力，长肌肉。久服耳目聪明，轻身，不饥，延年。一名山芋。生山谷。(《神农本草经·上品》)

紫草，味苦，寒。主心腹邪气，五疸；补中益气，利九窍，通水道。一名紫丹，一名紫芙。生川谷。(《神农本草经·中品》)

补肝气

具有补肝气功效的中药有青芝。

青芝，味酸，平。主明目，补肝气，安精魂；仁恕。久食轻身不老，延年神仙。一名龙芝。生山谷。(《神农本草经·上品》)

补肾气

具有补肾气功效的中药有黑芝、石南、玄参。

黑芝，味咸，平。主癃；利水道，益肾气，通九窍，聪察。久食轻身不老，延年神仙。一名玄芝。生山谷。(《神农本草经·上品》)

石南，味辛，平。主养肾气，内伤阴衰，利筋骨皮毛。实，杀蛊毒，破积聚；逐风痹。一名鬼目。生山谷。(《神农本草经·下品》)

玄参，味苦，性微寒。主腹中寒热，积聚，女子产乳余疾；补肾气，令人目明。一名重台。生川谷。(《神农本草经·中品》)

起阴气

具有起阴气功效的中药有葛根、羚羊角。

葛根，味甘，平。主消渴，身大热，呕吐，诸痹；起阴气，解诸毒。葛谷，主下痢十岁已上。一名鸡齐根。生川谷。(《神农本草经·中品》)

羚羊角，味咸，寒。主明目，益气，起阴；去恶血注下，辟蛊毒恶鬼不祥，安心气，常不魇寐。久服强筋骨轻身。生川谷。(《神农本草经·中品》)

安五脏

具有安五脏功效的中药有巴戟天、柏实（柏子仁）、大黄、合欢、牡丹（牡丹皮）、女贞实（女贞子）、蓬蘽（覆盆子）、石蜜（蜂蜜）、石钟乳、松脂（松香）、酸枣仁、云母、紫苑。

巴戟天，味辛，微温。主大风邪气，阴痿不起；强筋骨，安五脏，补中，增志，益气。生山谷。(《神农本草经·上品》)

柏实（柏子仁），味甘，平。主惊悸；安五脏，益气；除风湿痹。久服令人润泽美色；耳目聪明，不饥不老，轻身延年。生山谷。(《神农本草经·上品》)

大黄，味苦，寒。主下瘀血；血闭；寒热；破癥瘕积聚；留饮宿食，荡涤肠胃，推陈致新，通利水谷，调中化食，安和五脏。生山谷。(《神农本草经·下品》)

合欢，味甘，平。主安五脏，利心志，令人欢乐无忧。久服轻身，明目，得所欲。生山谷。(《神农本草经·中品》)

牡丹（牡丹皮），味辛，寒。主寒热，中风，瘛疭，痉，惊痫，邪气；

除癥坚，瘀血留舍肠胃；安五脏；疗痈疮。一名鹿韭，一名鼠姑。生山谷。（《神农本草经·中品》）

女贞实（女贞子），味苦，平。主补中，安五脏，养精神，除百疾。久服肥健，轻身不老。生山谷。（《神农本草经·上品》）

蓬蘽（覆盆子），味酸，平。主安五脏，益精气，长阴令坚，强志，倍力，有子。久服轻身不老。一名覆盆。生平泽。（《神农本草经·上品》）

石蜜（蜂蜜），味甘，平。主心腹邪气，诸惊痫痉；安五脏诸不足，益气补中，止痛解毒，除众病，和百药。久服强志，轻身不饥不老。一名石饴。生山谷。（《神农本草经·上品》）

石钟乳，味甘，温。主咳逆上气；明目，益精，安五脏，通百节，利九窍，下乳汁。一名留公乳。生山谷。（《神农本草经·上品》）

松脂（松香），味苦，温。主痈、疽、恶疮、头疡、白秃、疥瘙风气；安五脏，除热。久服轻身。不老延年。一名松膏，一名松肪。生山谷。（《神农本草经·上品》）

酸枣仁，味酸，平。主心腹寒热，邪结气聚，四肢酸疼湿痹。久服安五脏，轻身延年。生川泽。（《神农本草经·上品》）

云母，味甘，平。主身皮死肌，中风寒热，如在车船上；除邪气，安五脏，益子精，明目。久服轻身延年。一名云珠，一名云华，一名云英，一名云液，一名云砂，一名磷石。生山谷。（《神农本草经·上品》）

紫菀，味苦，温。主咳逆上气，胸中寒热结气；去蛊毒，痿躄；安五脏。生山谷。（《神农本草经·中品》）

温中

具有温中功效的中药有丹雄鸡、杜若（竹叶莲）、附子、干姜、蘹菌、蓼实、秦椒（花椒）、山茱萸、蜀椒（花椒）、吴茱萸、紫石英。

丹雄鸡，味甘，微温。主女人崩中漏下，赤白沃；补虚，温中，止血，通神，杀毒辟不祥。头，主杀鬼，东门上者尤良。肪，主耳聋。肠，主遗溺。肶胵裹黄皮，主泄利。尿白，主消渴；伤寒寒热。黑雌鸡，主风寒湿痹；五缓六急；安胎。翮羽，主下血闭。(《神农本草经·中品》)

杜若（竹叶莲），味辛，微温。主胸胁下逆气；温中；风入脑户，头肿痛，多涕泪出。久服益精明目，轻身。一名杜蘅。生川泽。(《神农本草经·上品》)

附子，味辛，温。主风寒咳逆邪气；温中；金疮；破癥坚积聚，血瘕，寒湿，踒躄，拘挛，膝痛不能行步。生山谷。(《神农本草经·下品》)

干姜，味辛，温。主胸满，咳逆上气；温中止血，出汗，逐风湿痹；肠澼下痢。生者尤良。久服去臭气，通神明。生川谷。(《神农本草经·中品》)

雚菌，味咸，平。主心痛；温中，去长虫、白瘲、蛲虫、蛇螫毒、癥瘕、诸虫。一名雚芦。生池泽。(《神农本草经·下品》)

蓼实，味辛，温。主明目，温中，耐风寒，下水气；面目浮肿，痈疡。马蓼，去肠中蛭虫；轻身。生川泽。(《神农本草经·中品》)

秦椒（花椒），味辛，温。主风邪气；温中，除寒痹，坚齿发，明目。久服轻身，好颜色，耐老增年，通神。生川谷。(《神农本草经·中品》)

山茱萸，味酸，平。主心下邪气，寒热；温中，逐寒湿痹；去三虫。久服轻身。一名蜀枣。生川谷。(《神农本草经·中品》)

蜀椒（花椒），味辛，温。主邪气，咳逆；温中，逐骨节皮肤死肌、寒湿痹痛，下气。久服之，头不白，轻身增年。生川谷。(《神农本草经·下品》)

吴茱萸，味辛，温。主温中，下气，止痛；咳逆，寒热；除湿，血痹；逐风邪，开腠理。根，杀三虫。一名藙，生川谷。(《神农本草经·中品》)

紫石英，味甘，温。主心腹咳逆邪气；补不足，女子风寒在子宫，绝孕十年无子。久服温中，轻身延年。生山谷。(《神农本草经·上品》)

出汗

具有出汗功效的中药有葱实、干姜、麻黄、桑叶、乌头、蠮螉。

葱实，味辛，温。主明目；补中不足。其茎，可作汤，主伤寒寒热，出汗；中风，面目肿。生平泽。(《神农本草经·中品》)

干姜，味辛，温。主胸满，咳逆上气；温中止血，出汗，逐风湿痹；肠澼下痢。生者尤良。久服去臭气，通神明。生川谷。(《神农本草经·中品》)

麻黄，味苦，温。主中风、伤寒头痛，瘟疟；发表出汗，去邪热气，止咳逆上气，除寒热，破癥坚积聚。一名龙沙。生山谷。(《神农本草经·中品》)

桑叶，主除寒热出汗。(《神农本草经·中品》)

乌头，味辛，温。主中风，恶风洗洗，出汗；除寒湿痹，咳逆上气；破积聚，寒热。其汁煎之，名射罔，杀禽兽。一名奚毒，一名即子，一名乌喙。生山谷。(《神农本草经·下品》)

蠮螉，味辛。主久聋，咳逆，毒气；出刺；出汗。生川谷。(《神农本草经·中品》)

开通腠理

具有开通腠理功效的中药有麋脂、吴茱萸。

麋脂，味辛，温。主痈肿，恶疮，死肌，寒风湿痹，四肢拘缓不收，风头肿气；通腠理。一名官脂。生山谷。(《神农本草经·下品》)

吴茱萸，味辛，温。主温中，下气，止痛；咳逆，寒热；除湿，血痹；逐风邪，开腠理。根，杀三虫。一名藙，生川谷。(《神农本草经·中品》)

止咳

具有止咳功效的中药有麻黄。

麻黄，味苦，温。主中风、伤寒头痛，瘟疟；发表出汗，去邪热气，止咳逆上气，除寒热，破癥坚积聚。一名龙沙。生山谷。(《神农本草经·中品》)

利窍

具有利窍功效的中药有白青、菖蒲、空青、孔公孽、蔓荆实（蔓荆子）、石钟乳、通草、细辛、远志、皂荚、紫草。

白青，味甘，平。主明目、利九窍，耳聋；心下邪气，令人吐；杀诸毒、三虫；久服通神明，轻身，延年，不老。生山谷。（《神农本草经·上品》）

菖蒲，味辛，温。主风寒痹，咳逆上气；开心孔，补五脏，通九窍，明耳目，出音声。久服轻身，不忘，不迷惑，延年。一名昌阳。生池泽。（《神农本草经·上品》）

空青，味甘，寒。主青盲，耳聋；明目，利九窍，通血脉，养精神。久服轻身延年不老。能化铜、铁、铅、锡作金。生山谷。（《神农本草经·上品》）

孔公孽，味辛，温。主伤食不化，邪结气，恶疮，疽，瘘，痔；利九窍，下乳汁。生山谷。（《神农本草经·下品》）

蔓荆实（蔓荆子），味苦，微寒。主筋骨间寒热，湿痹拘挛；明目坚齿，利九窍，去白虫。久服轻身耐老。小荆实亦等。生山谷。（《神农本草经·上品》）

石钟乳，味甘，温。主咳逆上气；明目，益精，安五脏，通百节，利九窍，下乳汁。一名留公乳。生山谷。（《神农本草经·上品》）

通草，味辛，平。主去恶虫，除脾胃寒热，通利九窍、血脉关节；令人不忘。一名附支。生山谷。（《神农本草经·中品》）

细辛，味辛，温。主咳逆，头痛脑动，百节拘挛，风湿痹痛，死肌。久服明目、利九窍，轻身长年。一名小辛。生川谷。（《神农本草经·上品》）

远志，味苦，温。主咳逆伤中；补不足，除邪气，利九窍，益智慧；耳目聪明，不忘，强志倍力。久服轻身不老。叶，名小草，一名棘菀，一名葽绕，一名细草。生川谷。（《神农本草经·上品》）

皂荚，味辛、咸，温。主风痹，死肌，邪气，风头，泪出；利九窍，杀精物。生川谷。（《神农本草经·下品》）

紫草，味苦，寒。主心腹邪气，五疸；补中益气，利九窍，通水道。一名紫丹，一名紫芙。生川谷。(《神农本草经·中品》)

安神

具有安神功效的中药有白芝、丹砂（朱砂）、茯苓、黄芝、龙眼、木香、青芝、人参、玉泉、紫芝。

白芝，味辛，平。主咳逆上气；益肺气，通利口鼻，强志意勇悍，安魄。久食轻身不老，延年神仙。一名玉芝。生山谷。(《神农本草经·上品》)

丹砂（朱砂），味甘，微寒。主身体五脏百病；养精神，安魂魄，益气，明目，杀精魅邪恶鬼。久服通神明不老。能化为汞。生山谷。(《神农本草经·上品》)

茯苓，味甘，平。主胸胁逆气，忧恚，惊邪恐悸，心下结痛，咳逆，口焦舌干。利小便。久服安魂养神，不饥，延年。一名茯菟。生山谷。(《神农本草经·上品》)

黄芝，味甘，平。主心腹五邪；益脾气，安神忠和和乐；久食轻身不老，延年神仙。一名金芝。生山谷。(《神农本草经·上品》)

龙眼，味甘，平。主五脏邪气；安志，厌食。久服强魂聪明，轻身不老，通神明。一名益智。生山谷。(《神农本草经·中品》)

木香，味辛。主邪气，辟毒疫温鬼，强志，主淋露。久服不梦寤魇寐。生山谷。(《神农本草经·上品》)

青芝，味酸，平。主明目，补肝气，安精魂；仁恕。久食轻身不老，延年神仙。一名龙芝。生山谷。(《神农本草经·上品》)

人参，味甘，微寒。主补五脏，安精神，定魂魄，止惊悸，除邪气，明目，开心益智。久服轻身延年。一名人衔，一名鬼盖。生山谷。(《神农本草经·上品》)

玉泉，味甘，平。主五脏百病。柔筋强骨，安魂魄，长肌肉，益气。久服耐寒，不饥渴，不老神仙。人临死服五斤，死三年色不变。一名玉杞。生

山谷。(《神农本草经·上品》)

紫芝，味甘，温。主耳聋；利关节，保神益精，坚筋骨，好颜色。久服轻身不老延年。一名木芝。生山谷（旧作六种，今并）。(《神农本草经·上品》)

养神

具有养神功效的中药有扁青、丹砂（朱砂）、茯苓、菌桂（肉桂）、空青、女贞实（女贞子）、藕实茎（藕节）、人参。

扁青，味甘，平。主目痛；明目；折跌，痈肿，金疮不瘳；破积聚，解毒气，利精神。久服轻身不老。生山谷。(《神农本草经·上品》)

丹砂（朱砂），味甘，微寒。主身体五脏百病；养精神，安魂魄，益气，明目，杀精魅邪恶鬼。久服通神明不老。能化为汞。生山谷。(《神农本草经·上品》)

茯苓，味甘，平。主胸胁逆气，忧恚，惊邪恐悸，心下结痛，咳逆，口焦舌干。利小便。久服安魂养神，不饥，延年。一名茯菟。生山谷。(《神农本草经·上品》)

菌桂（肉桂），味辛，温。主百病。养精神，和颜色，为诸药先聘通使。久服轻身不老，面生光华，媚好，常如童子。生山谷。(《神农本草经·上品》)

空青，味甘，寒。主青盲，耳聋；明目，利九窍，通血脉，养精神。久服轻身延年不老。能化铜、铁、铅、锡作金。生山谷。(《神农本草经·上品》)

女贞实（女贞子），味苦，平。主补中，安五脏，养精神，除百疾。久服肥健，轻身不老。生山谷。(《神农本草经·上品》)

藕实茎（藕节），味甘，平。主补中、养神、益气力，除百疾。久服轻身，耐老，不饥，延年。一名水芝丹。生池泽。(《神农本草经·上品》)

人参，味甘，微寒。主补五脏，安精神，定魂魄，止惊悸，除邪气，明

目，开心益智。久服轻身延年。一名人衔，一名鬼盖。生山谷。(《神农本草经·上品》)

安心

具有安心功效的中药有羖羊角、苦菜、羚羊角、梅实（乌梅）。

羖羊角，味咸，温。主青盲；明目，杀疥虫，止寒泄，辟恶鬼、虎狼，止惊悸。久服安心，益气轻身。生川谷。(《神农本草经·中品》)

苦菜，味苦，寒。主五脏邪气，厌谷，胃痹。久服安心益气，聪察少卧，轻身耐老。一名荼草，一名选。生川谷。(《神农本草经·上品》)

羚羊角，味咸，寒。主明目，益气，起阴；去恶血注下，辟蛊毒恶鬼不祥，安心气，常不魇寐。久服强筋骨轻身。生川谷。(《神农本草经·中品》)

梅实（乌梅），味酸，平。主下气，除热烦满；安心；肢体痛，偏枯不仁，死肌；去青黑痣、恶肉。生川谷。(《神农本草经·中品》)

定惊

具有定惊功效的中药有茯苓、蘪芜。

茯苓，味甘，平。主胸胁逆气，忧恚，惊邪恐悸，心下结痛，咳逆，口焦舌干。利小便。久服安魂养神，不饥，延年。一名茯菟。生山谷。(《神农本草经·上品》)

蘪芜，味辛，温。主咳逆；定惊气，辟邪恶，除蛊毒，鬼疰，去三虫。久服通神。一名薇芜。生川泽。(《神农本草经·上品》)

强志

具有强志功效的中药有巴戟天、白马茎（白马阴茎）、白芝、樗鸡、杜仲、合欢、苦菜、鲤鱼胆、莨菪子（天仙子）、鹿茸、木香、蓬蘽（覆盆子）、葡萄、鸡头实（芡实）、石蜜（蜂蜜）、酸浆、五木耳、菜耳实（苍耳子）、熊脂、淫羊藿、远志。

巴戟天，味辛，微温。主大风邪气，阴痿不起；强筋骨，安五脏，补中，增志，益气。生山谷。(《神农本草经·上品》)

白马茎（白马阴茎），味咸，平。主伤中脉绝，阴不足，强志益气，长肌肉，肥健生子。眼，主惊痫，腹满，疟疾。当杀用之。悬蹄，主惊邪，瘈疭，乳难；辟恶气鬼毒，蛊疰不祥。生平泽。(《神农本草经·中品》)

白芝，味辛，平。主咳逆上气；益肺气，通利口鼻，强志意勇悍，安魄。久食轻身不老，延年神仙。一名玉芝。生山谷。(《神农本草经·上品》)

樗鸡，味苦，平。主心腹邪气，阴痿；益精，强志，生子，好色；补中轻身。生川谷。(《神农本草经·下品》)

杜仲，味辛，平。主腰脊痛；补中益精气，坚筋骨，强志，除阴下痒湿，小便余沥。久服轻身，耐老。一名思仙。生山谷。(《神农本草经·上品》)

合欢，味甘，平。主安五脏，利心志，令人欢乐无忧。久服轻身，明目，得所欲。生山谷。(《神农本草经·中品》)

苦菜，味苦，寒。主五脏邪气，厌谷，胃痹。久服安心益气，聪察少卧，轻身耐老。一名荼草，一名选。生川谷。(《神农本草经·上品》)

鲤鱼胆，味苦，寒。主目热赤痛，青盲；明目。久服强悍，益志气。生池泽。(《神农本草经·中品》)

莨菪子（天仙子），味苦，寒。主齿痛出虫，肉痹拘急；使人健行，见鬼，多食令人狂走。久服轻身，走及奔马，强志，益力，通神。一名横唐。生川谷。(《神农本草经·下品》)

鹿茸，味甘，温。主漏下恶血，寒热，惊痫；益气强志，生齿，不老。角，主恶疮、痈肿；逐邪恶气；留血在阴中。(《神农本草经·中品》)

木香，味辛，温。主邪气，辟毒疫温鬼，强志，主淋露。久服不梦寤魇寐。生山谷。(《神农本草经·上品》)

蓬蘽（覆盆子），味酸，平。主安五脏，益精气，长阴令坚，强志，倍力，有子。久服轻身不老。一名覆盆。生平泽。(《神农本草经·上品》)

葡萄，味甘，平。主筋骨湿痹；益气倍力，强志，令人肥健，耐饥；

忍风寒。久食轻身；不老延年。可作酒。生山谷。（《神农本草经·上品》）

鸡头实（芡实），味甘，平。主湿痹腰脊膝痛；补中，除暴疾，益精气，强志，令耳目聪明。久服轻身不饥，耐老神仙。一名雁喙实。生池泽。（《神农本草经·上品》）

石蜜（蜂蜜），味甘，平。主心腹邪气，诸惊痫痉；安五脏诸不足，益气补中，止痛解毒，除众病，和百药。久服强志，轻身不饥不老。一名石饴。生山谷。（《神农本草经·上品》）

酸浆，味酸，平。主热烦满；定志益气，利水道。产难，吞其实立产。一名醋浆。生川泽。（《神农本草经·中品》）

五木耳，名檽，益气不饥，轻身强志。生山谷。（《神农本草经·中品》）

枲耳实（苍耳子），味甘，温。主风头寒痛，风湿周痹，四肢拘挛痛，恶肉死肌。久服益气，耳目聪明，强志，轻身。一名胡枲，一名地葵。生川谷。（《神农本草经·中品》）

熊脂，味甘，微寒。主风痹不仁，筋急，五脏、腹中积聚，寒热，羸瘦，头疡、白秃、面皯、皰。久服强志；不饥轻身。一名熊白。生山谷。（《神农本草经·上品》）

淫羊藿，味辛，寒。主阴痿绝伤，茎中痛；利小便，益气力，强志。一名刚前。生山谷（《神农本草经·中品》）

远志，味苦，温。主咳逆伤中；补不足，除邪气，利九窍，益智慧；耳目聪明，不忘，强志倍力。久服轻身不老。叶，名小草，一名棘菀，一名葽绕，一名细草。生川谷。（《神农本草经·上品》）

令人悦

具有令人悦功效的中药有伏翼、合欢、鹿藿、蔄茹。

伏翼，味咸，平。主目瞑，明目，夜视有精光。久服令人憙乐，媚好；无忧。一名蝙蝠。生川谷。（《神农本草经·下品》）

合欢，味甘，平。主安五脏，利心志，令人欢乐无忧。久服轻身，明

目，得所欲。生山谷。(《神农本草经·中品》)

鹿藿，味苦，平。主蛊毒，女子腰腹痛不乐，肠痈，瘰疬，疬气。生山谷。(《神农本草经·下品》)

蔺茹，味辛，寒。蚀恶肉、败疮、死肌，杀疥虫，排脓恶血，除大风热气。善忘不乐。生川谷。(《神农本草经·下品》)

通神

具有通神功效的中药有白青、丹砂（朱砂）、丹雄鸡、干姜、橘柚、莨菪子（天仙子）、龙齿、龙眼、麻黄、蘼芜、铅丹、秦椒（花椒）、牡桂（肉桂）、桑上寄生（桑寄生）、水苏、萤火、竹叶。

白青，味甘，平。主明目；利九窍，耳聋，心下邪气；令人吐，杀诸毒、三虫。久服通神明，轻身，延年不老。生山谷。(《神农本草经·中品》)

丹砂（朱砂），味甘，微寒。主身体五脏百病；养精神，安魂魄，益气，明目，杀精魅邪恶鬼。久服通神明不老。能化为汞。生山谷。(《神农本草经·上品》)

丹雄鸡，味甘，微温。主女人崩中漏下，赤白沃；补虚，温中，止血，通神，杀毒辟不祥。头，主杀鬼，东门上者尤良。肪，主耳聋。肠，主遗溺。肶胵裹黄皮，主泄利。尿白，主消渴；伤寒寒热。黑雌鸡，主风寒湿痹；五缓六急；安胎。翮羽，主下血闭。(《神农本草经·中品》)

干姜，味辛，温。主胸满，咳逆上气；温中止血，出汗，逐风湿痹；肠澼下痢。生者尤良。久服去臭气，通神明。生川谷。(《神农本草经·中品》)

橘柚，味辛，温。主胸中瘕热逆气；利水谷。久服去臭，下气，通神。一名橘皮。生川谷。(《神农本草经·上品》)

莨菪子（天仙子），味苦，寒。主齿痛出虫，肉痹拘急；使人健行，见鬼，多食令人狂走。久服轻身，走及奔马，强志，益力，通神。一名横唐。生川谷。(《神农本草经·下品》)

龙齿，主小儿、大人惊痫，癫疾狂走；心下结气，不能喘息，诸痉；杀

精物。久服轻身，通神明，延年。生山谷。(《神农本草经·上品》)

龙眼，味甘，平。主五脏邪气；安志，厌食。久服强魂聪明，轻身不老，通神明。一名益智。生山谷。(《神农本草经·中品》)

麻黄，味辛，平。主五劳七伤；利五脏，下血寒气。多食令见鬼狂走，久服通神明轻身。一名麻勃。麻子（火麻仁），味甘，平。主补中益气。久服肥健，不老神仙。生川谷。(《神农本草经·上品》)

蘼芜，味辛，温。主咳逆；定惊气，辟邪恶，除蛊毒，鬼疰，去三虫。久服通神。一名薇芜。生川泽。(《神农本草经·上品》)

铅丹，味辛，微寒。主吐逆胃反，惊痫，癫疾；除热，下气。炼化还成九光。久服通神明。生平泽。(《神农本草经·下品》)

秦椒（花椒），味辛，温。主风邪气；温中，除寒痹，坚齿发，明目。久服轻身，好颜色，耐老增年，通神。生川谷。(《神农本草经·中品》)

牡桂（肉桂），味辛，温。主上气咳逆，结气，喉痹，吐吸；利关节，补中益气。久服通神，轻身不老。生山谷。(《神农本草经·上品》)

桑上寄生（桑寄生），味苦，平。主腰痛，小儿背强，痈肿；安胎，充肌肤，坚发齿，长须眉。其实，明目，轻身通神。一名寄屑，一名寓木，一名宛童。生川谷。(《神农本草经·上品》)

水苏，味辛，微温。主下气，辟口臭，去毒，辟恶。久服通神明，轻身耐老。生池泽。(《神农本草经·中品》)

萤火，味辛，微温。主明目，小儿火疮，伤热气，蛊毒，鬼疰；通神精。一名夜光。生阶地、池泽。(《神农本草经·下品》)

竹叶，味苦，平。主咳逆上气，溢筋急，恶疡；杀小虫。根，作汤，益气止渴，补虚下气。汁，主风痉。实，通神明，益气。(《神农本草经·中品》)

益智

具有益智功效的中药有赤芝、黑芝、龙胆、龙眼、人参、蓍实、远志。

赤芝，味苦，平。主胸中结；益心气，补中，增智慧不忘。久食轻身不老，延年神仙。一名丹芝。生山谷。(《神农本草经·上品》)

黑芝，味咸，平。主癃；利水道，益肾气，通九窍，聪察。久食轻身不老，延年神仙。一名玄芝。生山谷。(《神农本草经·上品》)

龙胆，味苦，寒。主骨间寒热，惊痫，邪气；续绝伤，定五脏，杀蛊毒。久服益智不忘。轻身耐老。一名陵游。生山谷。(《神农本草经·上品》)

龙眼，味甘，平。主五脏邪气；安志，厌食。久服强魂聪明，轻身不老，通神明。一名益智。生山谷。(《神农本草经·中品》)

人参，味甘，微寒。主补五脏，安精神，定魂魄，止惊悸，除邪气，明目，开心益智。久服轻身延年。一名人衔，一名鬼盖。生山谷。(《神农本草经·上品》)

菨实，味苦，平。主益气，充肌肤，明目，聪慧先知。久服不饥；不老轻身。生山谷。(《神农本草经·上品》)

远志，味苦，温。主咳逆伤中；补不足，除邪气，利九窍，益智慧；耳目聪明，不忘，强志倍力。久服轻身不老。叶，名小草，一名棘菀，一名葽绕，一名细草。生川谷。(《神农本草经·上品》)

通脉

具有通脉功效的中药有䗪虫（蜚虻）、空青、石钟乳、通草、长石。

䗪虫（蜚虻），味苦，微寒。主逐瘀血；破下血积，坚痞，癥瘕，寒热；通利血脉及九窍。生川谷。(《神农本草经·下品》)

空青，味甘，寒。主青盲，耳聋；明目，利九窍，通血脉，养精神。久服轻身延年不老。能化铜、铁、铅、锡作金。生山谷。(《神农本草经·上品》)

石钟乳，味甘，温。主咳逆上气；明目，益精，安五脏，通百节，利九窍，下乳汁。一名留公乳。生山谷。(《神农本草经·上品》)

通草，味辛，平。主去恶虫，除脾胃寒热，通利九窍、血脉关节；令人不忘。一名附支。生山谷。(《神农本草经·中品》)

长石，味辛，寒。主身热，四肢寒厥；利小便，通血脉，明目，去翳眇，下三虫，杀蛊毒。久服不饥。一名方石。生山谷。(《神农本草经·中品》)

消食

具有消食功效的中药有橘柚、蠡实、术、芜荑。

橘柚，味辛，温。主胸中瘕热逆气；利水谷。久服去臭，下气，通神。一名橘皮。生川谷。(《神农本草经·上品》)

蠡实，味甘，平。主皮肤寒热，胃中热气，风寒湿痹；坚筋骨；令人嗜食。久服轻身。花、叶，去白虫。一名剧草，一名三坚，一名豕首。生川谷。(《神农本草经·中品》)

术，味苦，温。主风寒湿痹，死肌，痉，疸；止汗，除热，消食。作煎饵。久服轻身延年，不饥。一名山蓟。生山谷。(《神农本草经·上品》)

芜荑，味辛，平。主五内邪气；散皮肤、骨节中淫淫温行毒，去三虫，化食。一名无姑，一名蕨蘠。生川谷。(《神农本草经·中品》)

解酒

具有解酒功效的中药有水萍（浮萍）。

水萍（浮萍），味辛，寒。主暴热，身痒；下水气，胜酒，长须发，止消渴。久服轻身。一名水花。生池泽。(《神农本草经·中品》)

止唾

具有止唾功效的中药有槐实（槐角）。

槐实（槐角），味苦，寒。主五内邪气热；止涎唾，补绝伤；五痔，火疮，妇人乳瘕，子脏急痛。生平泽。(《神农本草经·上品》)

祛胃中邪

具有祛胃中邪功效的中药有白及。

白及，味苦，平。主痈肿、恶疮、败疽、伤阴死肌，胃中邪气，贼风鬼击，痱缓不收。一名甘根，一名连及草。生川谷。（《神农本草经·下品》）

荡涤肠胃

具有荡涤肠胃功效的中药有大黄、芫花。

大黄，味苦，寒。主下瘀血，血闭，寒热；破癥瘕积聚，留饮宿食，荡涤肠胃，推陈致新，通利水谷，调中化食，安和五脏。生山谷。（《神农本草经·下品》）

芫花，味苦，平，寒。主伤寒，温疟；下十二水，破积聚、大坚、癥瘕，荡涤肠胃中留癖饮食、寒热邪气，利水道。生川谷。（《神农本草经·下品》）

止泄

具有止泄功效的中药有蘖木（黄柏）、羖羊角。

蘖木（黄柏），味苦，寒。主五脏、肠胃中结热，黄疸，肠痔；止泄痢，女子漏下赤白，阴阳伤，蚀疮。一名檀桓。生山谷。（《神农本草经·下品》）

羖羊角，味咸，温。主青盲；明目，杀疥虫，止寒泄，辟恶鬼、虎狼，止惊悸。久服安心，益气轻身。生川谷。（《神农本草经·中品》）

通大便

具有通大便功效的中药有防己、芡实、紫参。

防己，味辛，平。主风寒温疟，热气诸痫；除邪，利大小便。一名解离。生川谷。（《神农本草经·中品》）

芡实，味甘，寒。主青盲；明目，除邪，利大小便，去寒热。久服益气力，不饥轻身。一名马芡。生川泽。（《神农本草经·上品》）

紫参，味苦，辛寒。主心腹积聚，寒热邪气；通九窍，利大小便。一名牡蒙。生山谷。（《神农本草经·中品》）

通利水谷

具有通利水谷功效的中药有大黄。

大黄，味苦，寒。主下瘀血，血闭，寒热；破癥瘕积聚，留饮宿食，荡涤肠胃，推陈致新，通利水谷，调中化食，安和五脏。生山谷。(《神农本草经·下品》)

止痢

具有止痢功效的中药有蘗木（黄柏）、枳实。

蘗木（黄柏），味苦，寒。主五脏、肠胃中结热，黄疸，肠痔；止泄痢，女子漏下赤白，阴阳伤，蚀疮。一名檀桓。生山谷。(《神农本草经·下品》)

枳实，味苦，寒。主大风在皮肤中如麻豆苦痒；除寒热结，止痢，长肌肉，利五脏，益气轻身。生川泽。(《神农本草经·中品》)

下气

具有下气功效的中药有半夏、橘柚、梅实（乌梅）、石斛、蜀椒（花椒）、水苏、吴茱萸、辛夷、杏核仁（杏仁）、薏苡仁。

半夏，味辛，平。主伤寒，寒热心下坚；下气，喉咽肿痛，头眩，胸胀，咳逆，肠鸣；止汗。一名地文，一名水玉。生川谷。(《神农本草经·下品》)

橘柚，味辛，温。主胸中瘕热逆气；利水谷。久服去臭，下气，通神。一名橘皮。生川谷。(《神农本草经·上品》)

梅实（乌梅），味酸，平。主下气，除热烦满；安心；肢体痛，偏枯不仁，死肌；去青黑痣、恶肉。生川谷。(《神农本草经·中品》)

石斛，味甘，平。主伤中；除痹下气，补五脏虚劳羸瘦，强阴。久服厚肠胃；轻身延年。一名林兰。生山谷。(《神农本草经·上品》)

蜀椒（花椒），味辛，温。主邪气，咳逆；温中，逐骨节皮肤死肌。寒湿痹痛，下气。久服之，头不白，轻身增年。生川谷。(《神农本草经·下品》)

水苏，味辛，微温。主下气，辟口臭，去毒，辟恶。久服通神明，轻身耐老。生池泽。（《神农本草经·中品》）

吴茱萸，味辛，温。主温中，下气，止痛；咳逆，寒热；除湿，血痹；逐风邪，开腠理。根，杀三虫。一名薪，生川谷。（《神农本草经·中品》）

辛夷，味辛，温。主五脏、身体寒热，风头脑痛，面皯。久服下气，轻身，明目，增年耐老。一名辛矧，一名侯桃，一名房木。生川谷。（《神农本草经·上品》）

杏核仁（杏仁），味甘，温。主咳逆上气，雷鸣，喉痹；下气，产乳，金疮，寒心奔豚。生川谷。（《神农本草经·下品》）

薏苡仁，味甘，微寒。主筋急拘挛不可屈伸，风湿痹；下气。久服轻身益气。其根，下三虫。一名解蠡。生平泽及田野。（《神农本草经·上品》）

利小便／利水道

具有利小便／利水道功效的中药有巴豆、百合、贝子、车前子、赤小豆、地肤子、冬葵子、发髪、防己、茯苓、甘遂、瓜蒂、黑芝、虎掌、滑石、苦参、兰草（钓兰）、楝实（川楝子）、茅根（白茅根）、蒲黄、秦艽、芫花、桑螵蛸、芍药、石蚕、石龙刍、石龙子、石韦、鼠妇、水萍（浮萍）、水蛭、酸浆、天名精、葶苈（葶苈子）、苋实、旋花、燕屎、衣鱼、淫羊藿、榆皮（榆白皮）、郁核（郁李仁）、长石、知母、猪苓、紫参。

巴豆，味辛，温。主伤寒，温疟寒热；破癥瘕结聚坚积，留饮痰癖，大腹水胀；荡涤五脏六腑，开通闭塞，利水谷道，去恶肉，除鬼毒、蛊疰物邪，杀虫鱼。一名巴椒。生川谷。（《神农本草经·下品》）

百合，味甘，平。主邪气腹胀，心痛；利大小便，补中益气。生川谷。（《神农本草经·中品》）

贝子，味咸。主目翳，鬼疰，蛊毒，腹痛，下血，五癃；利水道。烧用之良。生池泽。（《神农本草经·下品》）

车前子，味甘，寒。主气癃；止痛，利水道小便，除湿痹。久服轻身耐

老。一名当道。生平泽。(《神农本草经·上品》)

赤小豆，主下水；排痈肿脓血。生平泽。(《神农本草经·下品》)

地肤子，味苦，寒。主膀胱热；利小便，补中，益精气。久服耳目聪明，轻身耐老。一名地葵。生平泽及田野。(《神农本草经·上品》)

冬葵子，味甘，寒。主五脏六腑寒热，羸瘦，五癃；利小便。久服坚骨，长肌肉，轻身延年。(《神农本草经·上品》)

发髲，味苦，温。主五癃，关格不通；利小便水道，疗小儿痫，大人痓。仍自还神化。(《神农本草经·中品》)

防己，味辛，平。主风寒温疟，热气诸痫；除邪，利大小便。一名解离。生川谷。(《神农本草经·中品》)

茯苓，味甘，平。主胸胁逆气，忧恚，惊邪恐悸，心下结痛，咳逆，口焦舌干。利小便。久服安魂养神，不饥，延年。一名茯菟。生山谷。(《神农本草经·上品》)

甘遂，味苦，寒。主大腹疝瘕，腹满，面目浮肿，留饮宿食；破癥坚积聚，利水谷道。一名主田。生川谷。(《神农本草经·下品》)

瓜蒂，味苦，寒。主大水，身面四肢浮肿；下水，杀蛊毒；咳逆上气，食诸果病在胸腹中，皆吐下之。生平泽。(《神农本草经·下品》)

黑芝，味咸，平。主癃；利水道，益肾气，通九窍，聪察。久食轻身不老，延年神仙。一名玄芝。生山谷。(《神农本草经·上品》)

虎掌，味苦，温。主心痛寒热，结气，积聚，伏梁，伤筋痿，拘缓；利水道。生山谷。(《神农本草经·下品》)

滑石，味甘，寒。主身热泄澼，女子乳难，癃闭；利小便，荡胃中积聚寒热，益精气。久服轻身，耐饥长年。生山谷。(《神农本草经·上品》)

苦参，味苦，寒。主心腹结气，癥瘕积聚，黄疸，溺有余沥；逐水，除痈肿，补中，明目止泪。一名水槐，一名叫苦蘵。生山谷及田野。(《神农本草经·中品》)

兰草（钓兰），味辛，平。主利水道，杀蛊毒，辟不祥。久服，益气、

轻身，不老，通神明。一名水香。生池泽。(《神农本草经·上品》)

楝实（川楝子），味苦，寒。主温疾伤寒，大热烦狂；杀三虫、疥疡，利小便水道。生山谷。(《神农本草经·下品》)

茅根（白茅根），味甘，寒。主劳伤虚羸；补中益气，除瘀血，血闭，寒热；利小便。其苗，主下水。一名兰根，一名茹根。生山谷、田野。(《神农本草经·中品》)

蒲黄，味甘，平。主心、腹、膀胱寒热；利小便，止血，消瘀血。久服轻身，益气力，延年神仙。生池泽。(《神农本草经·上品》)

秦艽，味苦，平。主寒热邪气，寒湿风痹，肢节痛；下水，利小便。生川谷。(《神农本草经·中品》)

莞花，味苦，平，寒。主伤寒，温疟；下十二水，破积聚、大坚、癥瘕，荡涤肠胃中留癖饮食、寒热邪气，利水道。生川谷。(《神农本草经·下品》)

桑螵蛸，味咸，平。主伤中，疝瘕，阴痿；益精生子；女子血闭腰痛；通五淋，利小便水道。一名蚀肬。生桑枝上，采蒸之。(《神农本草经·上品》)

芍药，味苦，平。主邪气腹痛；除血痹，破坚积、寒热，疝瘕，止痛，利小便，益气。生川谷及丘陵。(《神农本草经·中品》)

石蚕，味咸，寒。主五癃；破石淋，堕胎。一名沙虱。生池泽。肉，解结气，利水道，除热。(《神农本草经·下品》)

石龙刍，味苦，微寒。主胸腹邪气，小便不利，淋闭，风湿，鬼疰，恶毒。久服补虚羸，轻身，耳目聪明，延年。一名龙须，一名草续断，一名龙珠。生山谷。(《神农本草经·上品》)

石龙子，味咸，寒。主五癃，邪结气；破石淋，下血，利小便水道。一名蜥蜴。生川谷。(《神农本草经·中品》)

石韦，味苦，平。主劳热邪气，五癃闭不通，利小便水道。一名石䩾。生山谷石上。(《神农本草经·中品》)

鼠妇，味酸，温。主气癃不得小便，女人月闭，血瘕，痫痓，寒热；利水道。一名眉蟠，一名蚜蝛。生平谷。（《神农本草经·下品》）

水萍（浮萍），味辛，寒。主暴热，身痒；下水气，胜酒，长须发，止消渴。久服轻身。一名水花。生池泽。（《神农本草经·中品》）

水蛭，味咸，平。主逐恶血，瘀血，月闭；破血瘕积聚；无子；利水道。生池泽。（《神农本草经·下品》）

酸浆，味酸，平。主热烦满；定志益气，利水道。产难，吞其实立产。一名醋浆。生川泽。（《神农本草经·中品》）

天名精，味甘，寒。主瘀血，血瘕欲死；下血，止血，利小便。久服轻身耐老。一名麦句姜，一名蝦蟆兰，一名豕首。生川泽。（《神农本草经·上品》）

葶苈（葶苈子），味辛，寒。主癥瘕积聚，结气，饮食寒热；破坚逐邪，通利水道。一名大室，一名大适。生平泽及田野。（《神农本草经·下品》）

茋实，味甘，寒。主青盲；明目，除邪，利大小便，去寒热。久服益气力，不饥轻身。一名马茋。生川泽。（《神农本草经·上品》）

旋花，味甘，温。主益气；去面皯黑色，媚好。其根，味辛，主腹中寒热邪气，利小便。久服不饥，轻身。一名筋根华。一名金沸。生平泽。（《神农本草经·上品》）

燕屎，味辛，平。主蛊毒，鬼疰；逐不祥邪气，破五癃，利小便。生平谷。（《神农本草经·下品》）

衣鱼，味咸，温。主妇人疝瘕，小便不利，小儿中风。项强背起，摩之。一名白鱼。生平泽。（《神农本草经·下品》）

淫羊藿，味辛，寒。主阴痿绝伤，茎中痛；利小便，益气力，强志。一名刚前。生山谷（《神农本草经·中品》）

榆皮（榆白皮），味甘，平。主大小便不通；利水道，除邪气。久服轻身不饥，其实尤良。一名零榆。生山谷。（《神农本草经·上品》）

郁核（郁李仁），味酸，平。主大腹水肿，面目、四肢浮肿；利小便水

道。根，主齿断肿、龋齿；坚齿。一名爵李。生高山、川谷及丘陵上。(《神农本草经·下品》)

长石，味辛，寒。主身热，四肢寒厥；利小便，通血脉，明目，去翳眇，下三虫，杀蛊毒。久服不饥。一名方石。生山谷。(《神农本草经·中品》)

知母，味苦，寒。主消渴热中；除邪气，肢体浮肿，下水；补不足，益气。一名蚔母，一名连母，一名野蓼，一名地参，一名水参，一名水浚，一名货母，一名蝭母。生川谷。(《神农本草经·中品》)

猪苓，味甘，平。主痎疟；解毒；蛊疰不祥；利水道。久服轻身耐老。一名猳猪屎。生山谷。(《神农本草经·中品》)

紫参，味苦，辛寒。主心腹积聚，寒热邪气；通九窍，利大小便。一名牡蒙。生山谷。(《神农本草经·中品》)

祛风

具有祛风功效的中药有白及、代赭石、防风、木兰、秦椒（花椒）、薇衔、吴茱萸。

白及，味苦，平。主痈肿、恶疮、败疽、伤阴死肌，胃中邪气，贼风鬼击，痱缓不收。一名甘根，一名连及草。生川谷。(《神农本草经·下品》)

代赭石，味苦，寒。主鬼疰，贼风，蛊毒；杀精物恶鬼，腹中毒邪气，女子赤沃漏下。一名须丸。生山谷。(《神农本草经·下品》)

防风，味甘，温。主大风头眩痛，恶风，风邪目盲无所见，风行周身骨节疼痹，烦满。久服轻身。一名铜芸。生川泽。(《神农本草经·上品》)

木兰，味苦，寒。主身大热在皮肤中；去面热赤皰，酒皶，恶风，癫疾，阴下痒湿，明耳目。一名林兰。生山谷。(《神农本草经·中品》)

秦椒（花椒），味辛，温。主风邪气；温中，除寒痹，坚齿发，明目。久服轻身，好颜色，耐老增年，通神。生川谷。(《神农本草经·中品》)

薇衔，味苦，平。主风湿痹、历节痛，惊痫、吐舌、悸气，贼风，鼠瘘，痈肿。一名糜衔。生川泽。(《神农本草经·中品》)

吴茱萸，味辛，温。主温中，下气，止痛；咳逆，寒热；除湿，血痹；逐风邪，开腠理。根，杀三虫。一名藙。生川谷。(《神农本草经·中品》)

除热

具有除热功效的中药有松脂（松香）、石蚕。

松脂（松香），味苦，温。主痈、疽、恶疮、头疡、白秃、疥瘙风气；安五脏，除热。久服轻身。不老延年。一名松膏，一名松肪。生山谷。(《神农本草经·上品》)

石蚕，味咸，寒。主五癃；破石淋，堕胎。一名沙虱。生池泽。肉，解结气，利水道，除热。(《神农本草经·下品》)

祛水

具有祛水功效的中药有黄芩、鸢尾，

黄芩，味苦，平。主诸热，黄疸，肠澼泄痢；逐水，下血闭，恶疮疽蚀，火疡。一名腐肠。生川谷。(《神农本草经·中品》)

鸢尾，味苦，平。主蛊毒邪气，鬼疰诸毒；破癥瘕积聚，去水，下三虫。生山谷。(《神农本草经·下品》)

除湿

具有除湿功效的中药有吴茱萸。

吴茱萸，味辛，温。主温中，下气，止痛；咳逆，寒热；除湿，血痹；逐风邪，开腠理。根，杀三虫。一名藙。生川谷。(《神农本草经·中品》)

止汗

具有止汗功效的中药有半夏、地榆、干姜、术、松萝。

半夏，味辛，平。主伤寒，寒热心下坚；下气，喉咽肿痛，头眩，胸胀，咳逆，肠鸣；止汗。一名地文，一名水玉。生川谷。(《神农本草经·下品》)

地榆，味苦，微寒。主妇人乳痓痛，七伤，带下病；止痛，除恶肉，止汗，疗金疮。生山谷。(《神农本草经·中品》)

干姜，味辛，温。主胸满，咳逆上气；温中止血，出汗，逐风湿痹；肠澼下痢。生者尤良。久服去臭气，通神明。生川谷。(《神农本草经·中品》)

术，味苦，温。主风寒湿痹，死肌，痉，疸；止汗，除热，消食。作煎饵。久服轻身延年，不饥。一名山蓟。生山谷。(《神农本草经·上品》)

松萝，味苦，平。主瞋怒，邪气；止虚汗，头风，女子阴寒肿痛。一名女萝。生川谷。(《神农本草经·中品》)

止渴

具有止渴功效的中药有柳华、竹叶。

柳华，味苦，寒。主风水，黄疸，面热黑。一名柳絮。叶，主马疥痂疮；实，主溃痛，逐脓血。子汁，疗渴。生川泽。(《神农本草经·下品》)

竹叶，味苦，平。主咳逆上气，溢筋急，恶疡；杀小虫。根，作汤，益气止渴，补虚下气。汁，主风痉。实，通神明，益气。(《神农本草经·中品》)

止血

具有止血功效的中药有丹雄鸡、干姜、蒲黄、水斳（水芹）、天名精、王不留行。

丹雄鸡，味甘，微温。主女人崩中漏下，赤白沃；补虚，温中，止血，通神，杀毒辟不祥。头，主杀鬼，东门上者尤良。肪，主耳聋。肠，主遗溺。肶胵裹黄皮，主泄利。尿白，主消渴；伤寒寒热。黑雌鸡，主风寒湿痹；五缓六急；安胎。翮羽，主下血闭。(《神农本草经·中品》)

干姜，味辛，温。主胸满，咳逆上气；温中止血，出汗，逐风湿痹；肠澼下痢。生者尤良。久服去臭气，通神明。生川谷。(《神农本草经·中品》)

蒲黄，味甘，平。主心、腹、膀胱寒热；利小便，止血，消瘀血。久服

轻身，益气力，延年神仙。生池泽。(《神农本草经·上品》)

水靳（水芹），味甘，平。主女子赤沃；止血养精，保血脉，益气。令人肥健，嗜食。一名水英。生池泽。(《神农本草经·中品》)

天名精，味甘，寒。主瘀血，血瘕欲死；下血，止血，利小便。久服轻身耐老。一名麦句姜，一名蝦蟆兰，一名豕首。生川泽。(《神农本草经·上品》)

王不留行，味苦，平。主金疮；止血，逐痛，出刺，除风痹内寒。久服轻身耐老增寿。生山谷。(《神农本草经·上品》)

止痛

具有止痛功效的中药有白棘、白胶（鹿角胶）、白敛、白头翁、车前子、大豆黄卷、地榆、芍药、石蜜（蜂蜜）、王不留行、吴茱萸、云实。

白棘，味辛，寒。主心腹痛，痈肿溃脓，止痛。一名棘针。生川谷。(《神农本草经·中品》)

白胶（鹿角胶），味甘，平。主伤中，劳绝腰痛，羸瘦；补中益气；妇人血闭，无子；止痛安胎。久服轻身延年。一名鹿角胶。(《神农本草经·上品》)

白敛，味苦，平。主痈肿、疽、疮；散结气，止痛，除热；目中赤，小儿惊痫，温疟，女子阴中肿痛。一名菟核，一名白草。生山谷。(《神农本草经·下品》)

白头翁，味苦，温。主温疟，易狂，寒热，癥瘕积聚，瘿气；逐血，止痛；金疮。一名野丈人，一名胡王使者。生山谷。(《神农本草经·下品》)

车前子，味甘，寒。主气癃；止痛，利水道小便，除湿痹。久服轻身耐老。一名当道。生平泽。(《神农本草经·上品》)

大豆黄卷，味甘，平。主湿痹，筋挛膝痛。生大豆，涂痈肿；煮汁饮，杀鬼毒，止痛。生平泽。(《神农本草经·下品》)

地榆，味苦，微寒。主妇人乳痓痛，七伤，带下病；止痛，除恶肉，止

汗，疗金疮。生山谷。(《神农本草经·中品》)

芍药，味苦，平。主邪气腹痛；除血痹，破坚积、寒热，疝瘕，止痛，利小便，益气。生川谷及丘陵。(《神农本草经·中品》)

石蜜（蜂蜜），味甘，平。主心腹邪气，诸惊痫痉；安五脏诸不足，益气补中，止痛解毒，除众病，和百药。久服强志，轻身不饥不老。一名石饴。生山谷。(《神农本草经·上品》)

王不留行，味苦，平。主金疮；止血，逐痛，出刺，除风痹内寒。久服轻身耐老增寿。生山谷。(《神农本草经·上品》)

吴茱萸，味辛，温。主温中，下气，止痛；咳逆，寒热；除湿，血痹；逐风邪，开腠理。根，杀三虫。一名藙。生川谷。(《神农本草经·中品》)

云实，味辛，温。主泄痢肠澼；杀虫、蛊毒，去邪恶，结气，止痛，除寒热。花，主见鬼精物。多食令人狂走。久服轻身，通神明。生川谷。(《神农本草经·上品》)

破气散结
具有破气散结功效的中药有白敛、海藻、射干。

白敛，味苦，平。主痈肿、疽、疮；散结气，止痛，除热；目中赤，小儿惊痫，温疟，女子阴中肿痛。一名菟核，一名白草。生山谷。(《神农本草经·下品》)

海藻，味苦，寒。主瘿瘤气、颈下核；破散结气，痈肿，癥瘕，坚气，腹中上下鸣；下十二水肿。一名落首。生池泽。(《神农本草经·中品》)

射干，味苦，平。主咳逆上气，喉闭，咽痛，不得消息；散结气，腹中邪逆，食饮大热。一名乌扇，一名乌蒲。生川谷。(《神农本草经·下品》)

破癥瘕积聚
具有破癥瘕积聚功效的中药有巴豆、扁青、曾青、大黄、地胆、附子、甘遂、假苏（荆芥）、狼毒、麻黄、马陆、芫花、芍药、石南、水蛭、天雄、葶苈（葶苈子）、乌头、虾蟆（蛤蟆）、夏枯草、鸢尾。

巴豆，味辛，温。主伤寒，温疟寒热；破癥瘕结聚坚积，留饮痰癖，大腹水胀；荡涤五脏六腑，开通闭塞，利水谷道，去恶肉，除鬼毒、蛊疰物邪，杀虫鱼。一名巴椒。生川谷。（《神农本草经·下品》）

扁青，味甘，平。主目痛；明目；折跌，痈肿，金疮不瘳；破积聚，解毒气，利精神。久服轻身不老。生山谷。（《神农本草经·上品》）

曾青，味酸，小寒。主目痛止泪；出风痹，利关节，通九窍；破癥坚，积聚。久服轻身不老。能化金铜。生山谷。（《神农本草经·上品》）

大黄，味苦，寒。主下瘀血，血闭，寒热；破癥瘕积聚，留饮宿食，荡涤肠胃，推陈致新，通利水谷，调中化食，安和五脏。生山谷。（《神农本草经·下品》）

地胆，味辛，寒。主鬼疰，寒热，鼠瘘，恶疮，死肌；破癥瘕，堕胎。一名蚖青。生川谷。（《神农本草经·下品》）

附子，味辛，温。主风寒咳逆邪气；温中；金疮；破癥坚积聚，血瘕，寒湿，踒躄，拘挛，膝痛不能行步。生山谷。（《神农本草经·下品》）

甘遂，味苦，寒。主大腹疝瘕，腹满，面目浮肿，留饮宿食；破癥坚积聚，利水谷道。一名主田。生川谷。（《神农本草经·下品》）

假苏（荆芥），味辛，温。主寒热，鼠瘘，瘰疬，生疮；破结聚气，下瘀血，除湿痹。一名鼠蓂。生川泽。（《神农本草经·中品》）

狼毒，味辛，平。主咳逆上气；破积聚；饮食寒热，水气，恶疮，鼠瘘，疽蚀，鬼精蛊毒。杀飞鸟走兽。一名续毒。生山谷。（《神农本草经·下品》）

麻黄，味苦，温。主中风、伤寒头痛，瘟疟；发表出汗，去邪热气，止咳逆上气，除寒热，破癥坚积聚。一名龙沙。生山谷。（《神农本草经·中品》）

马陆，味辛，温。主腹中大坚癥；破积聚，息肉，恶疮，白秃。一名百足。生川谷。（《神农本草经·下品》）

芫花，味苦，平，寒。主伤寒，温疟；下十二水，破积聚、大坚、癥瘕，荡涤肠胃中留癖饮食、寒热邪气，利水道。生川谷。(《神农本草经·下品》)

芍药，味苦，平。主邪气腹痛；除血痹，破坚积、寒热，疝瘕，止痛，利小便，益气。生川谷及丘陵。(《神农本草经·中品》)

石南，味辛，平。主养肾气，内伤阴衰，利筋骨皮毛。实，杀蛊毒，破积聚；逐风痹。一名鬼目。生山谷。(《神农本草经·下品》)

水蛭，味咸，平。主逐恶血，瘀血，月闭；破血瘕积聚；无子；利水道。生池泽。(《神农本草经·下品》)

天雄，味辛，温。主大风，寒湿痹，历节痛，拘挛，缓急；破积聚，邪气，金疮；强筋骨，轻身健行。一名白幕。生山谷。(《神农本草经·下品》)

葶苈（葶苈子），味辛，寒。主癥瘕积聚，结气，饮食寒热；破坚逐邪，通利水道。一名大室，一名大适。生平泽及田野。(《神农本草经·下品》)

乌头，味辛，温。主中风，恶风洗洗，出汗；除寒湿痹，咳逆上气；破积聚，寒热。其汁煎之，名射罔，杀禽兽。一名奚毒，一名即子，一名乌喙。生山谷。(《神农本草经·下品》)

虾蟆（蛤蟆），味辛，寒。主邪气；破癥坚血，痈肿，阴疮。服之不患热病。生池泽。(《神农本草经·下品》)

夏枯草，味苦，辛，寒。主寒热，瘰疬，鼠瘘，头疮；破癥，散瘿结气、脚肿湿痹。轻身。一名夕句，一名乃东。生川谷。(《神农本草经·下品》)

鸢尾，味苦，平。主蛊毒邪气，鬼疰诸毒；破癥瘕积聚，去水，下三虫。生山谷。(《神农本草经·下品》)

强筋骨

具有强筋骨功效的中药有巴戟天、萆薢、冬葵子、杜仲、矾石、防葵、甘草、干漆、枸杞、蠡实、羚羊角、牡蛎、戎盐、石硫黄（硫黄）、天门冬、天雄、续断、玉泉、紫芝。

巴戟天，味辛，微温。主大风邪气，阴痿不起；强筋骨，安五脏，补中，增志，益气。生山谷。（《神农本草经·上品》）

萆薢，味苦，平。主腰脊痛；强骨节，风寒湿周痹，恶疮不瘳，热气。生山谷。（《神农本草经·中品》）

冬葵子，味甘，寒。主五脏六腑寒热，羸瘦，五癃；利小便。久服坚骨，长肌肉，轻身延年。（《神农本草经·上品》）

杜仲，味辛，平。主腰脊痛；补中益精气，坚筋骨，强志，除阴下痒湿、小便余沥。久服轻身，耐老。一名思仙。生山谷。（《神农本草经·上品》）

矾石，味酸，寒。主寒热泄痢，白沃，阴蚀，恶疮，目痛；坚骨齿。炼饵服之，轻身不老增年。一名羽涅。生山谷。（《神农本草经·上品》）

防葵，味辛，寒。主疝瘕，肠泄，膀胱热结溺不下，咳逆，温疟，癫痫，惊邪狂走。久服坚骨髓，益气轻身。一名黎盖。生川谷。（《神农本草经·上品》）

甘草，味甘，平。主五脏六腑寒热邪气；坚筋骨，长肌肉，倍力；金疮肿；解毒。久服轻身、延年。生川谷。（《神农本草经·上品》）

干漆，味辛，温。主绝伤；补中，续筋骨，填髓脑，安五脏；五缓六急，风寒湿痹。生漆，去长虫。久服轻身耐老。生川谷。（《神农本草经·上品》）

枸杞，味苦，寒。主五内邪气，热中消渴，周痹。久服兼筋骨，轻身不老。一名杞根，一名地骨，一名枸忌，一名地辅。生平泽。（《神农本草经·上品》）

蠡实，味甘，平。主皮肤寒热，胃中热气，风寒湿痹；坚筋骨；令人嗜食。久服轻身。花、叶，去白虫。一名剧草，一名三坚，一名豕首。生川谷。（《神农本草经·中品》）

羚羊角，味咸，寒。主明目，益气，起阴；去恶血注下，辟蛊毒恶鬼不祥，安心气，常不魇寐。久服强筋骨轻身。生川谷。（《神农本草经·中品》）

牡蛎，味咸，平。主伤寒寒热，温疟洒洒，惊恚怒气；除拘缓，鼠瘘，

女子带下赤白。久服，强骨节；杀邪鬼；延年。一名蛎蛤。生池泽。(《神农本草经·上品》)

戎盐，主明目，目痛；益气，坚肌骨，去毒蛊。(《神农本草经·下品》)

石硫黄（硫黄），味酸，温，有毒。主妇人阴蚀，疽，痔，恶血；坚筋骨；除头秃；能化金、银、铜、铁奇物。生山谷。(《神农本草经·中品》)

天门冬，味苦，平。主诸暴风湿偏痹；强骨髓，杀三虫，去伏尸。久服轻身益气延年。一名颠勒。生山谷。(《神农本草经·上品》)

天雄，味辛，温。主大风，寒湿痹，历节痛，拘挛，缓急；破积聚，邪气，金疮；强筋骨，轻身健行。一名白幕。生山谷。(《神农本草经·下品》)

续断，味苦，微温。主伤寒；补不足；金疮，痈伤，折跌；续筋骨；妇人乳难。久服益气力。一名龙豆，一名属折。生山谷。(《神农本草经·上品》)

玉泉，味甘，平。主五脏百病。柔筋强骨，安魂魄，长肌肉，益气。久服耐寒，不饥渴，不老神仙。人临死服五斤，死三年色不变。一名玉札。生山谷。(《神农本草经·上品》)

紫芝，味甘，温。主耳聋；利关节，保神益精，坚筋骨，好颜色。久服轻身不老延年。一名木芝。生山谷。(《神农本草经·上品》)

利筋骨／利关节

具有利筋骨／利关节功效的中药有曾青、牡桂（肉桂）、蛇床子、石龙芮、石南、通草、营实、紫芝。

曾青，味酸，小寒。主目痛止泪；出风痹，利关节，通九窍；破癥坚，积聚。久服轻身不老。能化金铜。生山谷。(《神农本草经·上品》)

牡桂（肉桂），味辛，温。主上气咳逆，结气，喉痹，吐吸；利关节，补中益气。久服通神，轻身不老。生山谷。(《神农本草经·上品》)

蛇床子，味苦，平。主妇人阴中肿痛，男子阴痿，湿痒；除痹气；利关节，癫痫，恶疮。久服轻身。一名蛇米。生川谷及田野。(《神农本草

经·上品》）

石龙芮，味苦，平。主风寒湿痹，心腹邪气；利关节，止烦满。久服轻身明目，不老。一名鲁果能，一名地椹。生川泽石边。（《神农本草经·中品》）

石南，味辛，平。主养肾气，内伤阴衰，利筋骨皮毛。实，杀蛊毒，破积聚；逐风痹。一名鬼目。生山谷。（《神农本草经·下品》）

通草，味辛，平。主去恶虫，除脾胃寒热，通利九窍、血脉关节；令人不忘。一名附支。生山谷。（《神农本草经·中品》）

营实，味酸，温。主痈疽，恶疮，结肉，跌筋，败疮，热气，阴蚀不瘳；利关节。一名墙薇，一名墙麻，一名牛棘。生川谷。（《神农本草经·中品》）

紫芝，味甘，温。主耳聋；利关节，保神益精，坚筋骨，好颜色。久服轻身不老延年。一名木芝。生山谷。（《神农本草经·上品》）

续绝伤

具有续绝伤功效的中药有槐实（槐角）、栝楼根（天花粉）、蜜蜡（蜂蜡）、菟丝子、药实根。

槐实（槐角），味苦，寒。主五内邪气热；止涎唾，补绝伤；五痔，火疮，妇人乳瘕，子脏急痛。生平泽。（《神农本草经·上品》）

栝楼根（天花粉），味苦，寒。主消渴，身热，烦满大热；补虚安中，续绝伤。一名地楼。生川谷及山阴地。（《神农本草经·中品》）

蜜蜡（蜂蜡），味甘，微温。主下痢脓血；补中，续绝伤；金疮。益气，不饥，耐老。生山谷。（《神农本草经·上品》）

菟丝子，味辛，平。主续绝伤；补不足，益气力，肥健人；汁去面䵟。久服明目，轻身延年。一名菟芦。生川泽。（《神农本草经·上品》）

药实根，味辛，温。主邪气，诸痹疼酸；续绝伤，补骨髓。一名连木。生山谷。（《神农本草经·下品》）

缓急

具有缓急功效的中药有藁本、狗脊、虎掌、莨菪子（天仙子）、天雄、豚卵、竹叶。

藁本，味辛，温。主妇人疝瘕，阴中寒，肿痛，腹中急；除风头痛；长肌肤，悦颜色。一名鬼卿，一名地新。生山谷。（《神农本草经·中品》）

狗脊，味苦，平。主腰背强，机关缓急，周痹，寒湿膝痛。颇利老人。一名百枝。生川谷。（《神农本草经·中品》）

虎掌，味苦，温。主心痛寒热，结气，积聚，伏梁，伤筋痿，拘缓；利水道。生山谷。（《神农本草经·下品》）

莨菪子（天仙子），味苦，寒。主齿痛出虫，肉痹拘急；使人健行，见鬼，多食令人狂走。久服轻身，走及奔马，强志，益力，通神。一名横唐。生川谷。（《神农本草经·下品》）

天雄，味辛，温。主大风，寒湿痹，历节痛，拘挛，缓急；破积聚，邪气，金疮；强筋骨，轻身健行。一名白幕。生山谷。（《神农本草经·下品》）

豚卵，味甘，温。主惊，痫，癫疾，鬼疰，蛊毒；除寒热，奔豚，五癃，邪气挛缩。一名豚颠。悬蹄，主五痔；伏热在肠；肠痈；内蚀。（《神农本草经·下品》）

竹叶，味苦，平。主咳逆上气，溢筋急，恶疡；杀小虫。根，作汤，益气止渴，补虚下气。汁，主风痉。实，通神明，益气。（《神农本草经·中品》）

驱虫／杀虫

具有驱虫／杀虫功效的中药有巴豆、白僵蚕（僵蚕）、白颈蚯蚓（地龙）、白青、彼子（榧子）、萹蓄、雌黄、贯众、雚菌、厚朴、茴草、雷丸、理石、楝实（川楝子）、蓼实、菌茹、蔓荆实（蔓荆子）、莽草、藜芦、牛扁、干漆、青葙子、山茱萸、蛇蜕、麝香、蜀羊泉、桃核仁（桃仁）、天门冬、通草、桐叶、芜荑、吴茱萸、蜈蚣、牙子（狼牙）、薏苡仁、鸢尾、芫花、云实、蚤休、长石、竹叶、梓白皮。

巴豆，味辛，温。主伤寒，温疟寒热；破癥瘕结聚坚积，留饮痰癖，大腹水胀；荡涤五脏六腑，开通闭塞，利水谷道，去恶肉，除鬼毒、蛊疰物邪，杀虫鱼。一名巴椒。生川谷。（《神农本草经·下品》）

白僵蚕（僵蚕），味咸，平。主小儿惊痫，夜啼；去三虫，灭黑黚，令人面色好；男子阴疡病。生平泽。（《神农本草经·中品》）

白颈蚯蚓（地龙），味咸，寒。主蛇瘕；去三虫、伏尸、鬼疰、蛊毒；杀长虫；仍自化作水。生平土。（《神农本草经·下品》）

白青，味甘，平。主明目，利九窍，耳聋；心下邪气，令人吐；杀诸毒、三虫；久服通神明，轻身，延年，不老。生山谷。（《神农本草经·上品》）

彼子（榧子），味甘，温。主腹中邪气；去三虫、蛇螫、蛊毒、鬼疰、伏尸。生山谷。（《神农本草经·下品》）

萹蓄，味苦，平。主浸淫、疥瘙、疽、痔，杀三虫。一名萹竹。（《神农本草经·下品》）

雌黄，味辛，平。主恶疮，头秃，痂疥；杀毒虫虱，身痒，邪气诸毒。炼之久服轻身，增年不老。生山谷。（《神农本草经·中品》）

贯众，味苦，微寒。主腹中邪热气，诸毒；杀三虫。一名贯节，一名贯渠，一名白头，一名虎卷，一名扁符。生山谷。（《神农本草经·下品》）

藋菌，味咸，平。主心痛；温中，去长虫、白疯、蛲虫、蛇螫毒、癥瘕、诸虫。一名藋芦。生池泽。（《神农本草经·下品》）

厚朴，味苦，温。主中风、伤寒头痛，寒热，惊悸，气血痹，死肌；去三虫。生山谷。（《神农本草经·中品》）

茛草，味苦，平。主久咳，上气喘逆，久寒惊悸，痂疥，白秃，疡气；杀皮肤小虫。生川谷。（《神农本草经·下品》）

雷丸，味苦，寒。主杀三虫；逐毒气，胃中热；利丈夫，不利女子；作摩膏，除小儿百病。生山谷。（《神农本草经·下品》）

理石，味辛，寒。主身热；利胃解烦，益精明目，破积聚，去三虫。一

名立制石。生山谷。(《神农本草经·中品》)

楝实（川楝子），味苦，寒。主温疾伤寒，大热烦狂；杀三虫、疥疡，利小便水道。生山谷。(《神农本草经·下品》)

蓼实，味辛，温。主明目，温中，耐风寒，下水气；面目浮肿，痈疡。马蓼，去肠中蛭虫；轻身。生川泽。(《神农本草经·中品》)

菌茹，味辛，寒。蚀恶肉、败疮、死肌，杀疥虫，排脓恶血，除大风热气。善忘不乐。生川谷。(《神农本草经·下品》)

蔓荆实（蔓荆子），味苦，微寒。主筋骨间寒热，湿痹拘挛；明目坚齿，利九窍，去白虫。久服轻身耐老。小荆实亦等。生山谷。(《神农本草经·上品》)

莽草，味辛，温。主风头，痈肿，乳肿、疝瘕；除结气，疥瘙；杀虫鱼。生山谷。(《神农本草经·下品》)

蘼芜，味辛，温。主咳逆；定惊气，辟邪恶，除蛊毒，鬼痊，去三虫。久服通神。一名薇芜。生川泽。(《神农本草经·上品》)

牛扁，味苦，微寒。主身皮疮热气，可作浴汤。杀牛虱小虫，又疗牛病。生川谷。(《神农本草经·下品》)

干漆，味辛，温。主绝伤；补中，续筋骨，填髓脑，安五脏；五缓六急，风寒湿痹。生漆，去长虫。久服轻身耐老。生川谷。(《神农本草经·上品》)

青葙子，味苦，微寒。主邪气皮肤中热，风瘙身痒；杀三虫。子，名草决明，疗唇口青。一名草蒿，一名萋蒿。生平谷道旁。(《神农本草经·下品》)

山茱萸，味酸，平。主心下邪气，寒热；温中，逐寒湿痹；去三虫。久服轻身。一名蜀枣。生川谷。(《神农本草经·中品》)

蛇蜕，味咸，平。主小儿百二十种惊痫，瘛疭，癫疾，寒热，肠痔，虫毒，蛇痫。火熬之良。一名龙子衣，一名蛇符，一名龙子单衣，一名弓皮。生川谷及田野。(《神农本草经·下品》)

麝香，味辛，温。主辟恶气，杀鬼精物；温疟，蛊毒，痫痓；去三虫。久服除邪，不梦寤魇寐。生川谷。（《神农本草经·上品》）

蜀羊泉，味苦，微寒。主头秃，恶疮热气，疥瘙痂，癣虫；疗龋齿。生川谷。（《神农本草经·中品》）

桃核仁（桃仁），味苦，平。主瘀血，血闭，瘕瘕，邪气；杀小虫。桃花，杀疰恶鬼，令人好颜色。桃凫，微温。主杀百鬼精物。桃毛，主下血瘕寒热，积聚，无子。桃蠹，杀鬼邪恶不祥。生川谷。（《神农本草经·下品》）

天门冬，味苦，平。主诸暴风湿偏痹；强骨髓，杀三虫，去伏尸。久服轻身益气延年。一名颠勒。生山谷。（《神农本草经·上品》）

通草，味辛，平。主去恶虫，除脾胃寒热，通利九窍、血脉关节；令人不忘。一名附支。生山谷。（《神农本草经·中品》）

桐叶，味苦，寒。主恶蚀疮，著阴。皮，主五痔，杀三虫。花，主傅猪疮，饲猪肥大三倍。生山谷。（《神农本草经·下品》）

芜荑，味辛，平。主五内邪气；散皮肤、骨节中淫淫温行毒，去三虫，化食。一名无姑，一名蕨瑭。生川谷。（《神农本草经·中品》）

吴茱萸，味辛，温。主温中，下气，止痛；咳逆，寒热；除湿，血痹；逐风邪，开腠理。根，杀三虫。一名藙，生川谷。（《神农本草经·中品》）

蜈蚣，味辛，温。主鬼疰，蛊毒；噉诸蛇、虫、鱼毒；杀鬼物老精；温疟；去三虫。生川谷。（《神农本草经·下品》）

牙子（狼牙），味苦，寒。主邪气热气，疥瘙，恶疡，疮，痔；去白虫。一名狼牙。生川谷。（《神农本草经·下品》）

薏苡仁，味甘，微寒。主筋急拘挛不可屈伸，风湿痹；下气。久服轻身益气。其根，下三虫。一名解蠡。生平泽及田野。（《神农本草经·上品》）

鸢尾，味苦，平。主蛊毒邪气，鬼疰诸毒；破癥瘕积聚，去水，下三虫。生山谷。（《神农本草经·下品》）

芫花，味辛，温。主咳逆上气，喉鸣，喘，咽肿，短气，蛊毒、鬼疟，疝瘕，痈肿；杀虫鱼。一名去水。生川谷。（《神农本草经·下品》）

云实，味辛，温。主泄痢肠澼；杀虫、蛊毒，去邪恶、结气，止痛，除寒热。花，主见鬼精物。多食令人狂走。久服轻身，通神明。生川谷。(《神农本草经·上品》)

蚤休，味苦，微寒。主惊痫，摇头弄舌，热气在腹中，癫疾，痈疮，阴蚀；下三虫，去蛇毒。一名蚩休。生川谷。(《神农本草经·下品》)

长石，味辛，寒。主身热，四肢寒厥；利小便，通血脉，明目，去翳眇，下三虫，杀蛊毒。久服不饥。一名方石。生山谷。(《神农本草经·中品》)

竹叶，味苦，平。主咳逆上气，溢筋急，恶疡；杀小虫。根，作汤，益气止渴，补虚下气。汁，主风痉。实，通神明，益气。(《神农本草经·中品》)

梓白皮，味苦，寒。主热，去三虫。叶，捣傅猪疮，饲猪肥大三倍。生山谷。(《神农本草经·下品》)

杀虱

具有杀虱功效的中药有草蒿、雌黄、牛扁、水银。

草蒿，味苦，寒。主疥瘙，痂痒，恶疮；杀虱；留热在骨节间；明目。一名青蒿，一名方溃。生川泽。(《神农本草经·下品》)

雌黄，味辛，平。主恶疮，头秃，痂疥；杀毒虫虱，身痒，邪气诸毒。炼之久服轻身，增年不老。生山谷。(《神农本草经·中品》)

牛扁，味苦，微寒。主身皮疮热气，可作浴汤。杀牛虱小虫，又疗牛病。生川谷。(《神农本草经·下品》)

水银，味辛，寒。主疥瘘，痂疡，白秃；杀皮肤中虱，堕胎，除热；杀金、银、铜、锡毒。熔化还复为丹，久服神仙不死。生平土。(《神农本草经·中品》)

祛邪

具有祛邪功效的中药有巴豆、白蒿、白青、百合、贝母、彼子（榧子）、茈胡（柴胡）、丹参、防己、腐婢、甘草、鬼臼、黄环、黄芝、景天、卷柏、孔公孽、苦菜、龙眼、卤碱、鹿茸、麻黄、蘼芜、木香、牛黄、女青、秦艽、人参、山茱萸、麝香、石龙刍、石蜜（蜂蜜）、松萝、溲疏、太一余粮、桃核仁（桃仁）、天雄、葶苈（葶苈子）、豚卵、王孙、卫矛、芜荑、虾蟆（蛤蟆）、苋实、香蒲、消石、徐长卿、旋花、牙子（狼牙）、燕屎、药实根、茵芋、榆皮（榆白皮）、鸢尾、远志、云母、皂荚、知母、栀子、紫参。

巴豆，味辛，温。主伤寒，温疟寒热；破癥瘕结聚坚积，留饮痰癖，大腹水胀；荡涤五脏六腑，开通闭塞，利水谷道，去恶肉，除鬼毒、蛊疰物邪，杀虫鱼。一名巴椒。生川谷。（《神农本草经·下品》）

白蒿，味甘，平。主五脏邪气，风寒湿痹；补中益气，长毛发令黑，疗心悬，少食常饥。久服轻身，耳目聪明不老。生川泽。（《神农本草经·上品》）

白青，味甘，平。主明目，利九窍，耳聋；心下邪气，令人吐；杀诸毒、三虫；久服通神明，轻身，延年，不老。生山谷。（《神农本草经·上品》）

百合，味甘，平。主邪气腹胀，心痛；利大小便，补中益气。生川谷。（《神农本草经·中品》）

贝母，味辛，平。主伤寒烦热，淋沥邪气，疝瘕，喉痹，乳难，金疮风痉。一名空草。（《神农本草经·中品》）

彼子（榧子），味甘，温。主腹中邪气；去三虫、蛇螫、蛊毒、鬼疰、伏尸。生山谷。（《神农本草经·下品》）

茈胡（柴胡），味苦，平。主心腹肠胃中结气，饮食积聚，寒热邪气；推陈致新。久服轻身、明目、益精。一名地熏。生川谷。（《神农本草经·中品》）

丹参，味苦，微寒。主心腹邪气，肠鸣幽幽如走水，寒热积聚；破癥除瘕，止烦满，益气。一名郤蝉草。生川谷。（《神农本草经·上品》）

防己，味辛，平。主风寒温疟，热气诸痫；除邪，利大小便。一名解离。生川谷。（《神农本草经·中品》）

腐婢，味辛，平。主痎疟，寒热邪气，泄利，阴不起，病酒头痛。(《神农本草经·下品》)

甘草，味甘，平。主五脏六腑寒热邪气；坚筋骨，长肌肉，倍力；金疮肿；解毒。久服轻身、延年。生川谷。(《神农本草经·上品》)

鬼臼，味辛，温。主杀蛊毒，鬼疰，精物；辟恶气，不祥，逐邪，解百毒。一名爵犀，一名马目毒公，一名九臼。生山谷。(《神农本草经·下品》)

黄环，味苦，平。主蛊毒、鬼注、鬼魅、邪气在脏中；除咳逆，寒热。一名凌泉，一名大就。生山谷。(《神农本草经·下品》)

黄芝，味甘，平。主心腹五邪；益脾气，安神忠和和乐；久食轻身不老，延年神仙。一名金芝。生山谷。(《神农本草经·上品》)

景天，味苦，平，主大热，火疮，身热，烦，邪恶气。花，主女人漏下赤白；轻身，明目。一名戒火，一名慎火。生川谷。(《神农本草经·上品》)

卷柏，味辛，温。主五脏邪气，女子阴中寒热痛，癥瘕，血闭，绝子。久服轻身，和颜色。一名万岁。生山谷。(《神农本草经·上品》)

孔公孽，味辛，温。主伤食不化，邪结气，恶疮，疽，瘘，痔；利九窍，下乳汁。生山谷。(《神农本草经·下品》)

苦菜，味苦，寒。主五脏邪气，厌谷，胃痹。久服安心益气，聪察少卧，轻身耐老。一名荼草，一名选。生川谷。(《神农本草经·上品》)

龙眼，味甘，平。主五脏邪气；安志，厌食。久服强魂聪明，轻身不老，通神明。一名益智。生山谷。(《神农本草经·中品》)

卤鹹，味苦，寒。主大热，消渴，狂烦；除邪及下蛊毒，柔肌肤。生池泽。(《神农本草经·下品》)

鹿茸，味甘，温。主漏下恶血，寒热，惊痫；益气强志，生齿，不老。角，主恶疮、痈肿；逐邪恶气；留血在阴中。(《神农本草经·中品》)

麻黄，味苦，温。主中风、伤寒头痛，瘟疟；发表出汗，去邪热气，止咳逆上气，除寒热，破癥坚积聚。一名龙沙。生山谷。(《神农本草经·中品》)

蘼芜，味辛，温。主咳逆；定惊气，辟邪恶，除蛊毒，鬼疰，去三虫。久服通神。一名薇芜。生川泽。（《神农本草经·上品》）

木香，味辛。主邪气，辟毒疫温鬼，强志，主淋露。久服不梦寤魇寐。生山谷。（《神农本草经·上品》）

牛黄，味苦，平。主惊痫，寒热，热盛狂痓；除邪逐鬼。生平泽。（《神农本草经·中品》）

女青，味辛，平。主蛊毒；逐邪恶气，杀鬼温疟，辟不祥。一名雀瓢，生山谷。（《神农本草经·下品》）

秦艽，味苦，平。主寒热邪气，寒湿风痹，肢节痛；下水，利小便。生川谷。（《神农本草经·中品》）

人参，味甘，微寒。主补五脏，安精神，定魂魄，止惊悸，除邪气，明目，开心益智。久服轻身延年。一名人衔，一名鬼盖。生山谷。（《神农本草经·上品》）

山茱萸，味酸，平。主心下邪气，寒热；温中，逐寒湿痹；去三虫。久服轻身。一名蜀枣。生川谷。（《神农本草经·中品》）

麝香，味辛，温。主辟恶气，杀鬼精物；温疟，蛊毒，痫痓；去三虫。久服除邪，不梦寤魇寐。生川谷。（《神农本草经·上品》）

石龙刍，味苦，微寒。主胸腹邪气，小便不利，淋闭，风湿，鬼疰，恶毒。久服补虚羸，轻身，耳目聪明，延年。一名龙须，一名草续断，一名龙珠。生山谷。（《神农本草经·上品》）

石蜜（蜂蜜），味甘，平。主心腹邪气，诸惊痫痓；安五脏诸不足，益气补中，止痛解毒，除众病，和百药。久服强志，轻身不饥不老。一名石饴。生山谷。（《神农本草经·上品》）

松萝，味苦，平。主瞋怒，邪气；止虚汗，头风，女子阴寒肿痛。一名女萝。生川谷。（《神农本草经·中品》）

溲疏，味辛，寒。主身皮肤中热；除邪气，止遗溺。可作浴汤。生山谷及田野、故丘墟地。（《神农本草经·下品》）

太一余粮，味甘，平。主咳逆上气，癥瘕，血闭，漏下；除邪气。久服耐寒暑，不饥，轻身飞行千里神仙。一名石脑。生山谷。(《神农本草经·上品》)

桃核仁（桃仁），味苦，平。主瘀血，血闭，癥瘕，邪气；杀小虫。桃花，杀疰恶鬼，令人好颜色。桃凫，微温。主杀百鬼精物。桃毛，主下血瘕寒热，积聚，无子。桃蠹，杀鬼邪恶不祥。生川谷。(《神农本草经·下品》)

天雄，味辛，温。主大风，寒湿痹，历节痛，拘挛，缓急；破积聚，邪气，金疮；强筋骨，轻身健行。一名白幕。生山谷。(《神农本草经·下品》)

葶苈（葶苈子），味辛，寒。主癥瘕积聚，结气，饮食寒热；破坚逐邪，通利水道。一名大室，一名大适。生平泽及田野。(《神农本草经·下品》)

豚卵，味甘，温。主惊，痫，癫疾，鬼疰，蛊毒；除寒热，奔豚，五癃，邪气挛缩。一名豚颠。悬蹄，主五痔；伏热在肠；肠痈；内蚀。(《神农本草经·下品》)

王孙，味苦，性平。主五脏邪气，寒湿痹，四肢疼痛，膝冷痛。生川谷。(《神农本草经·中品》)

卫矛，味苦，寒。主女子崩中下血，腹满，汗出；除邪，杀鬼毒、蛊疰。一名鬼箭。生山谷。(《神农本草经·中品》)

芜荑，味辛，平。主五内邪气；散皮肤、骨节中淫淫温行毒，去三虫，化食。一名无姑，一名蕨蒢。生川谷。(《神农本草经·中品》)

虾蟆（蛤蟆），味辛，寒。主邪气；破癥坚血，痈肿，阴疮。服之不患热病。生池泽。(《神农本草经·下品》)

苋实，味甘，寒。主青盲；明目，除邪，利大小便，去寒热。久服益气力，不饥轻身。一名马苋。生川泽。(《神农本草经·上品》)

香蒲，味甘，平。主五脏，心下邪气，口中烂臭；坚齿，明目，聪耳。久服轻身耐老。一名睢。生池泽。(《神农本草经·上品》)

消石，味苦，寒。主五脏积热，胃胀闭；涤去蓄结饮食，推陈致新，除邪气。炼之如膏，久服轻身。一名芒硝。生山谷。(《神农本草经·上品》)

徐长卿，味辛，温。主鬼物百精，蛊毒，疫疾，邪恶气，温疟。久服强悍，轻身。一名鬼督邮。生山谷。(《神农本草经·上品》)

旋花，味甘，温。主益气；去面皯黑色，媚好。其根，味辛，主腹中寒热邪气，利小便。久服不饥，轻身。一名筋根华。一名金沸。生平泽。(《神农本草经·上品》)

牙子（狼牙），味苦，寒。主邪气热气，疥瘙，恶疡，疮，痔；去白虫。一名狼牙。生川谷。(《神农本草经·下品》)

燕屎，味辛，平。主蛊毒、鬼疰；逐不祥邪气，破五癃，利小便。生平谷。(《神农本草经·下品》)

药实根，味辛，温。主邪气，诸痹疼酸；续绝伤，补骨髓。一名连木。生山谷。(《神农本草经·下品》)

茵芋，味苦，温。主五脏邪气，心腹寒热，羸瘦如疟状，发作有时，诸关节风湿痹痛。生川谷。(《神农本草经·下品》)

榆皮（榆白皮），味甘，平。主大小便不通；利水道，除邪气。久服轻身不饥，其实尤良。一名零榆。生山谷。(《神农本草经·上品》)

鸢尾，味苦，平。主蛊毒邪气，鬼疰诸毒；破癥瘕积聚，去水，下三虫。生山谷。(《神农本草经·下品》)

远志，味苦，温。主咳逆伤中；补不足，除邪气，利九窍，益智慧；耳目聪明，不忘，强志倍力。久服轻身不老。叶，名小草，一名棘菀，一名葽绕，一名细草。生川谷。(《神农本草经·上品》)

云母，味甘，平。主身皮死肌，中风寒热，如在车船上；除邪气，安五脏，益子精，明目。久服轻身延年。一名云珠，一名云华，一名云英，一名云液，一名云砂，一名磷石。生山谷。(《神农本草经·上品》)

皂荚，味辛、咸，温。主风痹，死肌，邪气，风头，泪出；利九窍，杀精物。生川谷。(《神农本草经·下品》)

知母，味苦，寒。主消渴热中；除邪气，肢体浮肿，下水；补不足，益气。一名蚳母，一名连母，一名野蓼，一名地参，一名水参，一名水浚，一

名货母，一名蝭母。生川谷。(《神农本草经·中品》)

栀子，味苦。主五内邪气，胃中热气，面赤，酒疱皶鼻，白癞，赤癞，疮疡。一名木丹。生川谷。(《神农本草经·中品》)

紫参，味苦，辛寒。主心腹积聚，寒热邪气；通九窍，利大小便。一名牡蒙。生山谷。(《神农本草经·中品》)

除百疾

具有除百疾功效的中药有女菀、女贞实（女贞子）、藕实茎（藕节）。

女菀，味辛，温。主风寒洗洗，霍乱，泄痢，肠鸣上下无常处，惊痫，寒热百疾。生山谷或山阳。(《神农本草经·中品》)

女贞实（女贞子），味苦，平。主补中，安五脏，养精神，除百疾。久服肥健，轻身不老。生山谷。(《神农本草经·上品》)

藕实茎（藕节），味甘，平。主补中、养神、益气力，除百疾。久服轻身，耐老，不饥，延年。一名水芝丹。生池泽。(《神农本草经·上品》)

辟秽

具有辟秽功效的中药有麝香、水苏。

麝香，味辛，温。主辟恶气，杀鬼精物；温疟，蛊毒，痫痉；去三虫。久服除邪，不梦寤魇寐。生川谷。(《神农本草经·上品》)

水苏，味辛，微温。主下气，辟口臭，去毒，辟恶。久服通神明，轻身耐老。生池泽。(《神农本草经·中品》)

第二节　妇科

《神农本草经》中概述治疗妇科病的功效有安胎、堕胎、下乳汁等。

安胎

具有安胎功效的中药有阿胶、白胶（鹿角胶）、丹雄鸡、桑上寄生（桑寄生）、紫葳。

阿胶，味甘，平。主心腹内崩，劳极洒洒如疟状，腰腹痛，四肢酸疼，女子下血；安胎。久服轻身益气。一名傅致胶。（《神农本草经·上品》）

白胶（鹿角胶），味甘，平。主伤中，劳绝腰痛，羸瘦；补中益气；妇人血闭，无子；止痛安胎。久服轻身延年。一名鹿角胶。（《神农本草经·上品》）

丹雄鸡，味甘，微温。主女人崩中漏下，赤白沃；补虚，温中，止血，通神，杀毒辟不祥。头，主杀鬼，东门上者尤良。肪，主耳聋。肠，主遗溺。肶胵裹黄皮，主泄利。尿白，主消渴；伤寒寒热。黑雌鸡，主风寒湿痹；五缓六急；安胎。翮羽，主下血闭。（《神农本草经·中品》）

桑上寄生（桑寄生），味苦，平。主腰痛，小儿背强，痈肿；安胎，充肌肤，坚发齿，长须眉。其实，明目，轻身通神。一名寄屑，一名寓木，一名宛童。生川谷。（《神农本草经·上品》）

紫葳，味酸，微寒。主妇人产乳余疾，崩中，癥瘕，血闭，寒热羸瘦；养胎。生川谷。（《神农本草经·中品》）

堕胎

具有堕胎功效的中药有地胆、鼺鼠、瞿麦、石蚕。

地胆，味辛，寒。主鬼疰，寒热，鼠瘘，恶疮，死肌；破癥瘕，堕胎。一名蚖青。生川谷。（《神农本草经·下品》）

鼺鼠，主堕胎，令产易。生平谷。（《神农本草经·下品》）

牛膝，味苦，酸，平。主寒湿痿痹，四肢拘挛，膝痛不可屈；逐血气，伤热火烂；堕胎。久服轻身耐老。一名百倍。生川谷。（《神农本草经·上品》）

瞿麦，味苦，寒。主关格，诸癃结，小便不通；出刺，决痈肿，明目去

翳，破胎堕子、闭血。一名巨句麦。生川谷。(《神农本草经·中品》)

石蚕，味咸，寒。主五癃；破石淋，堕胎。一名沙虱。生池泽。肉，解结气，利水道，除热。(《神农本草经·下品》)

下乳

具有下乳功效的中药有孔公孽、漏芦、石膏、石钟乳、杏核仁（杏仁）。

孔公孽，味辛，温。主伤食不化，邪结气，恶疮，疽，痿，痔；利九窍，下乳汁。生山谷。(《神农本草经·下品》)

漏芦，味苦，寒。主皮肤热，恶疮，疽，痔，湿痹；下乳汁。久服轻身益气，耳目聪明，不老延年。一名野兰。生山谷。(《神农本草经·上品》)

石膏，味辛、微寒。主中风寒热，心下逆气惊，喘，口干舌焦不能息，腹中坚痛；除邪鬼，产乳，金疮。生山谷。(《神农本草经·中品》)

石钟乳，味甘，温。主咳逆上气；明目，益精，安五脏，通百节，利九窍，下乳汁。一名留公乳。生山谷。(《神农本草经·上品》)

杏核仁（杏仁），味甘，温。主咳逆上气，雷鸣，喉痹；下气，产乳，金疮，寒心奔豚。生川谷。(《神农本草经·下品》)

第三节　外科

《神农本草经》中概述治疗外科病功效较少，只有出刺和去恶肉。

出刺

具有出刺功效的中药有蟅蛄、瞿麦、王不留行。

蟅蛄，味咸，寒。主产难；出肉中刺，溃痈肿，下哽噎，解毒，除恶疮。一名蟪蛄，一名天蝼，一名螜。夜出者良。生平泽。(《神农本草经·下品》)

瞿麦，味苦，寒。主关格，诸癃结，小便不通；出刺，决痈肿，明目去翳，破胎堕子、闭血。一名巨句麦。生川谷。(《神农本草经·中品》)

王不留行，味苦，平。主金疮；止血，逐痛，出刺，除风痹内寒。久服轻身耐老增寿。生山谷。(《神农本草经·上品》)

去恶肉

具有去恶肉功效的中药有巴豆、地榆、蔺茹、菜耳实（苍耳子）。

巴豆，味辛，温。主伤寒，温疟寒热；破癥瘕结聚坚积，留饮痰癖，大腹水胀；荡涤五脏六腑，开通闭塞，利水谷道，去恶肉，除鬼毒、蛊疰物邪，杀虫鱼。一名巴椒。生川谷。(《神农本草经·下品》)

地榆，味苦，微寒。主妇人乳痓痛，七伤，带下病；止痛，除恶肉，止汗，疗金疮。生山谷。(《神农本草经·中品》)

蔺茹，味辛，寒。蚀恶肉、败疮、死肌，杀疥虫，排脓恶血，除大风热气。善忘不乐。生川谷。(《神农本草经·下品》)

菜耳实（苍耳子），味甘，温。主风头寒痛，风湿周痹，四肢拘挛痛，恶肉死肌。久服益气，耳目聪明，强志，轻身。一名胡菜，一名地葵。生川谷。(《神农本草经·中品》)

第四节　五官科

《神农本草经》中概述治疗五官科疾病的功效主要有明目、止泪、聪耳、通窍、坚齿、生齿等。

明目

具有明目功效的中药有白蒿、白青、柏实（柏子仁）、扁青、草蒿、菖蒲、茺蔚子、茈胡（柴胡）、葱实、丹砂（朱砂）、地肤子、杜若（竹叶莲）、伏翼、羖羊角、合欢、黄连、鸡头实（芡实）、蒺藜子、景天、空青、苦参、理石、蓼实、羚羊角、漏芦、络石（络石藤）、蔓荆实（蔓荆子）、牡狗阴茎（狗鞭）、木兰、翘根、秦椒（花椒）、青芝、瞿麦、人参、戎盐、蕤核（蕤仁）、桑上寄生（桑寄生）、蓄实、石胆（胆矾）、石龙刍、石龙芮、石钟乳、薯蓣（山药）、铁精、菜耳实（苍耳子）、细辛、苋实、香蒲、辛夷、萤火、玄参、远志、云母、泽泻、长石。

白蒿，味甘，平。主五脏邪气，风寒湿痹；补中益气，长毛发令黑，疗心悬，少食常饥。久服轻身，耳目聪明不老。生川泽。（《神农本草经·上品》）

白青，味甘，平。主明目、利九窍，耳聋；心下邪气，令人吐；杀诸毒、三虫；久服通神明，轻身，延年，不老。生山谷。（《神农本草经·上品》）

柏实（柏子仁），味甘，平。主惊悸；安五脏，益气，除风湿痹。久服令人润泽美色，耳目聪明，不饥不老，轻身延年。生山谷。（《神农本草经·上品》）

扁青，味甘，平。主目痛；明目；折跌，痈肿，金疮不瘳；破积聚，解毒气，利精神。久服轻身不老。生山谷。（《神农本草经·上品》）

草蒿，味苦，寒。主疥瘙，痂痒，恶疮；杀虱；留热在骨节间；明目。一名青蒿，一名方溃。生川泽。（《神农本草经·下品》）

菖蒲，味辛，温。主风寒痹，咳逆上气，开心孔，补五脏，通九窍，明耳目，出音声。久服轻身，不忘，不迷惑，延年。一名昌阳。生池泽。（《神农本草经·上品》）

茺蔚子，味辛，微温。主明目，益精，除水气。久服轻身。茎，主瘾疹痒，可作浴汤。一名益母，一名益明，一名大札。生池泽。（《神农本草经·上品》）

茈胡（柴胡），味苦，平。主心腹肠胃中结气，饮食积聚，寒热邪气；推陈致新。久服轻身、明目、益精。一名地熏。生川谷。（《神农本草经·中品》）

葱实，味辛，温。主明目；补中不足。其茎，可作汤，主伤寒寒热，出汗；中风，面目肿。生平泽。(《神农本草经·中品》)

丹砂（朱砂），味甘，微寒。主身体五脏百病；养精神，安魂魄，益气，明目，杀精魅邪恶鬼。久服通神明不老。能化为汞。生山谷。(《神农本草经·上品》)

地肤子，味苦，寒。主膀胱热；利小便，补中，益精气。久服耳目聪明，轻身耐老。一名地葵。生平泽及田野。(《神农本草经·上品》)

杜若（竹叶莲），味辛，微温。主胸胁下逆气；温中；风入脑户，头肿痛，多涕泪出。久服益精明目，轻身。一名杜蘅。生川泽。(《神农本草经·上品》)

伏翼，味咸，平。主目瞑，明目，夜视有精光。久服令人熹乐，媚好；无忧。一名蝙蝠。生川谷。(《神农本草经·下品》)

羖羊角，味咸，温。主青盲；明目，杀疥虫，止寒泄，辟恶鬼、虎狼，止惊悸。久服安心，益气轻身。生川谷。(《神农本草经·中品》)

合欢，味甘，平。主安五脏，利心志，令人欢乐无忧。久服轻身，明目，得所欲。生山谷。(《神农本草经·中品》)

黄连，味苦，寒。主热气，目痛，眦伤泣出，明目，肠澼腹痛下利，妇人阴中肿痛。久服令人不忘。一名王连。生川谷。(《神农本草经·上品》)

鸡头实（芡实），味甘，平。主湿痹腰脊膝痛；补中，除暴疾，益精气，强志，令耳目聪明。久服轻身不饥，耐老神仙。一名雁喙实。生池泽。(《神农本草经·上品》)

蒺藜子，味苦，温。主恶血；破癥结积聚，喉痹，乳难。久服长肌肉，明目，轻身。一名旁通，一名屈人，一名止行，一名犲羽，一名升推。生平泽，或道旁。(《神农本草经·上品》)

景天，味苦，平，主大热，火疮，身热烦；邪恶气。花，主女人漏下赤白；轻身，明目。一名戒火，一名慎火。生川谷。(《神农本草经·上品》)

空青，味甘，寒。主青盲，耳聋；明目，利九窍，通血脉，养精

神。久服轻身延年不老。能化铜、铁、铅、锡作金。生山谷。(《神农本草经·上品》)

苦参，味苦，寒。主心腹结气，癥瘕积聚，黄疸，溺有余沥；逐水，除痈肿，补中，明目止泪。一名水槐，一名叫苦蘵。生山谷及田野。(《神农本草经·中品》)

理石，味辛，寒。主身热；利胃解烦，益精明目，破积聚，去三虫。一名立制石。生山谷。(《神农本草经·中品》)

蓼实，味辛，温。主明目，温中，耐风寒，下水气；面目浮肿，痈疡。马蓼，去肠中蛭虫；轻身。生川泽。(《神农本草经·中品》)

羚羊角，味咸，寒。主明目，益气，起阴；去恶血注下，辟蛊毒恶鬼不祥，安心气，常不魇寐。久服强筋骨轻身。生川谷。(《神农本草经·中品》)

漏芦，味苦，寒。主皮肤热，恶疮，疽，痔，湿痹；下乳汁。久服轻身益气，耳目聪明，不老延年。一名野兰。生山谷。(《神农本草经·上品》)

络石（络石藤），味苦，温。主风热，死肌，痈伤，口干舌焦，痈肿不消，喉舌肿，水浆不干。久服轻身明目，润泽好颜色，不老延年。一名石鲮。生川谷。(《神农本草经·上品》)

蔓荆实（蔓荆子），味苦，微寒。主筋骨间寒热，湿痹拘挛；明目坚齿，利九窍，去白虫。久服轻身耐老。小荆实亦等。生山谷。(《神农本草经·上品》)

牡狗阴茎（狗鞭），味咸，平。主伤中，阴痿不起；令强热大，生子；除女子带下十二疾。一名狗精。胆，主明目。(《神农本草经·中品》)

木兰，味苦，寒。主身大热在皮肤中；去面热赤疱，酒齄，恶风，癫疾，阴下痒湿，明耳目。一名林兰。生山谷。(《神农本草经·中品》)

翘根，味甘，寒。主下热气；益阴精，令人面悦好，明目。久服轻身耐老。生平泽。(《神农本草经·中品》)

秦椒（花椒），味辛，温。主风邪气；温中，除寒痹，坚齿发，明目。久服轻身，好颜色，耐老增年，通神。生川谷。(《神农本草经·中品》)

青芝，味酸，平。主明目，补肝气，安精魂；仁恕。久食轻身不老，延年神仙。一名龙芝。生山谷。（《神农本草经·上品》）

瞿麦，味苦，寒。主关格，诸癃结，小便不通；出刺，决痈肿，明目去翳，破胎堕子、闭血。一名巨句麦。生川谷。（《神农本草经·中品》）

人参，味甘，微寒。主补五脏，安精神，定魂魄，止惊悸，除邪气，明目，开心益智。久服轻身延年。一名人衔，一名鬼盖。生山谷。（《神农本草经·上品》）

戎盐，主明目，目痛；益气，坚肌骨，去毒蛊。（《神农本草经·下品》）

蕤核（蕤仁），味甘，温。主心腹邪结气；明目，目赤痛伤泪出。久服轻身，益气不饥。生川谷。（《神农本草经·上品》）

桑上寄生（桑寄生），味苦，平。主腰痛，小儿背强，痈肿；安胎，充肌肤，坚发齿，长须眉。其实，明目，轻身通神。一名寄屑，一名寓木，一名宛童。生川谷。（《神农本草经·上品》）

蓍实，味苦，平。主益气，充肌肤，明目，聪慧先知。久服不饥；不老轻身。生山谷。（《神农本草经·上品》）

石胆（胆矾），味酸，寒。主明目，目痛，金疮，诸痫痉，女子阴蚀痛，石淋寒热，崩中下血，诸邪毒气。令人有子。炼饵服之不老。久服增寿神仙。能化铁为铜成金银。一名毕石。生山谷。（《神农本草经·中品》）

石龙刍，味苦，微寒。主胸腹邪气，小便不利，淋闭，风湿，鬼疰，恶毒。久服补虚羸，轻身，耳目聪明，延年。一名龙须，一名草续断，一名龙珠。生山谷。（《神农本草经·上品》）

石龙芮，味苦，平。主风寒湿痹，心腹邪气；利关节，止烦满。久服轻身明目，不老。一名鲁果能，一名地椹。生川泽石边。（《神农本草经·中品》）

石钟乳，味甘，温。主咳逆上气；明目，益精，安五脏，通百节，利九窍，下乳汁。一名留公乳。生山谷。（《神农本草经·上品》）

薯蓣（山药），味甘，温。主伤中；补虚羸，除寒热邪气，补中，益气

力，长肌肉。久服耳目聪明，轻身，不饥，延年。一名山芋。生山谷。（《神农本草经·上品》）

铁精，平，主明目，化铜。（《神农本草经·中品》）

菜耳实（苍耳子），味甘，温。主风头寒痛，风湿周痹，四肢拘挛痛，恶肉死肌。久服益气，耳目聪明，强志，轻身。一名胡菜，一名地葵。生川谷。（《神农本草经·中品》）

细辛，味辛，温。主咳逆，头痛脑动，百节拘挛，风湿痹痛，死肌。久服明目、利九窍，轻身长年。一名小辛。生川谷。（《神农本草经·上品》）

芡实，味甘，寒。主青盲，明目，除邪；利大小便，去寒热。久服益气力，不饥轻身。一名马芡。生川泽。（《神农本草经·上品》）

香蒲，味甘，平。主五脏，心下邪气，口中烂臭；坚齿，明目，聪耳。久服轻身耐老。一名睢。生池泽。（《神农本草经·上品》）

辛夷，味辛，温。主五脏、身体寒热，风头脑痛，面䵟。久服下气，轻身，明目，增年耐老。一名辛矧，一名侯桃，一名房木。生川谷。（《神农本草经·上品》）

萤火，味辛，微温。主明目，小儿火疮，伤热气，蛊毒，鬼疰；通神精。一名夜光。生阶地、池泽。（《神农本草经·下品》）

玄参，味苦，性微寒。主腹中寒热，积聚，女子产乳余疾；补肾气，令人目明。一名重台。生川谷。（《神农本草经·中品》）

远志，味苦，温。主咳逆伤中；补不足，除邪气，利九窍，益智慧；耳目聪明，不忘，强志倍力。久服轻身不老。叶，名小草，一名棘菀，一名葽绕，一名细草。生川谷。（《神农本草经·上品》）

云母，味甘，平。主身皮死肌，中风寒热，如在车船上；除邪气，安五脏，益子精，明目。久服轻身延年。一名云珠，一名云华，一名云英，一名云液，一名云砂，一名磷石。生山谷。（《神农本草经·上品》）

泽泻，味甘，寒。主风寒湿痹，乳难；消水，养五脏，益气力，肥健。久服耳目聪明，不饥，延年轻身，面生光，能行水上。一名水泻，一名芒

芋，一名鹄泻。生池泽。(《神农本草经·上品》)

长石，味辛，寒。主身热，四肢寒厥；利小便，通血脉，明目，去翳眇，下三虫，杀蛊毒。久服不饥。一名方石。生山谷。(《神农本草经·中品》)

止泪

具有止泪功效的中药有曾青、苦参、蒯莫子。

曾青，味酸，小寒。主目痛止泪；出风痹，利关节，通九窍；破癥坚，积聚。久服轻身不老。能化金铜。生山谷。(《神农本草经·上品》)

苦参，味苦，寒。主心腹结气，癥瘕积聚，黄疸，溺有余沥；逐水，除痈肿，补中，明目止泪。一名水槐，一名叫苦蘵。生山谷及田野。(《神农本草经·中品》)

蒯莫子，味辛，微温。主明目，目痛泪出；除痹，补五脏，益精光。久服轻身不老。一名蔑菥，一名大戢，一名马辛。生川泽及道旁。(《神农本草经·上品》)

聪耳

具有聪耳功效的中药有白蒿、柏实（柏子仁）、地肤子、漏芦、木兰、鸡头实（芡实）、石龙刍、薯蓣（山药）、菓耳实（苍耳子）、香蒲、远志、泽泻。

白蒿，味甘，平。主五脏邪气，风寒湿痹；补中益气，长毛发令黑，疗心悬，少食常饥。久服轻身，耳目聪明不老。生川泽。(《神农本草经·上品》)

柏实（柏子仁），味甘，平。主惊悸；安五脏，益气；除风湿痹。久服令人润泽美色；耳目聪明，不饥不老，轻身延年。生山谷。(《神农本草经·上品》)

地肤子，味苦，寒。主膀胱热；利小便，补中，益精气。久服耳目聪明，轻身耐老。一名地葵。生平泽及田野。(《神农本草经·上品》)

漏芦，味苦，寒。主皮肤热，恶疮，疽，痔，湿痹；下乳汁。久服轻身

益气，耳目聪明，不老延年。一名野兰。生山谷。(《神农本草经·上品》)

木兰，味苦，寒。主身大热在皮肤中；去面热赤皰，酒皶，恶风，癫疾，阴下痒湿，明耳目。一名林兰。生山谷。(《神农本草经·中品》)

鸡头实（芡实），味甘，平。主湿痹腰脊膝痛；补中，除暴疾，益精气，强志，令耳目聪明。久服轻身不饥，耐老神仙。一名雁喙实。生池泽。(《神农本草经·上品》)

石龙刍，味苦，微寒。主胸腹邪气，小便不利，淋闭，风湿，鬼疰，恶毒。久服补虚羸，轻身，耳目聪明，延年。一名龙须，一名草续断，一名龙珠。生山谷。(《神农本草经·上品》)

薯蓣（山药），味甘，温。主伤中；补虚羸，除寒热邪气，补中，益气力，长肌肉。久服耳目聪明，轻身，不饥，延年。一名山芋。生山谷。(《神农本草经·上品》)

莫耳实（苍耳子），味甘，温。主风头寒痛，风湿周痹，四肢拘挛痛，恶肉死肌。久服益气，耳目聪明，强志，轻身。一名胡莫，一名地葵。生川谷。(《神农本草经·中品》)

香蒲，味甘，平。主五脏，心下邪气，口中烂臭；坚齿，明目，聪耳。久服轻身耐老。一名睢。生池泽。(《神农本草经·上品》)

远志，味苦，温。主咳逆伤中；补不足，除邪气，利九窍，益智慧；耳目聪明，不忘，强志倍力。久服轻身不老。叶，名小草，一名棘菀，一名葽绕，一名细草。生川谷。(《神农本草经·上品》)

泽泻，味甘，寒。主风寒湿痹，乳难；消水，养五脏，益气力，肥健。久服耳目聪明，不饥，延年轻身，面生光，能行水上。一名水泻，一名芒芋，一名鹄泻。生池泽。(《神农本草经·上品》)

通窍

具有通窍功效的中药有白芝、曾青、菖蒲、大枣、蜚宝（蜚虻）、黑芝、紫参。

白芝，味辛，平。主咳逆上气；益肺气，通利口鼻，强志意勇悍，安魄。久食轻身不老，延年神仙。一名玉芝。生山谷。(《神农本草经·上品》)

曾青，味酸，小寒。主目痛止泪；出风痹，利关节，通九窍；破癥坚，积聚。久服轻身不老。能化铜。生山谷。(《神农本草经·上品》)

菖蒲，味辛，温。主风寒痹，咳逆上气；开心孔，补五脏，通九窍，明耳目，出音声。久服轻身，不忘，不迷惑，延年。一名昌阳。生池泽。(《神农本草经·上品》)

大枣，味甘，平。主心腹邪气；安中养脾助十二经，平胃气，通九窍，补少气、少津液，身中不足，大惊，四肢重；和百药。久服轻身长年。叶，覆麻黄能令出汗。生平泽。(《神农本草经·上品》)

蜚虻（蜚虻），味苦，微寒。主逐瘀血；破下血积，坚痞，癥瘕，寒热；通利血脉及九窍。生川谷。(《神农本草经·下品》)

黑芝，味咸，平。主癃；利水道，益肾气，通九窍，聪察。久食轻身不老，延年神仙。一名玄芝。生山谷。(《神农本草经·上品》)

紫参，味苦，辛寒。主心腹积聚，寒热邪气；通九窍，利大小便。一名牡蒙。生山谷。(《神农本草经·中品》)

坚齿

具有坚齿功效的中药有矾石、蔓荆实（蔓荆子）、秦椒（花椒）、桑上寄生（桑寄生）、香蒲、郁核（郁李仁）。

矾石，味酸，寒。主寒热泄痢，白沃，阴蚀，恶疮，目痛；坚骨齿。炼饵服之，轻身不老增年。一名羽涅。生山谷。(《神农本草经·上品》)

蔓荆实（蔓荆子），味苦，微寒。主筋骨间寒热，湿痹拘挛；明目坚齿，利九窍，去白虫。久服轻身耐老。小荆实亦等。生山谷。(《神农本草经·上品》)

秦椒（花椒），味辛，温。主风邪气；温中，除寒痹，坚齿发，明目。久服轻身，好颜色，耐老增年，通神。生川谷。(《神农本草经·中品》)

　　桑上寄生（桑寄生），味苦，平。主腰痛，小儿背强，痈肿；安胎，充肌肤，坚发齿，长须眉。其实，明目，轻身通神。一名寄屑，一名寓木，一名宛童。生川谷。（《神农本草经·上品》）

　　香蒲，味甘，平。主五脏，心下邪气，口中烂臭；坚齿，明目，聪耳。久服轻身耐老。一名睢。生池泽。（《神农本草经·上品》）

　　郁核（郁李仁），味酸，平。主大腹水肿，面目、四肢浮肿；利小便水道。根，主齿龂肿、龋齿；坚齿。一名爵李。生高山、川谷及丘陵上。（《神农本草经·下品》）

生齿

具有生齿功效的中药有鹿茸。

　　鹿茸，味甘，温。主漏下恶血，寒热，惊痫；益气强志，生齿，不老。角，主恶疮、痈肿；逐邪恶气；留血在阴中。（《神农本草经·中品》）

第五节　轻身延年

　　《神农本草经》中具有轻身延年功效的药物较多，分为轻身、延年、肥健人三大类。

轻身

具有轻身功效的中药有阿胶、菴䕡子、白瓜子（冬瓜子）、白胶（鹿角胶）、白青、白石英、白英、白芝、扁青、菖蒲、车前子、赤箭（天麻）、赤芝、茺蔚子、樗鸡、茈胡（柴胡）、大枣、地肤子、杜仲、矾石、防风、防葵、飞廉、蜂子、甘草、干地黄、干漆、枸杞、龟甲、合欢、黑芝、滑石、黄芝、鸡头实（芡实）、景天、鞠华（菊花）、卷柏、决明子、菌桂（肉桂）、空青、苦菜、兰草（钓兰）、蓝实、蠡实、莨菪子（天仙子）、蓼实、羚羊角、龙齿、龙胆、龙眼、漏芦、麻黄、麦门冬、蔓荆实（蔓荆子）、牡桂（肉桂）、牛膝、女萎（葳蕤）、女贞实（女贞子）、藕实茎（藕节）、蓬蘽（覆盆子）、葡萄、蒲黄、朴消、秦椒（花椒）、秦皮、青芝、屈草、人参、肉苁蓉、蕤核（蕤仁）、桑上寄生（桑寄生）、山茱萸、蛇床子、石斛、石龙刍、石龙芮、石蜜（蜂蜜）、蜀椒（花椒）、薯蓣（山药）、术、水萍（浮萍）、水苏、松脂（松香）、太一余粮、天门冬、天名精、天雄、菟丝子、王不留行、五木耳、五色石脂、菥蓂子、菓耳实（苍耳子）、细辛、夏枯草、苋实、香蒲、消石、薤（薤白）、辛夷、徐长卿、旋花、薏苡仁、茵陈蒿、榆皮（榆白皮）、禹余粮、远志、云母、泽泻、枳实、猪苓、紫石英。

阿胶，味甘，平。主心腹内崩，劳极洒洒如疟状，腰腹痛，四肢酸疼，女子下血；安胎。久服轻身益气。一名傅致胶。（《神农本草经·上品》）

菴䕡子，味苦，微寒。主五脏瘀血，腹中水气，胪胀留热，风寒湿痹，身体诸痛。久服轻身延年不老。生川谷。（《神农本草经·上品》）

白瓜子（冬瓜子），味甘，平。主令人悦泽，好颜色；益气，不饥。久服轻身耐老。一名水芝。生平泽。（《神农本草经·上品》）

白胶（鹿角胶），味甘，平。主伤中，劳绝腰痛，羸瘦；补中益气；妇人血闭，无子；止痛安胎。久服轻身延年。一名鹿角胶。（《神农本草经·上品》）

白青，味甘，平。主明目、利九窍，耳聋；心下邪气，令人吐；杀诸毒、三虫；久服通神明，轻身，延年，不老。生山谷。（《神农本草经·上品》）

白石英，味甘，微温。主消渴，阴痿不足，咳逆，胸膈间久寒；益气，除风湿痹。久服轻身长年。生山谷。（《神农本草经·上品》）

白英，味甘，寒。主寒热，八疸，消渴；补中益气。久服轻身延年。一名谷菜。生山谷。（《神农本草经·上品》）

白芝，味辛，平。主咳逆上气；益肺气，通利口鼻，强志意勇悍，安魄。久食轻身不老，延年神仙。一名玉芝。生山谷。（《神农本草经·上品》）

扁青，味甘，平。主目痛；明目；折跌，痈肿，金疮不瘳；破积聚，解

毒气，利精神。久服轻身不老。生山谷。(《神农本草经·上品》)

菖蒲，味辛，温。主风寒痹，咳逆上气，开心孔，补五脏，通九窍，明耳目，出音声。久服轻身，不忘，不迷惑，延年。一名昌阳。生池泽。(《神农本草经·上品》)

车前子，味甘，寒。主气癃；止痛，利水道小便，除湿痹。久服轻身耐老。一名当道。生平泽。(《神农本草经·上品》)

赤箭（天麻），味辛，温。主杀鬼精物，蛊毒恶气。久服益气力，长阴，肥健，轻身增年。一名离母，一名鬼督邮。生川谷。(《神农本草经·上品》)

赤芝，味苦，平。主胸中结；益心气，补中，增智慧不忘。久食轻身不老，延年神仙。一名丹芝。生山谷。(《神农本草经·上品》)，

茺蔚子，味辛，微温。主明目，益精，除水气。久服轻身。茎，主瘾疹痒，可作浴汤。一名益母，一名益明，一名大札。生池泽。(《神农本草经·上品》)

樗鸡，味苦，平。主心腹邪气，阴痿；益精，强志，生子，好色；补中轻身。生川谷。(《神农本草经·下品》)

茈胡（柴胡），味苦，平。主心腹肠胃中结气，饮食积聚，寒热邪气；推陈致新。久服轻身、明目、益精。一名地熏。生川谷。(《神农本草经·中品》)

大枣，味甘，平。主心腹邪气；安中养脾助十二经，平胃气，通九窍，补少气、少津液，身中不足，大惊，四肢重；和百药。久服轻身长年。叶，覆麻黄能令出汗。生平泽。(《神农本草经·上品》)

地肤子，味苦，寒。主膀胱热；利小便，补中，益精气。久服耳目聪明，轻身耐老。一名地葵。生平泽及田野。(《神农本草经·上品》)

杜仲，味辛，平。主腰脊痛；补中益精气，坚筋骨，强志，除阴下痒湿、小便余沥。久服轻身，耐老。一名思仙。生山谷。(《神农本草经·上品》)

矾石，味酸，寒。主寒热泄痢，白沃，阴蚀，恶疮，目痛；坚骨齿。炼饵服之，轻身不老增年。一名羽涅。生山谷。(《神农本草经·上品》)

防风，味甘，温。主大风头眩痛，恶风，风邪目盲无所见，风行周身骨节疼痹，烦满。久服轻身。一名铜芸。生川泽。(《神农本草经·上品》)

防葵，味辛，寒。主疝瘕，肠泄，膀胱热结溺不下，咳逆，温疟，癫痫，惊邪狂走。久服坚骨髓，益气轻身。一名黎盖。生川谷。(《神农本草经·上品》)

飞廉，味苦，平。主骨节热，胫重酸痛。久服令人身轻。一名飞轻。生川泽。(《神农本草经·上品》)

蜂子，味甘，平。主风头；除蛊毒，补虚羸伤中。久服令人光泽，好颜色，不老。大黄蜂子，主心腹胀满痛；轻身益气。土蜂子，主痈肿。一名蜚零。生山谷。(《神农本草经·上品》)

甘草，味甘，平。主五脏六腑寒热邪气；坚筋骨，长肌肉，倍力；金疮肿；解毒。久服轻身、延年。生川谷。(《神农本草经·上品》)

干地黄，味甘，寒。主折跌绝筋，伤中；逐血痹，填骨髓，长肌肉，作汤除寒热积聚，除痹，生者尤良。久服轻身不老。一名地髓。生川泽。(《神农本草经·上品》)

干漆，味辛，温。主绝伤；补中，续筋骨，填髓脑，安五脏；五缓六急，风寒湿痹。生漆，去长虫。久服轻身耐老。生川谷。(《神农本草经·上品》)

枸杞，味苦，寒。主五内邪气，热中消渴，周痹。久服坚筋骨，轻身不老。一名杞根，一名地骨，一名枸忌，一名地辅。生平泽。(《神农本草经·上品》)

龟甲，味咸、平。主漏下赤白，破癥瘕；疟疾，五痔，阴蚀，湿痹，四肢重弱，小儿囟不合。久服轻身，不饥。一名神屋。生池泽。(《神农本草经·上品》)

合欢，味甘，平。主安五脏，利心志，令人欢乐无忧。久服轻身，明目，得所欲。生山谷。(《神农本草经·中品》)

黑芝，味咸，平。主癃；利水道，益肾气，通九窍，聪察。久食轻身不

老，延年神仙。一名玄芝。生山谷。(《神农本草经·上品》)

滑石，味甘，寒。主身热泄澼，女子乳难，癃闭；利小便，荡胃中积聚寒热，益精气。久服轻身，耐饥长年。生山谷。(《神农本草经·上品》)

黄芝，味甘，平。主心腹五邪；益脾气，安神忠和和乐；久食轻身不老，延年神仙。一名金芝。生山谷。(《神农本草经·上品》)

鸡头实（芡实），味甘，平。主湿痹腰脊膝痛；补中，除暴疾，益精气，强志，令耳目聪明。久服轻身不饥，耐老神仙。一名雁喙实。生池泽。(《神农本草经·上品》)

景天，味苦，平，主大热，火疮，身热，烦，邪恶气。花，主女人漏下赤白；轻身，明目。一名戒火，一名慎火。生川谷。(《神农本草经·上品》)

鞠华（菊花），味苦，平。主诸风，头眩，肿痛，目欲脱，泪出，皮肤死肌，恶风湿痹。久服利血气，轻身耐老，延年。一名节华。生川泽及田野。(《神农本草经·上品》)

卷柏，味辛，温。主五脏邪气，女子阴中寒热痛，癥瘕，血闭，绝子。久服轻身，和颜色。一名万岁。生山谷。(《神农本草经·上品》)

决明子，味咸，平。主青盲，目淫肤赤白膜，眼赤痛、泪出。久服益精光，轻身。生川泽。(《神农本草经·上品》)

菌桂（肉桂），味辛，温。主百病。养精神，和颜色，为诸药先聘通使。久服轻身不老，面生光华，媚好，常如童子。生山谷。(《神农本草经·上品》)

空青，味甘，寒。主青盲，耳聋；明目，利九窍，通血脉，养精神。久服轻身延年不老。能化铜、铁、铅、锡作金。生山谷。(《神农本草经·上品》)

苦菜，味苦，寒。主五脏邪气，厌谷，胃痹。久服安心益气，聪察少卧，轻身耐老。一名荼草，一名选。生川谷。(《神农本草经·上品》)

兰草（钓兰），味辛，平。主利水道，杀蛊毒，辟不祥。久服，益气，轻身，不老，通神明。一名水香。生池泽。(《神农本草经·上品》)

蓝实，味苦，寒。主解诸毒，杀蛊、蚑、疰鬼、螫毒。久服头不白，轻身。生平泽。(《神农本草经·上品》)

蠡实，味甘，平。主皮肤寒热，胃中热气，风寒湿痹；坚筋骨；令人嗜食。久服轻身。花、叶，去白虫。一名剧草，一名三坚，一名豕首。生川谷。(《神农本草经·中品》)

莨菪子（天仙子），味苦，寒。主齿痛出虫，肉痹拘急；使人健行，见鬼，多食令人狂走。久服轻身，走及奔马，强志，益力，通神。一名横唐。生川谷。(《神农本草经·下品》)

蓼实，味辛，温。主明目，温中，耐风寒，下水气；面目浮肿，痈疡。马蓼，去肠中蛭虫；轻身。生川泽。(《神农本草经·中品》)

羚羊角，味咸，寒。主明目，益气，起阴；去恶血注下，辟蛊毒恶鬼不祥，安心气，常不魇寐。久服强筋骨轻身。生川谷。(《神农本草经·中品》)

龙齿，主小儿、大人惊痫，癫疾狂走；心下结气，不能喘息，诸痉；杀精物。久服轻身，通神明，延年。生山谷。(《神农本草经·上品》)

龙胆，味苦，寒。主骨间寒热，惊痫，邪气；续绝伤，定五脏，杀蛊毒。久服益智不忘。轻身耐老。一名陵游。生山谷。(《神农本草经·上品》)

龙眼，味甘，平。主五脏邪气；安志，厌食。久服强魂聪明，轻身不老，通神明。一名益智。生山谷。(《神农本草经·中品》)

漏芦，味苦，寒。主皮肤热，恶疮，疽，痔，湿痹；下乳汁。久服轻身益气，耳目聪明，不老延年。一名野兰。生山谷。(《神农本草经·上品》)

麻黄，味辛，平。主五劳七伤；利五脏，下血寒气。多食令见鬼狂走，久服通神明轻身。一名麻勃。麻子（火麻仁），味甘，平。主补中益气。久服肥健，不老神仙。生川谷。(《神农本草经·上品》)

麦门冬，味甘，平。主心腹结气，伤中，伤饱，胃络脉绝，羸瘦短气。久服轻身，不老，不饥。生川谷及堤坡。(《神农本草经·上品》)

蔓荆实（蔓荆子），味苦，微寒。主筋骨间寒热，湿痹拘挛；明目坚

齿，利九窍，去白虫。久服轻身耐老。小荆实亦等。生山谷。(《神农本草经·上品》)

牡桂（肉桂），味辛，温。主上气咳逆，结气，喉痹，吐吸；利关节，补中益气。久服通神，轻身不老。生山谷。(《神农本草经·上品》)

牛膝，味苦，酸，平。主寒湿痿痹，四肢拘挛，膝痛不可屈；逐血气，伤热火烂；堕胎。久服轻身耐老。一名百倍。生川谷。(《神农本草经·上品》)

女萎（葳蕤），味甘，平。主中风，暴热不能动摇，跌筋，结肉，诸不足。久服，去面黑鼾，好颜色，润泽，轻身，不老。一名左眄。生川谷。(《神农本草经·上品》)

女贞实（女贞子），味苦，平。主补中，安五脏，养精神，除百疾。久服肥健，轻身不老。生山谷。(《神农本草经·上品》)

藕实茎（藕节），味甘，平。主补中、养神、益气力、除百疾。久服轻身，耐老，不饥，延年。一名水芝丹。生池泽。(《神农本草经·上品》)

蓬蘽（覆盆子），味酸，平。主安五脏，益精气，长阴令坚，强志，倍力，有子。久服轻身不老。一名覆盆。生平泽。(《神农本草经·上品》)

葡萄，味甘，平。主筋骨湿痹；益气倍力，强志，令人肥健，耐饥；忍风寒。久食轻身；不老延年。可作酒。生山谷。(《神农本草经·上品》)

蒲黄，味甘，平。主心、腹、膀胱寒热；利小便，止血，消瘀血。久服轻身，益气力，延年神仙。生池泽。(《神农本草经·上品》)

朴消，味苦，寒。主百病；除寒热邪气，逐六府积聚，结固留癖，能化七十二种石。炼饵服之，轻身神仙。生山谷。(《神农本草经·上品》)

秦椒（花椒），味辛，温。主风邪气；温中，除寒痹，坚齿发，明目。久服轻身，好颜色，耐老增年，通神。生川谷。(《神农本草经·中品》)

秦皮，味苦，微寒。主风寒湿痹，洗洗寒气；除热，目中青翳白膜。久服头不白，轻身。生川谷。(《神农本草经·中品》)

青芝，味酸，平。主明目，补肝气，安精魂；仁恕。久食轻身不老，延

年神仙。一名龙芝。生山谷。(《神农本草经·上品》)

屈草，味苦，微寒。主胸胁下痛，邪气肠间，寒热，阴痹。久服轻身益气耐老。生川泽。(《神农本草经·下品》)

人参，味甘，微寒。主补五脏，安精神，定魂魄，止惊悸，除邪气，明目，开心益智。久服轻身延年。一名人衔，一名鬼盖。生山谷。(《神农本草经·上品》)

肉苁蓉，味甘，微温。主五劳七伤；补中，除茎中寒热痛，养五脏，强阴，益精气，多子；妇人癥瘕。久服轻身。生山谷。(《神农本草经·上品》)

蕤核（蕤仁），味甘，温。主心腹邪结气；明目，目赤痛伤泪出。久服轻身，益气不饥。生川谷。(《神农本草经·上品》)

桑上寄生（桑寄生），味苦，平。主腰痛，小儿背强，痈肿；安胎，充肌肤，坚发齿，长须眉。其实，明目，轻身通神。一名寄屑，一名寓木，一名宛童。生川谷。(《神农本草经·上品》)

山茱萸，味酸，平。主心下邪气，寒热；温中，逐寒湿痹；去三虫。久服轻身。一名蜀枣。生川谷。(《神农本草经·中品》)

蛇床子，味苦，平。主妇人阴中肿痛，男子阴痿，湿痒；除痹气；利关节，癫痫，恶疮。久服轻身。一名蛇米。生川谷及田野。(《神农本草经·上品》)

石斛，味甘，平。主伤中；除痹下气，补五脏虚劳羸瘦，强阴。久服厚肠胃；轻身延年。一名林兰。生山谷。(《神农本草经·上品》)

石龙刍，味苦，微寒。主胸腹邪气，小便不利，淋闭，风湿，鬼疰，恶毒。久服补虚羸，轻身，耳目聪明，延年。一名龙须，一名草续断，一名龙珠。生山谷。(《神农本草经·上品》)

石龙芮，味苦，平。主风寒湿痹，心腹邪气；利关节，止烦满。久服轻身明目，不老。一名鲁果能，一名地椹。生川泽石边。(《神农本草经·中品》)

石蜜（蜂蜜），味甘，平。主心腹邪气，诸惊痫痓；安五脏诸不足，益

气补中，止痛解毒，除众病，和百药。久服强志，轻身不饥不老。一名石饴。生山谷。(《神农本草经·上品》)

蜀椒（花椒），味辛，温。主邪气，咳逆；温中，逐骨节皮肤死肌、寒湿痹痛，下气。久服之，头不白，轻身增年。生川谷。(《神农本草经·下品》)

薯蓣（山药），味甘，温。主伤中；补虚羸，除寒热邪气，补中，益气力，长肌肉。久服耳目聪明，轻身，不饥，延年。一名山芋，生山谷。(《神农本草经·上品》)

术，味苦，温。主风寒湿痹，死肌，痉，疽；止汗，除热，消食。作煎饵。久服轻身延年，不饥。一名山蓟。生山谷。(《神农本草经·上品》)

水萍（浮萍），味辛，寒。主暴热，身痒；下水气，胜酒，长须发，止消渴。久服轻身。一名水花。生池泽。(《神农本草经·中品》)

水苏，味辛，微温。主下气，辟口臭，去毒，辟恶。久服通神明，轻身耐老。生池泽。(《神农本草经·中品》)

松脂（松香），味苦，温。主痈、疽、恶疮、头疡、白秃、疥瘙风气；安五脏，除热。久服轻身。不老延年。一名松膏，一名松肪。生山谷。(《神农本草经·上品》)

太一余粮，味甘，平。主咳逆上气，癥瘕，血闭，漏下；除邪气。久服耐寒暑，不饥，轻身飞行千里神仙，一名石脑。生山谷。(《神农本草经·上品》)

天门冬，味苦，平。主诸暴风湿偏痹；强骨髓，杀三虫，去伏尸。久服轻身益气延年。一名颠勒。生山谷。(《神农本草经·上品》)

天名精，味甘，寒。主瘀血，血瘕欲死；下血，止血，利小便。久服轻身耐老。一名麦句姜，一名虾蟆兰，一名豕首。生川泽。(《神农本草经·上品》)

天雄，味辛，温。主大风，寒湿痹，历节痛，拘挛，缓急；破积聚，邪气，金疮；强筋骨，轻身健行。一名白幕。生山谷。(《神农本草经·下品》)

菟丝子，味辛，平。主续绝伤；补不足，益气力，肥健人；汁去面䵟。久服明目，轻身延年。一名菟芦。生川泽。（《神农本草经·上品》）

王不留行，味苦，平。主金疮；止血，逐痛，出刺，除风痹内寒。久服轻身耐老增寿。生山谷。（《神农本草经·上品》）

五木耳，名檽，益气不饥，轻身强志。生山谷。（《神农本草经·中品》）

五色石脂，青石、赤石、黄石、白石、黑石脂等味甘，平。主黄疸，泄利，肠澼脓血，阴蚀，下血赤白，邪气痈肿，疽，痔，恶疮，头疡，疥瘙。久服补髓益气，肥健不饥，轻身延年。五石脂各随五色补五脏。生山谷中。（《神农本草经·上品》）

葧蓂子，味辛，微温。主明目，目痛泪出；除痹，补五脏，益精光。久服轻身不老。一名蔑菥，一名大戢，一名马辛。生川泽及道旁。（《神农本草经·上品》）

枲耳实（苍耳子），味甘，温。主风头寒痛，风湿周痹，四肢拘挛痛，恶肉死肌。久服益气，耳目聪明，强志，轻身。一名胡枲，一名地葵。生川谷。（《神农本草经·中品》）

细辛，味辛，温。主咳逆，头痛脑动，百节拘挛，风湿痹痛，死肌。久服明目、利九窍，轻身长年。一名小辛。生川谷。（《神农本草经·上品》）

夏枯草，味苦，辛，寒。主寒热，瘰疬，鼠瘘，头疮；破癥，散瘿结气、脚肿湿痹。轻身。一名夕句，一名乃东。生川谷。（《神农本草经·下品》）

莬实，味甘，寒。主青盲；明目，除邪，利大小便，去寒热。久服益气力，不饥轻身。一名马莬。生川泽。（《神农本草经·上品》）

香蒲，味甘，平。主五脏，心下邪气，口中烂臭；坚齿，明目，聪耳。久服轻身耐老。一名睢。生池泽。（《神农本草经·上品》）

消石，味苦，寒。主五脏积热，胃胀闭；涤去蓄结饮食，推陈致新，除邪气。炼之如膏，久服轻身。一名芒硝。生山谷。（《神农本草经·上品》）

薤（薤白），味辛，温。主金疮疮败；轻身不饥，耐老。生平泽。（《神农本草经·中品》）

辛夷，味辛，温。主五脏、身体寒热，风头脑痛，面野。久服下气，轻身，明目，增年耐老。一名辛矧，一名侯桃，一名房木。生川谷。（《神农本草经·上品》）

徐长卿，味辛，温。主鬼物百精，蛊毒，疫疾，邪恶气，温疟。久服强悍，轻身。一名鬼督邮。生山谷。（《神农本草经·上品》）

旋花，味甘，温。主益气；去面野黑色，媚好。其根，味辛，主腹中寒热邪气，利小便。久服不饥，轻身。一名筋根华，一名金沸。生平泽。（《神农本草经·上品》）

薏苡仁，味甘，微寒。主筋急拘挛不可屈伸，风湿痹；下气。久服轻身益气。其根，下三虫。一名解蠡。生平泽及田野。（《神农本草经·上品》）

茵陈蒿，味苦，平。主风湿、寒热邪气，热结，黄疸。久服轻身益气，耐老。生丘陵坡岸上。（《神农本草经·上品》）

榆皮（榆白皮），味甘，平。主大小便不通；利水道，除邪气。久服轻身不饥，其实尤良。一名零榆。生山谷。（《神农本草经·上品》）

禹余粮，味甘，寒。主咳逆，寒热烦满；下赤白，血闭癥瘕，大热。炼饵服之不饥，轻身延年。生池泽及山岛中。（《神农本草经·上品》）

远志，味苦，温。主咳逆伤中；补不足，除邪气，利九窍，益智慧；耳目聪明，不忘，强志倍力。久服轻身不老。叶，名小草，一名棘菀，一名葽绕，一名细草。生川谷。（《神农本草经·上品》）

云母，味甘，平。主身皮死肌，中风寒热，如在车船上；除邪气，安五脏，益子精，明目。久服轻身延年。一名云珠，一名云华，一名云英，一名云液，一名云砂，一名磷石。生山谷。（《神农本草经·上品》）

泽泻，味甘，寒。主风寒湿痹，乳难；消水，养五脏，益气力，肥健。久服耳目聪明，不饥，延年轻身，面生光，能行水上。一名水泻，一名芒芋，一名鹄泻。生池泽。（《神农本草经·上品》）

枳实，味苦，寒。主大风在皮肤中如麻豆苦痒；除寒热结，止痢，长肌肉，利五脏，益气轻身。生川泽。（《神农本草经·中品》）

猪苓，味甘，平。主痎疟；解毒；蛊疰不祥；利水道。久服轻身耐老。一名猳猪屎。生山谷。(《神农本草经·中品》)

紫石英，味甘，温。主心腹咳逆邪气；补不足，女子风寒在子宫，绝孕十年无子。久服温中，轻身延年。生山谷。(《神农本草经·上品》)

延年

具有延年功效的中药有白青、白英、白芝、柏实（柏子仁）、菖蒲、冬葵子、茯苓、黑芝、鞠华（菊花）、龙齿、龙骨、漏芦、络石（络石藤）、牡蛎、藕实茎（藕节）、葡萄、蒲黄、人参、石斛、石龙刍、薯蓣（山药）、术、酸枣仁、天门冬、菟丝子、五色石脂、菴䕡子、禹余粮、云母、泽泻、紫石英。

白青，味甘，平。主明目、利九窍，耳聋；心下邪气，令人吐；杀诸毒、三虫；久服通神明，轻身，延年，不老。生山谷。(《神农本草经·上品》)

白英，味甘，寒。主寒热，八疸，消渴；补中益气。久服轻身延年。一名谷菜。生山谷。(《神农本草经·上品》)

白芝，味辛，平。主咳逆上气；益肺气，通利口鼻，强志意勇悍，安魄。久食轻身不老，延年神仙。一名玉芝。生山谷。(《神农本草经·上品》)

柏实（柏子仁），味甘，平。主惊悸；安五脏，益气；除风湿痹。久服令人润泽美色；耳目聪明，不饥不老，轻身延年。生山谷。(《神农本草经·上品》)

菖蒲，味辛，温。主风寒痹，咳逆上气；开心孔，补五脏，通九窍，明耳目，出音声。久服轻身，不忘，不迷惑，延年。一名昌阳。生池泽。(《神农本草经·上品》)

冬葵子，味甘，寒。主五脏六腑寒热，羸瘦，五癃；利小便。久服坚骨，长肌肉，轻身延年。(《神农本草经·上品》)

茯苓，味甘，平。主胸胁逆气，忧恚，惊邪恐悸，心下结痛，咳逆，口焦舌干。利小便。久服安魂养神，不饥，延年。一名茯菟。生山谷。(《神农本草经·上品》)

黑芝，味咸，平。主癃；利水道，益肾气，通九窍，聪察。久食轻身不老，延年神仙。一名玄芝。生山谷。(《神农本草经·上品》)

鞠华（菊花），味苦，平。主诸风，头眩，肿痛，目欲脱，泪出，皮肤死肌，恶风湿痹。久服利血气，轻身耐老，延年。一名节华。生川泽及田野。(《神农本草经·上品》)

龙齿，主小儿、大人惊痫，癫疾狂走；心下结气，不能喘息，诸痉；杀精物。久服轻身，通神明，延年。生山谷。(《神农本草经·上品》)

龙骨，味甘，平。主心腹鬼疰，精物老魅，咳逆，泄痢脓血，女子漏下，癥瘕，坚结，小儿热气惊痫。龙齿，主小儿、大人惊痫，癫疾狂走；心下结气，不能喘息，诸痉；杀精物。久服轻身，通神明，延年。生川谷。(《神农本草经·上品》)

漏芦，味苦，寒。主皮肤热，恶疮，疽，痔，湿痹；下乳汁。久服轻身益气，耳目聪明，不老延年。一名野兰。生山谷。(《神农本草经·上品》)

络石（络石藤），味苦，温。主风热，死肌，痈伤，口干舌焦，痈肿不消，喉舌肿，水浆不下。久服轻身明目，润泽好颜色，不老延年。一名石鲮。生川谷。(《神农本草经·上品》)

牡蛎，味咸，平。主伤寒寒热，温疟洒洒，惊恚怒气；除拘缓，鼠瘘，女子带下赤白。久服，强骨节；杀邪鬼；延年。一名蛎蛤。生池泽。(《神农本草经·上品》)

藕实茎（藕节），味甘，平。主补中、养神、益气力，除百疾。久服轻身，耐老，不饥，延年。一名水芝丹。生池泽。(《神农本草经·上品》)

葡萄，味甘，平。主筋骨湿痹；益气倍力，强志，令人肥健，耐饥；忍风寒。久食轻身；不老延年。可作酒。生山谷。(《神农本草经·上品》)

蒲黄，味甘，平。主心、腹、膀胱寒热；利小便，止血，消瘀血。久服轻身，益气力，延年神仙。生池泽。(《神农本草经·上品》)

人参，味甘，微寒。主补五脏，安精神，定魂魄，止惊悸，除邪气，明目，开心益智。久服轻身延年。一名人衔，一名鬼盖。生山谷。(《神农本草

经·上品》）

石斛，味甘，平。主伤中；除痹下气，补五脏虚劳羸瘦，强阴。久服厚肠胃；轻身延年。一名林兰。生山谷。（《神农本草经·上品》）

石龙刍，味苦，微寒。主胸腹邪气，小便不利，淋闭，风湿，鬼疰，恶毒。久服补虚羸，轻身，耳目聪明，延年。一名龙须，一名草续断，一名龙珠。生山谷。（《神农本草经·上品》）

薯蓣（山药），味甘，温。主伤中；补虚羸，除寒热邪气，补中，益气力，长肌肉。久服耳目聪明，轻身，不饥，延年。一名山芋。生山谷。（《神农本草经·上品》）

术，味苦，温。主风寒湿痹，死肌，痉，疸；止汗，除热，消食。作煎饵。久服轻身延年，不饥。一名山蓟。生山谷。（《神农本草经·上品》）

酸枣仁，味酸，平。主心腹寒热，邪结气聚，四肢酸疼湿痹。久服安五脏，轻身延年。生川泽。（《神农本草经·上品》）

天门冬，味苦，平。主诸暴风湿偏痹；强骨髓，杀三虫，去伏尸。久服轻身益气延年。一名颠勒。生山谷。（《神农本草经·上品》）

菟丝子，味辛，平。主续绝伤；补不足，益气力，肥健人；汁去面野。久服明目，轻身延年。一名菟芦。生川泽。（《神农本草经·上品》）

五色石脂，青石、赤石、黄石、白石、黑石脂等味甘，平。主黄疸，泄利，肠澼脓血，阴蚀，下血赤白，邪气痈肿，疽，痔，恶疮，头疡，疥瘙。久服补髓益气，肥健不饥，轻身延年。五石脂各随五色补五脏。生山谷中。（《神农本草经·上品》）

菴䕡子，味苦，微寒。主五脏瘀血，腹中水气，胪胀留热，风寒湿痹，身体诸痛。久服轻身延年不老。生川谷。（《神农本草经·上品》）

禹余粮，味甘，寒。主咳逆，寒热烦满；下赤白，血闭癥瘕，大热。炼饵服之不饥，轻身延年。生池泽及山岛中。（《神农本草经·上品》）

云母，味甘，平。主身皮死肌，中风寒热，如在车船上；除邪气，安五脏，益子精，明目。久服轻身延年。一名云珠，一名云华，一名云英，一名

云液，一名云砂，一名磷石。生山谷。(《神农本草经·上品》)

泽泻，味甘，寒。主风寒湿痹，乳难；消水，养五脏，益气力，肥健。久服耳目聪明，不饥，延年轻身，面生光，能行水上。一名水泻，一名芒芋，一名鹄泻。生池泽。(《神农本草经·上品》)

紫石英，味甘，温。主心腹咳逆邪气；补不足，女子风寒在子宫，绝孕十年无子。久服温中，轻身延年。生山谷。(《神农本草经·上品》)

肥健人

具有肥健人功效的中药有白马茎（白马阴茎）、麻子（火麻仁）、女贞实（女贞子）、葡萄、水靳（水芹）、赤箭（天麻）、菟丝子、五色石脂、泽泻。

白马茎（白马阴茎），味咸，平。主伤中脉绝，阴不足，强志益气，长肌肉，肥健生子。眼，主惊痫，腹满，疟疾。当杀用之。悬蹄，主惊邪，瘈疭，乳难；辟恶气鬼毒，蛊疰不祥。生平泽。(《神农本草经·中品》)

麻子（火麻仁），味甘，平。主补中益气。久服肥健，不老神仙。生川谷。(《神农本草经·上品》)

女贞实（女贞子），味苦，平。主补中，安五脏，养精神，除百疾。久服肥健，轻身不老。生山谷。(《神农本草经·上品》)

葡萄，味甘，平。主筋骨湿痹；益气倍力，强志，令人肥健，耐饥；忍风寒。久食轻身；不老延年。可作酒。生山谷。(《神农本草经·上品》)

水靳（水芹），味甘，平。主女子赤沃；止血养精，保血脉，益气。令人肥健，嗜食。一名水英。生池泽。(《神农本草经·中品》)

赤箭（天麻），味辛，温。主杀鬼精物，蛊毒恶气。久服益气力，长阴，肥健，轻身增年。一名离母，一名鬼督邮。生川谷。(《神农本草经·上品》)

菟丝子，味辛，平。主续绝伤；补不足，益气力，肥健人；汁去面黔。久服明目，轻身延年。一名菟芦。生川泽。(《神农本草经·上品》)

五色石脂，青石、赤石、黄石、白石、黑石脂等味甘，平。主黄疸，泄利，肠澼脓血，阴蚀，下血赤白，邪气痈肿，疽，痔，恶疮，头疡，疥瘙。

久服补髓益气，肥健不饥，轻身延年。五石脂各随五色补五脏。生山谷中。（《神农本草经·上品》）

泽泻，味甘，寒。主风寒湿痹，乳难；消水，养五脏，益气力，肥健。久服耳目聪明，不饥，延年轻身，面生光，能行水上。一名水泻，一名芒芋，一名鹄泻。生池泽。（《神农本草经·上品》）

第六节　其他

《神农本草经》中还有催吐、祛臭、生发、坚发、乌发、调和诸药、作药引等功效的药物。

催吐

具有催吐功效的中药有白青、瓜蒂、苦瓠。

白青，味甘，平。主明目、利九窍、耳聋；心下邪气，令人吐；杀诸毒、三虫；久服通神明，轻身，延年，不老。生山谷。（《神农本草经·上品》）

瓜蒂，味苦，寒。主大水，身面四肢浮肿；下水，杀蛊毒；咳逆上气，食诸果病在胸腹中，皆吐下之。生平泽。（《神农本草经·下品》）

苦瓠，味苦，寒。主大水，面目四肢浮肿；下水。令人吐。生平泽。（《神农本草经·下品》）

祛臭

具有祛臭功效的中药有干姜、橘柚、水苏、香蒲。

干姜，味辛，温。主胸满，咳逆上气；温中止血，出汗，逐风湿痹；肠澼下痢。生者尤良。久服去臭气，通神明。生川谷。（《神农本草经·中品》）

橘柚，味辛，温。主胸中瘕热逆气；利水谷。久服去臭，下气，通神。一名橘皮。生川谷。（《神农本草经·上品》）

水苏，味辛，微温。主下气，辟口臭，去毒，辟恶。久服通神明，轻身耐老。生池泽。(《神农本草经·中品》)

香蒲，味甘，平。主五脏，心下邪气，口中烂臭；坚齿，明目，聪耳。久服轻身耐老。一名睢。生池泽。(《神农本草经·上品》)

生发

具有生发功效的中药有白蒿、水萍（浮萍）。

白蒿，味甘，平。主五脏邪气，风寒湿痹；补中益气，长毛发令黑，疗心悬，少食常饥。久服轻身，耳目聪明不老。生川泽。(《神农本草经·上品》)

水萍（浮萍），味辛，寒。主暴热，身痒；下水气，胜酒，长须发，止消渴。久服轻身。一名水花。生池泽。(《神农本草经·中品》)

坚发

具有坚发功效的中药有秦椒（花椒）、桑上寄生（桑寄生）。

秦椒（花椒），味辛，温。主风邪气；温中，除寒痹，坚齿发，明目。久服轻身，好颜色，耐老增年，通神。生川谷。(《神农本草经·中品》)

桑上寄生（桑寄生），味苦，平。主腰痛，小儿背强，痈肿；安胎，充肌肤，坚发齿，长须眉。其实，明目，轻身通神。一名寄屑，一名寓木，一名宛童。生川谷。(《神农本草经·上品》)

乌发

具有乌发功效的中药有白蒿、蓝实、秦皮、蜀椒（花椒）。

白蒿，味甘，平。主五脏邪气，风寒湿痹；补中益气，长毛发令黑，疗心悬，少食常饥。久服轻身，耳目聪明不老。生川泽。(《神农本草经·上品》)

蓝实，味苦，寒。主解诸毒，杀蛊、蚑、疰鬼、螫毒。久服头不白，轻

身。生平泽。(《神农本草经·上品》)

秦皮，味苦，微寒。主风寒湿痹，洗洗寒气；除热，目中青翳白膜。久服头不白，轻身。生川谷。(《神农本草经·中品》)

蜀椒（花椒），味辛，温。主邪气，咳逆；温中，逐骨节皮肤死肌、寒湿痹痛，下气。久服之，头不白，轻身增年。生川谷。(《神农本草经·下品》)

调和诸药

具有调和诸药功效的中药有大枣、石蜜（蜂蜜）。

大枣，味甘，平。主心腹邪气；安中养脾助十二经，平胃气，通九窍，补少气、少津液，身中不足，大惊，四肢重；和百药。久服轻身长年。叶，覆麻黄能令出汗。生平泽。(《神农本草经·上品》)

石蜜（蜂蜜），味甘，平。主心腹邪气，诸惊痫痓；安五脏诸不足，益气补中，止痛解毒，除众病，和百药。久服强志，轻身不饥不老。一名石饴。生山谷。(《神农本草经·上品》)

药引

具有药引功效的中药有菌桂（肉桂）。

菌桂（肉桂），味辛，温。主百病。养精神，和颜色，为诸药先聘通使。久服轻身不老，面生光华，媚好，常如童子。生山谷。(《神农本草经·上品》)

第三章　临床主治病症

《神农本草经》中药物所治病症涉及内科、妇科、儿科、外科、五官科和骨伤科，既有我们今天所说的疾病，也包括许多临床症状。

第一节　内科病症

《神农本草经》中药物主治的内科病症包括伤寒、寒证、风证、风寒、风热、风湿、热证、烦热、寒热、寒湿、咳嗽、喘证、心痛、胸痛、心悬、伏梁、厥证、胸满、胸胀、悸、神昏、健忘、呆病、惊恐、烦满、痫证、惊痫、癫证、瘦疵、狂证、痞满、胃胀闭、心下结气、心下结痛、呕吐、食少、食积、伤食、厌食、哽噎、关格、伤中、腹痛、腹胀、腹满、腹中邪逆、肠鸣、泄泻、霍乱、便秘、痢疾、肠痛、胁痛、黄疸、积聚/癥瘕、头痛、眩晕、郁证、结气、惊恚怒气、心腹结气、心腹邪气、瘿病、水肿、淋证、白浊、癃闭、遗尿、阳痿、不育症、血证、瘀血、痰饮、消渴、口舌干燥、汗证、虚损、痹证、骨间寒热、骨节疼痛、痉证、拘挛、痿证、腰痛、腰背强、不可屈伸、膝痛、温疟、疼痛、麻木、劳伤、奔豚、脚肿、四肢沉重、五脏百病等。

伤寒

治疗伤寒病的药物有巴豆、半夏、贝母、恒山（常山）、葱实、丹雄鸡、厚朴、楝实（川楝子）、麻黄、牡蛎、莞花、续断。

巴豆，味辛，温。主伤寒，温疟寒热；破癥瘕结聚坚积，留饮痰癖，大腹水胀；荡涤五脏六腑，开通闭塞，利水谷道，去恶肉，除鬼毒、蛊疰物邪，杀虫鱼。一名巴椒。生川谷。（《神农本草经·下品》）

半夏，味辛，平。主伤寒，寒热心下坚；下气，喉咽肿痛，头眩，胸胀，咳逆，肠鸣；止汗。一名地文，一名水玉。生川谷。（《神农本草经·下品》）

贝母，味辛，平。主伤寒烦热，淋沥邪气，疝瘕，喉痹，乳难，金疮风痉。一名空草。（《神农本草经·中品》）

恒山（常山），味苦，寒。主伤寒寒热，热发温疟，鬼毒，胸中痰结，吐逆。一名互草。生川谷。（《神农本草经·下品》）

葱实，味辛，温。主明目；补中不足。其茎，可作汤，主伤寒寒热，出汗；中风，面目肿。生平泽。（《神农本草经·中品》）

丹雄鸡，味甘，微温。主女人崩中漏下，赤白沃；补虚，温中，止血，通神，杀毒辟不祥。头，主杀鬼，东门上者尤良。肪，主耳聋。肠，主遗溺。肶胵裹黄皮，主泄利。尿白，主消渴；伤寒寒热。黑雌鸡，主风寒湿痹；五缓六急；安胎。翮羽，主下血闭。（《神农本草经·中品》）

厚朴，味苦，温。主中风、伤寒头痛，寒热，惊悸，气血痹，死肌；去三虫。生山谷。（《神农本草经·中品》）

楝实（川楝子），味苦，寒。主温疾伤寒，大热烦狂；杀三虫、疥疡，利小便水道。生山谷。（《神农本草经·下品》）

麻黄，味苦，温。主中风、伤寒头痛，温疟；发表出汗，去邪热气，止咳逆上气，除寒热，破癥坚积聚。一名龙沙。生山谷。（《神农本草经·中品》）

牡蛎，味咸，平。主伤寒寒热，温疟洒洒，惊恚怒气；除拘缓，鼠瘘，女子带下赤白。久服，强骨节；杀邪鬼；延年。一名蛎蛤。生池泽。（《神农本草经·上品》）

莞花，味苦，平，寒。主伤寒，温疟；下十二水，破积聚、大坚、癥瘕，荡涤肠胃中留癖饮食、寒热邪气，利水道。生川谷。(《神农本草经·下品》)

续断，味苦，微温。主伤寒；补不足；金疮，痈伤，折跌；续筋骨；妇人乳难。久服益气力。一名龙豆，一名属折。生山谷。(《神农本草经·上品》)

寒证

治疗寒证的药物有白石英、菵草、麻蕡、王不留行。

白石英，味甘，微温。主消渴，阴痿不足，咳逆，胸膈间久寒；益气，除风湿痹。久服轻身长年。生山谷。(《神农本草经·上品》)

菵草，味苦，平。主久咳，上气喘逆，久寒惊悸，痂疥，白秃，疡气；杀皮肤小虫。生川谷。(《神农本草经·下品》)

麻蕡，味辛，平。主五劳七伤；利五脏，下血寒气。多食令见鬼狂走，久服通神明轻身。一名麻勃。麻子（火麻仁），味甘，平。主补中益气。久服肥健，不老神仙。生川谷。(《神农本草经·上品》)

王不留行，味苦，平。主金疮；止血，逐痛，出刺，除风痹内寒。久服轻身耐老增寿。生山谷。(《神农本草经·上品》)

风证

治疗风证的药物有白薇、葱实、大戟、钩吻、厚朴、鞠华（菊花）、蛞蝓、麻黄、马先蒿、牡丹（牡丹皮）、女萎（葳蕤）、石膏、乌头、芎䓖（川芎）、羊踯躅、衣鱼、云母、泽兰。

白薇，味苦，平。主暴中风，身热肢满，忽忽不知人，狂惑，邪气寒热酸疼，温疟洗洗发作有时。生川谷。(《神农本草经·中品》)

葱实，味辛，温。主明目；补中不足。其茎，可作汤，主伤寒寒热，出汗；中风，面目肿。生平泽。(《神农本草经·中品》)

大戟，味苦，寒。主蛊毒，十二水，腹满急痛，积聚，中风，皮肤疼痛，吐逆。一名邛钜。(《神农本草经·下品》)

钩吻，味辛，温。主金疮，乳痓，中恶风，咳逆上气，水肿；杀鬼疰、蛊毒。一名野葛。生山谷。(《神农本草经·下品》)

厚朴，味苦，温。主中风、伤寒头痛，寒热，惊悸，气血痹，死肌；去三虫。生山谷。(《神农本草经·中品》)

鞠华（菊花），味苦，平。主诸风，头眩，肿痛，目欲脱，泪出，皮肤死肌，恶风湿痹。久服利血气，轻身耐老，延年。一名节华。生川泽及田野。(《神农本草经·上品》)

蛞蝓，味咸，寒。主贼风喎僻，轶筋及脱肛，惊痫，挛缩。一名陵蠡。生池泽及阴地、沙石、垣下。(《神农本草经·下品》)

麻黄，味苦，温。主中风、伤寒头痛，瘟疟；发表出汗，去邪热气，止咳逆上气，除寒热，破癥坚积聚。一名龙沙。生山谷。(《神农本草经·中品》)

马先蒿，味苦，平。主寒热，鬼疰，中风，湿痹，女子带下病，无子。一名马屎蒿。生川泽。(《神农本草经·中品》)

牡丹（牡丹皮），味辛，寒。主寒热，中风，瘛疭，痉，惊痫，邪气；除癥坚，瘀血留舍肠胃；安五脏；疗痈疮。一名鹿韭，一名鼠姑。生山谷。(《神农本草经·中品》)

女萎（葳蕤），味甘，平。主中风，暴热不能动摇，跌筋，结肉，诸不足。久服，去面黑䵟，好颜色，润泽，轻身，不老。一名左眄。生川谷。(《神农本草经·上品》)

石膏，味辛、微寒。主中风寒热，心下逆气惊，喘，口干舌焦不能息，腹中坚痛；除邪鬼，产乳，金疮。生山谷。(《神农本草经·中品》)

乌头，味辛，温。主中风，恶风洗洗，出汗；除寒湿痹，咳逆上气；破积聚，寒热。其汁煎之，名射罔，杀禽兽。一名奚毒，一名即子，一名乌喙。生山谷。(《神农本草经·下品》)

芎䓖（川芎），味辛，温。主中风入脑，头痛，寒痹，筋挛缓急，金疮，妇人血闭，无子。生川谷。（《神农本草经·上品》）

羊踯躅，味辛，温。主贼风在皮肤中，淫淫痛，温疟，恶毒，诸痹。生川谷。（《神农本草经·下品》）

衣鱼，味咸，温。主妇人疝瘕，小便不利，小儿中风。项强背起，摩之。一名白鱼。生平泽。（《神农本草经·下品》）

云母，味甘，平。主身皮死肌，中风寒热，如在车船上；除邪气，安五脏，益子精，明目。久服轻身延年。一名云珠，一名云华，一名云英，一名云液，一名云砂，一名磷石。生山谷。（《神农本草经·上品》）

泽兰，味苦，微温。主乳妇内衄，中风余疾，大腹水肿，身面、四肢浮肿，骨节中水，金疮，痈肿，疮脓。一名虎兰，一名龙枣。生大泽傍。（《神农本草经·中品》）

风寒

治疗风寒的药物有独活、防己、女菀。

独活，味苦，平。主风寒所击，金疮；止痛；奔豚，痫痓，女子疝瘕。久服轻身耐老。一名羌活，一名羌青，一名扩羌使者。生川谷。（《神农本草经·上品》）

防己，味辛，平。主风寒温疟，热气诸痫；除邪，利大小便。一名解离。生川谷。（《神农本草经·中品》）

女菀，味辛，温。主风寒洗洗，霍乱，泄痢，肠鸣上下无常处，惊痫，寒热百疾。生山谷或山阳。（《神农本草经·中品》）

风热

治疗风热的药物有络石（络石藤）、铁落（生铁落）。

络石（络石藤），味苦，温。主风热，死肌，痈伤，口干舌焦，痈肿不消，喉舌肿，水浆不干。久服轻身明目，润泽好颜色，不老延年。一名石

鲮。生川谷。(《神农本草经·上品》)

铁落（生铁落），味辛，平。主风热，恶疮，疡疽，疮痂，疥气在皮肤中。(《神农本草经·中品》)

风湿

治疗风湿的药物有石龙刍、茵陈蒿。

石龙刍，味苦，微寒。主胸腹邪气，小便不利，淋闭，风湿，鬼疰，恶毒。久服补虚赢，轻身，耳目聪明，延年。一名龙须，一名草续断，一名龙珠。生山谷。(《神农本草经·上品》)

茵陈蒿，味苦，平。主风湿、寒热邪气，热结，黄疸。久服轻身益气，耐老。生丘陵坡岸上。(《神农本草经·上品》)

热证

治疗热证的药物有菴茴子、白敛、白薇、败酱（败酱草）、磁石、葛根、贯众、滑石、黄芩、鸡子、积雪草、景天、爵床、栝楼根（天花粉）、雷丸、蠡实、理石、连翘、楝实（川楝子）、卤碱、菌茹、梅实（乌梅）、木兰、蘗木（黄柏）、凝水石（寒水石）、牛扁、牛黄、铅丹、翘根、青葙子、射干、石膏、石韦、石长生、术、水萍（浮萍）、溲疏、酸浆、芜荑、虾蟆（蛤蟆）、消石、牙子（狼牙）、羊桃、羊蹄、萤火、营实、禹余粮、蚤休、长石、栀子、梓白皮。

菴茴子，味苦，微寒。主五脏瘀血，腹中水气，胪胀留热，风寒湿痹，身体诸痛。久服轻身延年不老。生川谷。(《神农本草经·上品》)

白敛，味苦，平。主痈肿、疽、疮；散结气，止痛，除热；目中赤，小儿惊痫，温疟，女子阴中肿痛。一名菟核，一名白草。生山谷。(《神农本草经·下品》)

白薇，味苦，平。主暴中风，身热肢满，忽忽不知人，狂惑，邪气寒热酸疼，温疟洗洗发作有时。生川谷。(《神农本草经·中品》)

败酱（败酱草），味苦，性平。主暴热，火疮赤气，疥瘙，疽，痔，马鞍热气。一名鹿肠。生山谷。（《神农本草经·中品》）

磁石，味辛、寒。主周痹风湿，肢节中痛，不可持物，洗洗酸消；除大热烦满及耳聋。一名玄石。生山谷。（《神农本草经·中品》）

葛根，味甘，平。主消渴，身大热，呕吐，诸痹；起阴气，解诸毒。葛谷，主下痢十岁已上。一名鸡齐根。生川谷。（《神农本草经·中品》）

贯众，味苦，微寒。主腹中邪热气，诸毒；杀三虫。一名贯节，一名贯渠，一名白头，一名虎卷，一名扁符。生山谷。（《神农本草经·下品》）

滑石，味甘，寒。主身热泄澼，女子乳难，癃闭；利小便，荡胃中积聚寒热，益精气。久服轻身，耐饥长年。生山谷。（《神农本草经·上品》）

黄芩，味苦，平。主诸热，黄疸，肠澼泄痢；逐水，下血闭，恶疮疽蚀，火疡。一名腐肠。生川谷。（《神农本草经·中品》）

鸡子，主除热；火疮；痫、痉。可作虎魄神物。鸡白蠹，肥脂。生平泽。（《神农本草经·中品》）

积雪草，味苦，寒。主大热，恶疮，痈疽，浸淫，赤熛皮肤赤，身热。生川谷。（《神农本草经·中品》）

景天，味苦，平，主大热，火疮，身热，烦，邪恶气。花，主女人漏下赤白；轻身，明目。一名戒火，一名慎火。生川谷。（《神农本草经·上品》）

爵床，味咸，寒。主腰背痛，不得著床，俛仰艰难；除热，可作浴汤。生川谷及田野。（《神农本草经·中品》）

栝楼根（天花粉），味苦，寒。主消渴，身热，烦满大热；补虚安中，续绝伤。一名地楼。生川谷及山阴地。（《神农本草经·中品》）

雷丸，味苦，寒。主杀三虫；逐毒气，胃中热；利丈夫，不利女子；作摩膏，除小儿百病。生山谷。（《神农本草经·下品》）

蠡实，味甘，平。主皮肤寒热，胃中热气，风寒湿痹；坚筋骨；令人嗜食。久服轻身。花、叶，去白虫。一名剧草，一名三坚，一名豕首。生川谷。（《神农本草经·中品》）

理石，味辛，寒。主身热；利胃解烦，益精明目，破积聚，去三虫。一名立制石。生山谷。（《神农本草经·中品》）

连翘，味苦，平。主寒热，鼠瘘，瘰疬，痈肿，恶疮，瘿瘤，结热，蛊毒。一名异翘，一名兰华，一名折根，一名轵，一名三廉。生山谷。（《神农本草经·下品》）

楝实（川楝子），味苦，寒。主温疾伤寒，大热烦狂；杀三虫、疥疡，利小便水道。生山谷。（《神农本草经·下品》）

卤咸，味苦，寒。主大热，消渴，狂烦；除邪及下蛊毒，柔肌肤。生池泽。（《神农本草经·下品》）

蔄茹，味辛，寒。蚀恶肉、败疮、死肌，杀疥虫，排脓恶血，除大风热气。善忘不乐。生川谷。（《神农本草经·下品》）

梅实（乌梅），味酸，平。主下气，除热烦满；安心；肢体痛，偏枯不仁，死肌；去青黑痣、恶肉。生川谷。（《神农本草经·中品》）

木兰，味苦，寒。主身大热在皮肤中；去面热赤疱，酒齄，恶风，癫疾，阴下痒湿，明耳目。一名林兰。生山谷。（《神农本草经·中品》）

蘖木（黄柏），味苦，寒。主五脏、肠胃中结热，黄疸，肠痔；止泄痢，女子漏下赤白，阴阳伤，蚀疮。一名檀桓。生山谷。（《神农本草经·下品》）

凝水石（寒水石），味辛，寒。主身热，腹中积聚邪气，皮中如火烧，烦满，水饮之。久服不饥。一名白水石。生山谷。（《神农本草经·中品》）

牛扁，味苦，微寒。主身皮疮热气，可作浴汤。杀牛虱小虫，又疗牛病。生川谷。（《神农本草经·下品》）

牛黄，味苦，平。主惊痫，寒热，热盛狂痓；除邪逐鬼。生平泽。（《神农本草经·中品》）

铅丹，味辛，微寒。主吐逆胃反，惊痫，癫疾；除热，下气。炼化还成九光。久服通神明。生平泽。（《神农本草经·下品》）

翘根，味甘，寒。主下热气；益阴精，令人面悦好，明目。久服轻身耐老。生平泽。（《神农本草经·中品》）

青葙子，味苦，微寒。主邪气皮肤中热，风瘙身痒；杀三虫。子，名草决明，疗唇口青。一名草蒿，一名萋蒿。生平谷道旁。(《神农本草经·下品》)

射干，味苦，平。主咳逆上气，喉闭，咽痛，不得消息；散结气，腹中邪逆，食饮大热。一名乌扇，一名乌蒲。生川谷。(《神农本草经·下品》)

石膏，味辛、微寒。主中风寒热，心下逆气惊，喘，口干舌焦不能息，腹中坚痛；除邪鬼，产乳，金疮。生山谷。(《神农本草经·中品》)

石韦，味苦，平。主劳热邪气，五癃闭不通，利小便水道。一名石皮。生山谷石上。(《神农本草经·中品》)

石长生，味咸，微寒。主寒热，恶疮，火热；辟鬼气不祥。一名丹草。生山谷。(《神农本草经·下品》)

术，味苦，温。主风寒湿痹，死肌，痉，疸；止汗，除热，消食。作煎饵。久服轻身延年，不饥。一名山蓟。生山谷。(《神农本草经·上品》)

水萍（浮萍），味辛，寒。主暴热，身痒；下水气，胜酒，长须发，止消渴。久服轻身。一名水花。生池泽。(《神农本草经·中品》)

溲疏，味辛，寒。主身皮肤中热；除邪气，止遗溺。可作浴汤。生山谷及田野、故丘墟地。(《神农本草经·下品》)

酸浆，味酸，平。主热烦满；定志益气，利水道。产难，吞其实立产。一名醋浆。生川泽。(《神农本草经·中品》)

芜荑，味辛，平。主五内邪气；散皮肤、骨节中淫淫温行毒，去三虫，化食。一名无姑，一名蕨蒢。生川谷。(《神农本草经·中品》)

虾蟆（蛤蟆），味辛，寒。主邪气；破癥坚血，痈肿，阴疮。服之不患热病。生池泽。(《神农本草经·下品》)

消石，味苦，寒。主五脏积热，胃胀闭；涤去蓄结饮食，推陈致新，除邪气。炼之如膏，久服轻身。一名芒硝。生山谷。(《神农本草经·上品》)

牙子（狼牙），味苦，寒。主邪气热气，疥瘙，恶疡，疮，痔；去白虫。一名狼牙。生川谷。(《神农本草经·下品》)

羊桃，味苦，寒。主熛热身暴赤色，风水，积聚，恶疡；除小儿热。一名鬼桃，一名羊肠。生川谷。(《神农本草经·下品》)

羊蹄，味苦，寒。主头秃，疥瘙；除热，女子阴蚀。一名东方宿，一名连虫陆，一名鬼目。生川泽。(《神农本草经·下品》)

萤火，味辛，微温。主明目，小儿火疮，伤热气，蛊毒，鬼痊；通神精。一名夜光。生阶地、池泽。(《神农本草经·下品》)

营实，味酸，温。主痈疽，恶疮，结肉，跌筋，败疮，热气，阴蚀不瘳；利关节。一名墙薇，一名墙麻，一名牛棘。生川谷。(《神农本草经·中品》)

禹余粮，味甘，寒。主咳逆，寒热烦满；下赤白，血闭癥瘕，大热。炼饵服之不饥，轻身延年。生池泽及山岛中。(《神农本草经·上品》)

蚤休，味苦，微寒。主惊痫，摇头弄舌，热气在腹中，癫疾，痈疮，阴蚀；下三虫，去蛇毒。一名蚩休。生川谷。(《神农本草经·下品》)

长石，味辛，寒。主身热，四肢寒厥；利小便，通血脉，明目，去翳眇，下三虫，杀蛊毒。久服不饥。一名方石。生山谷。(《神农本草经·中品》)

栀子，味苦。主五内邪气，胃中热气，面赤，酒疱皶鼻，白癞，赤癞，疮疡。一名木丹。生川谷。(《神农本草经·中品》)

梓白皮，味苦，寒。主热，去三虫。叶，捣傅猪疮，饲猪肥大三倍。生山谷。(《神农本草经·下品》)

烦热

治疗烦热的药物有贝母、景天。

贝母，味辛，平。主伤寒烦热，淋沥邪气，疝瘕，喉痹，乳难，金疮风痓。一名空草。(《神农本草经·中品》)

景天，味苦，平，主大热，火疮，身热，烦，邪恶气。花，主女人漏下赤白；轻身，明目。一名戒火，一名慎火。生川谷。(《神农本草经·上品》)

寒热

治疗寒热的药物有阿胶、巴豆、白垩、白头翁、白薇、白英、白芷、斑猫（斑蝥）、半夏、恒山（常山）、茈胡（柴胡）、葱实、大黄、丹参、当归、地胆、冬葵子、蜚蠊、蜚蝱（蜚虻）、干地黄、海蛤、厚朴、虎掌、黄环、假苏（荆芥）、款冬花、狼毒、蠡实、连翘、六畜毛蹄甲、鹿茸、露蜂房、马刀、马先蒿、茅根（白茅根）、牡丹（牡丹皮）、木蛮（木虻）、牛黄、牛角䚡、女菀、蒲黄、朴消、蛴螬、秦艽、秦皮、屈草、雀瓮、茺花、桑叶、沙参、山茱萸、芍药、蛇合、蛇蜕、石长生、蜀漆、鼠妇、鼠李、酸枣仁、桃核仁（桃仁）、天鼠屎（夜明砂）、葶苈（葶苈子）、通草、豚卵、鲅鱼甲、王瓜、乌韭、乌头、夏枯草、苋实、辛夷、雄黄、旋花、阳起石、茵陈蒿、茵芋、禹余粮、玄参、蚱蝉、䗪虫（土鳖虫）、枳实、紫参、紫葳、紫菀。

阿胶，味甘，平。主心腹内崩，劳极洒洒如疟状，腰腹痛，四肢酸疼，女子下血；安胎。久服轻身益气。一名傅致胶。（《神农本草经·上品》）

巴豆，味辛，温。主伤寒，温疟寒热；破癥瘕结聚坚积，留饮痰癖，大腹水胀；荡涤五脏六腑，开通闭塞，利水谷道，去恶肉，除鬼毒、蛊疰物邪，杀虫鱼。一名巴椒。生川谷。（《神农本草经·下品》）

白垩，味苦，温。主女子寒热，癥瘕，月闭，积聚。生山谷。（《神农本草经·下品》）

白头翁，味苦，温。主温疟，易狂，寒热，癥瘕积聚，瘿气；逐血，止痛；金疮。一名野丈人，一名胡王使者。生山谷。（《神农本草经·下品》）

白薇，味苦，平。主暴中风，身热肢满，忽忽不知人，狂惑，邪气寒热酸疼，温疟洗洗发作有时。生川谷。（《神农本草经·中品》）

白英，味甘，寒。主寒热，八疸，消渴；补中益气。久服轻身延年。一名谷菜。生山谷。（《神农本草经·上品》）

白芷，味辛，温。主女人漏下赤白，血闭，阴肿，寒热，风头侵目，泪出；长肌肤润泽，可作面脂。一名芳香。生川谷。（《神农本草经·中品》）

斑猫（斑蝥），味辛，寒。主寒热，鬼疰，蛊毒，鼠瘘，恶疮，疽蚀，

死肌；破石癃。一名龙尾。生川谷。(《神农本草经·下品·》)

半夏，味辛，平。主伤寒，寒热心下坚；下气，喉咽肿痛，头眩，胸胀，咳逆，肠鸣；止汗。一名地文，一名水玉。生川谷。(《神农本草经·下品》)

恒山（常山），味苦，寒。主伤寒寒热，热发温疟，鬼毒，胸中痰结，吐逆。一名互草。生川谷。(《神农本草经·下品》)

茈胡（柴胡），味苦，平。主心腹肠胃中结气，饮食积聚，寒热邪气；推陈致新。久服轻身、明目、益精。一名地熏。生川谷。(《神农本草经·中品》)

葱实，味辛，温。主明目；补中不足。其茎，可作汤，主伤寒寒热，出汗；中风，面目肿。生平泽。(《神农本草经·中品》)

大黄，味苦，寒。主下瘀血，血闭，寒热；破癥瘕积聚，留饮宿食，荡涤肠胃，推陈致新，通利水谷，调中化食，安和五脏。生山谷。(《神农本草经·下品》)

丹参，味苦，微寒。主心腹邪气，肠鸣幽幽如走水，寒热积聚；破癥除瘕，止烦满，益气。一名却蝉草。生川谷。(《神农本草经·上品》)

当归，味甘，温。主咳逆上气，温疟，寒热洗洗在皮肤中，妇人漏下、绝子，诸恶疮疡，金疮。煮饮之。一名乾归。生川谷。(《神农本草经·中品》)

地胆，味辛，寒。主鬼疰，寒热，鼠瘘，恶疮，死肌；破癥瘕，堕胎。一名蚖青。生川谷。(《神农本草经·下品》)

冬葵子，味甘，寒。主五脏六腑寒热，羸瘦，五癃；利小便。久服坚骨，长肌肉，轻身延年。(《神农本草经·上品》)

蜚蠊，味咸，寒。主血瘀，癥坚，寒热；破积聚，喉咽闭；内寒无子。生川泽。(《神农本草经·下品》)

蜚虻（蜚虹），味苦，微寒。主逐瘀血；破下血积，坚痞，癥瘕，寒热；通利血脉及九窍。生川谷。(《神农本草经·下品》)

干地黄，味甘，寒。主折跌绝筋，伤中；逐血痹，填骨髓，长肌肉，作汤除寒热积聚，除痹，生者尤良。久服轻身不老。一名地髓。生川泽。(《神农本草经·上品》)

海蛤，味苦，平。主咳逆，上气喘息，烦满，胸痛寒热。一名魅蛤。生池泽。(《神农本草经·中品》)

厚朴，味苦，温。主中风、伤寒头痛，寒热，惊悸，气血痹，死肌；去三虫。生山谷。(《神农本草经·中品》)

虎掌，味苦，温。主心痛寒热，结气，积聚，伏梁，伤筋痿，拘缓；利水道。生山谷。(《神农本草经·下品》)

黄环，味苦，平。主蛊毒、鬼注、鬼魅、邪气在脏中；除咳逆，寒热。一名凌泉，一名大就。生山谷。(《神农本草经·下品》)

假苏（荆芥），味辛，温。主寒热，鼠瘘，瘰疬，生疮；破结聚气，下瘀血，除湿痹。一名鼠蓂。生川泽。(《神农本草经·中品》)

款冬花，味辛，温。主咳逆上气，善喘，喉痹，诸惊痫，寒热邪气。一名橐吾，一名颗涷，一名虎须，一名菟奚。生山谷。(《神农本草经·中品》)

狼毒，味辛，平。主咳逆上气；破积聚；饮食寒热，水气，恶疮，鼠瘘，疽蚀，鬼精蛊毒。杀飞鸟走兽。一名续毒。生山谷。(《神农本草经·下品》)

蠡实，味甘，平。主皮肤寒热，胃中热气，风寒湿痹；坚筋骨；令人嗜食。久服轻身。花、叶，去白虫。一名剧草，一名三坚，一名豕首。生川谷。(《神农本草经·中品》)

连翘，味苦，平。主寒热，鼠瘘，瘰疬，痈肿，恶疮，瘿瘤，结热，蛊毒。一名异翘，一名兰华，一名折根，一名轵，一名三廉。生山谷。(《神农本草经·下品》)

六畜毛蹄甲，咸，平。主鬼疰，蛊毒，寒热，惊痫，癫痓狂走。骆驼毛尤良。(《神农本草经·下品》)

鹿茸，味甘，温。主漏下恶血，寒热，惊痫；益气强志，生齿，不老。

角，主恶疮、痈肿；逐邪恶气；留血在阴中。(《神农本草经·中品》)

露蜂房，味苦，平。主惊痫，瘛疭，寒热邪气，癫疾，鬼精，蛊毒，肠痔。火熬之良。一名蜂肠。生川谷。(《神农本草经·中品》)

马刀，味辛，微寒。主漏下赤白，寒热；破石淋，杀禽兽贼鼠。生池泽。(《神农本草经·下品》)

马先蒿，味苦，平。主寒热，鬼疰，中风，湿痹，女子带下病，无子。一名马屎蒿。生川泽。(《神农本草经·中品》)

茅根（白茅根），味甘，寒。主劳伤虚羸；补中益气，除瘀血，血闭，寒热；利小便。其苗，主下水。一名兰根，一名茹根。生山谷、田野。(《神农本草经·中品》)

牡丹（牡丹皮），味辛，寒。主寒热，中风，瘛疭，痉，惊痫，邪气；除癥坚，瘀血留舍肠胃；安五脏；疗痈疮。一名鹿韭，一名鼠姑。生山谷。(《神农本草经·中品》)

木虻（木虻），味苦，平。主目赤痛，眦伤泪出，瘀血，血闭，寒热；酸嘶；无子。一名魂常。生川泽。(《神农本草经·下品》)

牛黄，味苦，平。主惊痫，寒热，热盛狂痓；除邪逐鬼。生平泽。(《神农本草经·中品》)

牛角䚡，苦，温。下闭血，瘀血；疼痛，女人带下血。髓，补中填骨髓。久服增年。胆，治惊；寒热。可丸药。(《神农本草经·中品》)

女菀，味辛，温。主风寒洗洗，霍乱，泄痢，肠鸣上下无常处，惊痫，寒热百疾。生山谷或山阳。(《神农本草经·中品》)

蒲黄，味甘，平。主心、腹、膀胱寒热；利小便，止血，消瘀血。久服轻身，益气力，延年神仙。生池泽。(《神农本草经·上品》)

朴消，味苦，寒。主百病；除寒热邪气，逐六府积聚，结固留癖，能化七十二种石。炼饵服之，轻身神仙。生山谷。(《神农本草经·上品》)

蜣螂，味咸，寒。主小儿惊痫，瘛疭，腹胀，寒热；大人癫疾、狂易。一名蛣蜣。火熬之良。生池泽。(《神农本草经·下品》)

秦艽，味苦，平。主寒热邪气，寒湿风痹，肢节痛；下水，利小便。生川谷。(《神农本草经·中品》)

秦皮，味苦，微寒。主风寒湿痹，洗洗寒气；除热，目中青翳白膜。久服头不白，轻身。生川谷。(《神农本草经·中品》)

屈草，味苦，微寒。主胸胁下痛，邪气肠间，寒热，阴痹。久服轻身益气耐老。生川泽。(《神农本草经·下品》)

雀瓮，味甘，平。主小儿惊痫，寒热，结气，蛊毒，鬼疰。一名躁舍。生树枝间。(《神农本草经·下品》)

芫花，味苦，平，寒。主伤寒，温疟；下十二水，破积聚、大坚、癥瘕，荡涤肠胃中留癖饮食、寒热邪气，利水道。生川谷。(《神农本草经·下品》)

桑叶，主除寒热出汗。(《神农本草经·中品》)

沙参，味苦，微寒。主血积，惊气；除寒热，补中益肺气。久服利人。一名知母。生川谷。(《神农本草经·上品》)

山茱萸，味酸，平。主心下邪气，寒热；温中，逐寒湿痹；去三虫。久服轻身。一名蜀枣。生川谷。(《神农本草经·中品》)

芍药，味苦，平。主邪气腹痛；除血痹，破坚积、寒热，疝瘕，止痛，利小便，益气。生川谷及丘陵。(《神农本草经·中品》)

蛇合，味苦，微寒。主惊痫，寒热邪气；除热金疮，疽，痔，鼠瘘，恶疮，头疡。一名蛇衔。生山谷。(《神农本草经·下品》)

蛇蜕，味咸，平。主小儿百二十种惊痫，瘛疭，癫疾，寒热，肠痔，虫毒，蛇痫。火熬之良。一名龙子衣，一名蛇符，一名龙子单衣，一名弓皮。生川谷及田野。(《神农本草经·下品》)

石长生，味咸，微寒。主寒热，恶疮，火热；辟鬼气不祥。一名丹草。生山谷。(《神农本草经·下品》)

蜀漆，味辛，平。主疟及咳逆寒热，腹中癥坚，痞结，积聚，邪气，蛊毒，鬼疰。生川谷。(《神农本草经·下品》)

鼠妇，味酸，温。主气癃不得小便，女人月闭，血瘕，痫痉，寒热；利水道。一名眉蟠，一名蜲蝛。生平谷。(《神农本草经·下品》)

鼠李，主寒热，瘰疬疮。生田野。(《神农本草经·下品》)

酸枣仁，味酸，平。主心腹寒热，邪结气聚，四肢酸疼湿痹。久服安五脏，轻身延年。生川泽。(《神农本草经·上品》)

桃核仁（桃仁），味苦，平。主瘀血，血闭，癥瘕，邪气；杀小虫。桃花，杀疰恶鬼，令人好颜色。桃凫，微温。主杀百鬼精物。桃毛，主下血瘕寒热，积聚，无子。桃蠹，杀鬼邪恶不祥。生川谷。(《神农本草经·下品》)

天鼠屎（夜明砂），味辛，寒。主面痈肿，皮肤洗洗时痛，腹中血气；破寒热积聚，除惊悸。一名鼠法，一名石肝。生山谷。(《神农本草经·下品》)

葶苈（葶苈子），味辛，寒。主癥瘕积聚，结气，饮食寒热；破坚逐邪，通利水道。一名大室，一名大适。生平泽及田野。(《神农本草经·下品》)

通草，味辛，平。主去恶虫，除脾胃寒热，通利九窍、血脉关节；令人不忘。一名附支。生山谷。(《神农本草经·中品》)

豚卵，味甘，温。主惊，痫，癫疾，鬼疰，蛊毒；除寒热，奔豚，五癃，邪气挛缩。一名豚颠。悬蹄，主五痔；伏热在肠；肠痈；内蚀。(《神农本草经·下品》)

鲅鱼甲，味辛，微温。主心腹癥瘕，伏坚，积聚，寒热，女子崩中，下血五色，小腹阴中相引痛，疮疥死肌。生池泽。(《神农本草经·中品》)

王瓜，味苦，寒。主消渴，内痹，瘀血，月闭，寒热酸疼；益气，愈聋。一名土瓜。生平泽。(《神农本草经·中品》)

乌韭，味甘，寒。主皮肤往来寒热，利小肠膀胱气。生山谷石上。(《神农本草经·下品》)

乌头，味辛，温。主中风，恶风洗洗，出汗；除寒湿痹，咳逆上气；破积聚，寒热。其汁煎之，名射罔，杀禽兽。一名奚毒，一名即子，一名乌喙。生山谷。(《神农本草经·下品》)

夏枯草，味苦，辛，寒。主寒热，瘰疬，鼠瘘，头疮；破癥，散瘿结气、脚肿湿痹。轻身。一名夕句，一名乃东。生川谷。(《神农本草经·下品》)

芡实，味甘，寒。主青盲；明目，除邪，利大小便，去寒热。久服益气力，不饥轻身。一名马芡。生川泽。(《神农本草经·上品》)

辛夷，味辛，温。主五脏、身体寒热，风头脑痛，面䵟。久服下气，轻身，明目，增年耐老。一名辛矧，一名侯桃，一名房木。生川谷。(《神农本草经·上品》)

雄黄，味苦，平。主寒热鼠瘘、恶疮、疽、痔、死肌；杀精物，恶鬼，邪气，百虫毒；胜五兵。炼食之，轻身神仙。一名黄金石。生山谷。(《神农本草经·中品》)

旋花，味甘，温。主益气；去面䵟黑色，媚好。其根，味辛，主腹中寒热邪气，利小便。久服不饥，轻身。一名筋根华。一名金沸。生平泽。(《神农本草经·上品》)

阳起石，味咸，微温。主崩中漏下；破子脏中血，癥瘕结气，寒热，腹痛，无子，阴痿不起；补不足。一名白石。生山谷。(《神农本草经·中品》)

茵陈蒿，味苦，平。主风湿、寒热邪气，热结，黄疸。久服轻身益气，耐老。生丘陵坡岸上。(《神农本草经·上品》)

茵芋，味苦，温。主五脏邪气，心腹寒热，羸瘦如疟状，发作有时，诸关节风湿痹痛。生川谷。(《神农本草经·下品》)

禹余粮，味甘，寒。主咳逆，寒热烦满；下赤白，血闭癥瘕，大热。炼饵服之不饥，轻身延年。生池泽及山岛中。(《神农本草经·上品》)

玄参，味苦，性微寒。主腹中寒热，积聚，女子产乳余疾；补肾气，令人目明。一名重台。生川谷。(《神农本草经·中品》)

蚱蝉，味咸，寒。主小儿惊痫，夜啼，癫病，寒热。生杨柳上。(《神农本草经·中品》)

䗪虫（土鳖虫），味咸，寒。主心腹寒热洗洗，血积癥瘕；破坚，下血闭；生子尤良。一名地鳖。生川泽。(《神农本草经·下品》)

枳实，味苦，寒。主大风在皮肤中如麻豆苦痒；除寒热结，止痢，长肌肉，利五脏，益气轻身。生川泽。(《神农本草经·中品》)

紫参，味苦，辛寒。主心腹积聚，寒热邪气；通九窍，利大小便。一名牡蒙。生山谷。(《神农本草经·中品》)

紫葳，味酸，微寒。主妇人产乳余疾，崩中，癥瘕，血闭，寒热羸瘦；养胎。生川谷。(《神农本草经·中品》)

紫苑，味苦，温。主咳逆上气，胸中寒热结气；去蛊毒，痿躄；安五脏。生山谷。(《神农本草经·中品》)

寒湿

治疗寒湿的药物有附子、狗脊、牛膝、茜根、蜀椒、天雄、王孙。

附子，味辛，温。主风寒咳逆邪气；温中；金疮；破癥坚积聚，血瘕，寒湿，踒躄，拘挛，膝痛不能行步。生山谷。(《神农本草经·下品》)

狗脊，味苦，平。主腰背强，机关缓急，周痹，寒湿膝痛。颇利老人。一名百枝。生川谷。(《神农本草经·中品》)

牛膝，味苦，酸，主寒湿痿痹，四肢拘挛，膝痛不可屈；逐血气，伤热火烂；堕胎。久服轻身耐老。一名百倍。生川谷。(《神农本草经·上品》)

茜根，味苦，寒。主寒湿，风痹，黄疸；补中。生川谷。(《神农本草经·中品》)

蜀椒（花椒），味辛，温。主邪气，咳逆；温中，逐骨节皮肤死肌、寒湿痹痛，下气。久服之，头不白，轻身增年。生川谷。(《神农本草经·下品》)

天雄，味辛，温。主大风，寒湿痹，历节痛，拘挛，缓急；破积聚，邪气，金疮；强筋骨，轻身健行。一名白幕。生山谷。(《神农本草经·下品》)

王孙，味苦，性平。主五脏邪气，寒湿痹，四肢疼痛，膝冷痛。生川谷。(《神农本草经·中品》)

咳嗽

治疗咳嗽的药物有白石英、白鲜（白鲜皮）、白芝、半夏、菖蒲、当归、防葵、茯苓、附子、干姜、钩吻、瓜蒂、淮木、黄环、狼毒、藜芦、龙骨、蘼芜、牡桂（肉桂）、射干、石钟乳、蜀椒（花椒）、蜀漆、太一余粮、乌头、吴茱萸、五味子、细辛、杏核仁（杏仁）、蟦蛴、禹余粮、芫花、远志、竹叶、紫石英、紫菀。

白石英，味甘，微温。主消渴，阴痿不足，咳逆，胸膈间久寒；益气，除风湿痹。久服轻身长年。生山谷。（《神农本草经·上品》）

白鲜（白鲜皮），味苦，寒。主头风，黄疸，咳逆，淋沥，女子阴中肿痛，湿痹，死肌，不可屈伸，起止行步。生山谷。（《神农本草经·中品》）

白芝，味辛，平。主咳逆上气；益肺气，通利口鼻，强志意勇悍，安魄。久食轻身不老，延年神仙。一名玉芝。生山谷。（《神农本草经·上品》）

半夏，味辛，平。主伤寒，寒热心下坚；下气，喉咽肿痛，头眩，胸胀，咳逆，肠鸣；止汗。一名地文，一名水玉。生川谷。（《神农本草经·下品》）

菖蒲，味辛，温。主风寒痹，咳逆上气；开心孔，补五脏，通九窍，明耳目，出音声。久服轻身，不忘，不迷惑，延年。一名昌阳。生池泽。（《神农本草经·上品》）

当归，味甘，温。主咳逆上气，温疟，寒热洗洗在皮肤中，妇人漏下、绝子，诸恶疮疡，金疮。煮饮之。一名乾归。生川谷。（《神农本草经·中品》）

防葵，味辛，寒。主疝瘕，肠泄，膀胱热结溺不下，咳逆，温疟，癫痫，惊邪狂走。久服坚骨髓，益气轻身。一名黎盖。生川谷。（《神农本草经·上品》）

茯苓，味甘，平。主胸胁逆气，忧恚，惊邪恐悸，心下结痛，咳逆，口焦舌干。利小便。久服安魂养神，不饥，延年。一名茯菟。生山谷。（《神农本草经·上品》）

附子，味辛，温。主风寒咳逆邪气；温中；金疮；破癥坚积聚，血瘕，寒湿，踒躄，拘挛，膝痛不能行步。生山谷。（《神农本草经·下品》）

干姜，味辛，温。主胸满，咳逆上气；温中止血，出汗，逐风湿痹；肠澼下痢。生者尤良。久服去臭气，通神明。生川谷。（《神农本草经·中品》）

钩吻，味辛，温。主金疮，乳痓，中恶风，咳逆上气，水肿；杀鬼疰、蛊毒。一名野葛。生山谷。（《神农本草经·下品》）

瓜蒂，味苦，寒。主大水，身面四肢浮肿；下水，杀蛊毒；咳逆上气，食诸果病在胸腹中，皆吐下之。生平泽。（《神农本草经·下品》）

淮木，味苦，平。主久咳上气，伤中，虚羸，女子阴蚀，漏下赤白沃。一名百岁城中木。生平泽。（《神农本草经·下品》）

黄环，味苦，平。主蛊毒、鬼注、鬼魅、邪气在脏中；除咳逆，寒热。一名凌泉，一名大就。生山谷。（《神农本草经·下品》）

狼毒，味辛，平。主咳逆上气；破积聚；饮食寒热，水气，恶疮，鼠瘘，疽蚀，鬼精蛊毒。杀飞鸟走兽。一名续毒。生山谷。（《神农本草经·下品》）

藜芦，味辛，寒。主蛊毒，咳逆，泄痢，肠澼，头疡，疥瘙，恶疮；杀诸蛊毒，去死肌。一名葱苒。生川谷。（《神农本草经·下品》）

龙骨，味甘，平。主心腹鬼疰，精物老魅，咳逆，泄痢脓血，女子漏下，癥瘕，坚结，小儿热气惊痫。龙齿，主小儿、大人惊痫，癫疾狂走；心下结气，不能喘息，诸痉；杀精物。久服轻身，通神明，延年。生川谷。（《神农本草经·上品》）

蘼芜，味辛，温。主咳逆；定惊气，辟邪恶，除蛊毒，鬼疰，去三虫。久服通神。一名薇芜。生川泽。（《神农本草经·上品》）

牡桂（肉桂），味辛，温。主上气咳逆，结气，喉痹，吐吸；利关节，补中益气。久服通神，轻身不老。生山谷。（《神农本草经·上品》）

射干，味苦，平。主咳逆上气，喉闭，咽痛，不得消息；散结气，腹中邪逆，食饮大热。一名乌扇，一名乌蒲。生川谷。（《神农本草经·下品》）

石钟乳，味甘，温。主咳逆上气；明目，益精，安五脏，通百节，利九窍，下乳汁。一名留公乳。生山谷。(《神农本草经·上品》)

蜀椒（花椒），味辛，温。主邪气，咳逆；温中，逐骨节皮肤死肌、寒湿痹痛，下气。久服之，头不白，轻身增年。生川谷。(《神农本草经·下品》)

蜀漆，味辛，平。主疟及咳逆寒热，腹中癥坚，痞结，积聚，邪气，蛊毒，鬼疰。生川谷。(《神农本草经·下品》)

太一余粮，味甘，平。主咳逆上气，癥瘕，血闭，漏下；除邪气。久服耐寒暑，不饥，轻身飞行千里神仙，一名石脑。生山谷。(《神农本草经·上品》)

乌头，味辛，温。主中风，恶风洗洗，出汗；除寒湿痹，咳逆上气；破积聚，寒热。其汁煎之，名射罔，杀禽兽。一名奚毒，一名即子，一名乌喙。生山谷。(《神农本草经·下品》)

吴茱萸，味辛，温。主温中，下气，止痛；咳逆，寒热；除湿，血痹；逐风邪，开腠理。根，杀三虫。一名藙，生川谷。(《神农本草经·中品》)

五味子，味酸，温。主益气，咳逆上气，劳伤羸瘦；补不足，强阴，益男子精。一名会及。生山谷。(《神农本草经·上品》)

细辛，味辛，温。主咳逆，头痛脑动，百节拘挛，风湿痹痛，死肌。久服明目、利九窍，轻身长年。一名小辛。生川谷。(《神农本草经·上品》)

杏核仁（杏仁），味甘，温。主咳逆上气，雷鸣，喉痹；下气，产乳，金疮，寒心奔豚。生川谷。(《神农本草经·下品》)

蠮螉，味辛。主久聋，咳逆，毒气；出刺；出汗。生川谷。(《神农本草经·中品》)

禹余粮，味甘，寒。主咳逆，寒热烦满；下赤白，血闭癥瘕，大热。炼饵服之不饥，轻身延年。生池泽及山岛中。(《神农本草经·上品》)

芫花，味辛，温。主咳逆上气，喉鸣，喘，咽肿，短气，蛊毒、鬼疟，疝瘕，痈肿；杀虫鱼。一名去水。生川谷。(《神农本草经·下品》)

远志，味苦，温。主咳逆伤中；补不足，除邪气，利九窍，益智慧；耳目聪明，不忘，强志倍力。久服轻身不老。叶，名小草，一名棘菀，一名葽绕，一名细草。生川谷。(《神农本草经·上品》)

竹叶，味苦，平。主咳逆上气，溢筋急，恶疡；杀小虫。根，作汤，益气止渴，补虚下气。汁，主风痉。实，通神明，益气。(《神农本草经·中品》)

紫石英，味甘，温。主心腹咳逆邪气；补不足，女子风寒在子宫，绝孕十年无子。久服温中，轻身延年。生山谷。(《神农本草经·上品》)

紫苑，味苦，温。主咳逆上气，胸中寒热结气；去蛊毒，痿蹷；安五脏。生山谷。(《神农本草经·中品》)

喘证

治疗喘证的药物有海蛤、芨草、款冬花、龙齿、石膏、芫花。

海蛤，味苦，平。主咳逆，上气喘息，烦满，胸痛寒热。一名魁蛤。生池泽。(《神农本草经·中品》)

芨草，味苦，平。主久咳，上气喘逆，久寒惊悸，痂疥，白秃，疡气；杀皮肤小虫。生川谷。(《神农本草经·下品》)、

款冬花，味辛，温。主咳逆上气，善喘，喉痹，诸惊痫，寒热邪气。一名橐吾，一名颗涷，一名虎须，一名菟奚。生山谷。(《神农本草经·中品》)

龙齿，主小儿、大人惊痫，癫疾狂走；心下结气，不能喘息，诸痉；杀精物。久服轻身，通神明，延年。生山谷。(《神农本草经·上品》)

石膏，味辛，微寒。主中风寒热，心下逆气惊，喘，口干舌焦不能息，腹中坚痛；除邪鬼，产乳，金疮。生山谷。(《神农本草经·中品》)

芫花，味辛，温。主咳逆上气，喉鸣，喘，咽肿，短气，蛊毒、鬼疟，疝瘕，痈肿；杀虫鱼。一名去水。生川谷。(《神农本草经·下品》)

心痛

治疗心痛的药物有白棘、百合、藋菌、虎掌、五加皮。

白棘，味辛，寒。主心腹痛，痈肿溃脓，止痛。一名棘针。生川谷。（《神农本草经·中品》）

百合，味甘，平。主邪气腹胀，心痛；利大小便，补中益气。生川谷。（《神农本草经·中品》）

藋菌，味咸，平。主心痛；温中，去长虫、白疯、蛲虫、蛇螫毒、癥瘕、诸虫。一名蘑芦。生池泽。（《神农本草经·下品》）

虎掌，味苦，温。主心痛寒热，结气，积聚，伏梁，伤筋痿，拘缓；利水道。生山谷。（《神农本草经·下品》）

五加皮，味辛，温。主心腹疝气，腹痛；益气，疗躄；小儿不能行，疮疡，阴蚀。一名豺漆。（《神农本草经·中品》）

胸痛

治疗胸痛的药物有海蛤、桔梗、屈草、蟹。

海蛤，味苦，平。主咳逆，上气喘息，烦满，胸痛寒热。一名魁蛤。生池泽。（《神农本草经·中品》）

桔梗，味辛，微温。主胸胁痛如刀刺，腹满肠鸣幽幽，惊恐，悸气。生山谷。（《神农本草经·下品》）

屈草，味苦，微寒。主胸胁下痛，邪气肠间，寒热，阴痹。久服轻身益气耐老。生川泽。（《神农本草经·下品》）

蟹，味咸，寒。主胸中邪气热结痛，㖞僻，面肿败漆。烧之致鼠。生池泽。（《神农本草经·下品》）

心悬

治疗心悬的药物有白蒿。

白蒿，味甘，平。主五脏邪气，风寒湿痹；补中益气，长毛发令

黑，疗心悬，少食常饥。久服轻身，耳目聪明不老。生川泽。(《神农本草经·上品》)

伏梁

治疗伏梁的药物有虎掌。

虎掌，味苦，温。主心痛寒热，结气，积聚，伏梁，伤筋痿，拘缓；利水道。生山谷。(《神农本草经·下品》)

厥证

治疗厥证的药物有长石、蔓椒（入地金牛）。

长石，味辛，寒。主身热，四肢寒厥；利小便，通血脉，明目，去翳眇，下三虫，杀蛊毒。久服不饥。一名方石。生山谷。(《神农本草经·中品》)

蔓椒（入地金牛），味苦，温。主风寒湿痹，历节疼；除四肢厥气，膝痛。一名豕椒。生川谷及丘冢间。(《神农本草经·下品》)

胸满

治疗胸满的药物有干姜。

干姜，味辛，温。主胸满，咳逆上气；温中止血，出汗，逐风湿痹；肠澼下痢。生者尤良。久服去臭气，通神明。生川谷。(《神农本草经·中品》)

胸胀

治疗胸胀的药物有半夏。

半夏，味辛，平。主伤寒，寒热心下坚；下气，喉咽肿痛，头眩，胸胀，咳逆，肠鸣；止汗。一名地文，一名水玉。生川谷。(《神农本草经·下品》)

悸

治疗悸的药物有柏实（柏子仁）、茯苓、羖羊角、厚朴、茛草、桔梗、人参、天鼠屎（夜明砂）、薇衔。

柏实（柏子仁），味甘，平。主惊悸；安五脏，益气，除风湿痹。久服令人润泽美色，耳目聪明，不饥不老，轻身延年。生山谷。（《神农本草经·上品》）

茯苓，味甘，平。主胸胁逆气，忧恚，惊邪恐悸，心下结痛，咳逆，口焦舌干。利小便。久服安魂养神，不饥，延年。一名茯菟。生山谷。（《神农本草经·上品》）

羖羊角，味咸，温。主青盲；明目，杀疥虫，止寒泄，辟恶鬼、虎狼，止惊悸。久服安心，益气轻身。生川谷。（《神农本草经·中品》）

厚朴，味苦，温。主中风、伤寒头痛，寒热，惊悸，气血痹，死肌；去三虫。生山谷。（《神农本草经·中品》）

茛草，味苦，平。主久咳，上气喘逆，久寒惊悸，痂疥，白秃，疡气；杀皮肤小虫。生川谷。（《神农本草经·下品》）

桔梗，味辛，微温。主胸胁痛如刀刺，腹满肠鸣幽幽，惊恐，悸气。生山谷。（《神农本草经·下品》）

人参，味甘，微寒。主补五脏，安精神，定魂魄，止惊悸，除邪气，明目，开心益智。久服轻身延年。一名人衔，一名鬼盖。生山谷。（《神农本草经·上品》）

天鼠屎（夜明砂），味辛，寒。主面痈肿，皮肤洗洗时痛，腹中血气；破寒热积聚，除惊悸。一名鼠法，一名石肝。生山谷。（《神农本草经·下品》）

薇衔，味苦，平。主风湿痹，历节痛，惊痫，吐舌，悸气，贼风，鼠瘘，痈肿。一名麋衔。生川泽。（《神农本草经·中品》）

不寐

治疗不寐的药物有羚羊角、木香、麝香。

羚羊角,味咸,寒。主明目,益气,起阴,去恶血注下,辟蛊毒恶鬼不祥,安心气,常不魇寐。久服强筋骨轻身。生川谷。(《神农本草经·中品》)

木香,味辛,温。主邪气,辟毒疫温鬼,强志,主淋露。久服不梦寤魇寐。生山谷。(《神农本草经·上品》)

麝香,味辛,温。主辟恶气,杀鬼精物;温疟,蛊毒,痫痓;去三虫。久服除邪,不梦寤魇寐。生川谷。(《神农本草经·上品》)

多梦

治疗多梦的药物有麝香。

麝香,味辛,温。主辟恶气,杀鬼精物;温疟,蛊毒,痫痓;去三虫。久服除邪,不梦寤魇寐。生川谷。(《神农本草经·上品》)

魇

治疗魇的药物有羚羊角、木香、麝香。

羚羊角,味咸,寒。主明目,益气,起阴;去恶血注下,辟蛊毒恶鬼不祥,安心气,常不魇寐。久服强筋骨轻身。生川谷。(《神农本草经·中品》)

木香,味辛,温。主邪气,辟毒疫温鬼,强志,主淋露。久服不梦寤魇寐。生山谷。(《神农本草经·上品》)

麝香,味辛,温。主辟恶气,杀鬼精物;温疟,蛊毒,痫痓;去三虫。久服除邪,不梦寤魇寐。生川谷。(《神农本草经·上品》)

神昏

治疗神昏的药物有白薇。

白薇,味苦,平。主暴中风,身热肢满,忽忽不知人,狂惑,邪气寒热酸疼,温疟洗洗发作有时。生川谷。(《神农本草经·中品》)

健忘

治疗健忘的药物有菖蒲、赤芝、黄连、龙胆、蔄茹、通草、远志。

菖蒲，味辛，温。主风寒痹，咳逆上气；开心孔，补五脏，通九窍，明耳目，出音声。久服轻身，不忘，不迷惑，延年。一名昌阳。生池泽。(《神农本草经·上品》)

赤芝，味苦，平。主胸中结；益心气，补中，增智慧不忘。久食轻身不老，延年神仙。一名丹芝。生山谷。(《神农本草经·上品》)

黄连，味苦，寒。主热气，目痛，眦伤泣出，明目，肠澼腹痛下利，妇人阴中肿痛。久服令人不忘。一名王连。生川谷。(《神农本草经·上品》)

龙胆，味苦，寒。主骨间寒热，惊痫，邪气；续绝伤，定五脏，杀蛊毒。久服益智不忘。轻身耐老。一名陵游。生山谷。(《神农本草经·上品》)

蔄茹，味辛，寒。蚀恶肉、败疮、死肌，杀疥虫，排脓恶血，除大风热气。善忘不乐。生川谷。(《神农本草经·下品》)

通草，味辛，平。主去恶虫，除脾胃寒热，通利九窍、血脉关节；令人不忘。一名附支。生山谷。(《神农本草经·中品》)

远志，味苦，温。主咳逆伤中；补不足，除邪气，利九窍，益智慧；耳目聪明，不忘，强志倍力。久服轻身不老。叶，名小草，一名棘菀，一名葽绕，一名细草。生川谷。(《神农本草经·上品》)

呆病

治疗呆病的药物有菖蒲。

菖蒲，味辛，温。主风寒痹，咳逆上气；开心孔，补五脏，通九窍，明耳目，出音声。久服轻身，不忘，不迷惑，延年。一名昌阳。生池泽。(《神农本草经·上品》)

惊恐

治疗惊恐的药物有柏实（柏子仁）、大枣、茯苓、桔梗、牡丹（牡丹皮）、牡蛎、牛角鰓、沙参。

柏实（柏子仁），味甘，平。主惊悸；安五脏，益气；除风湿痹。久服令人润泽美色；耳目聪明，不饥不老，轻身延年。生山谷。(《神农本草经·上品》)

大枣，味甘，平。主心腹邪气；安中养脾助十二经，平胃气，通九窍，补少气、少津液，身中不足，大惊，四肢重；和百药。久服轻身长年。叶，覆麻黄能令出汗。生平泽。(《神农本草经·上品》)

茯苓，味甘，平。主胸胁逆气，忧恚，惊邪恐悸，心下结痛，咳逆，口焦舌干。利小便。久服安魂养神，不饥，延年。一名茯菟。生山谷。(《神农本草经·上品》)

桔梗，味辛，微温。主胸胁痛如刀刺，腹满肠鸣幽幽，惊恐，悸气。生山谷。(《神农本草经·下品》)

牡丹（牡丹皮），味辛，寒。主寒热，中风，瘈疭，痉，惊痫，邪气；除癥坚，瘀血留舍肠胃；安五脏；疗痈疮。一名鹿韭，一名鼠姑。生山谷。(《神农本草经·中品》)

牡蛎，味咸，平。主伤寒寒热，温疟洒洒，惊恚怒气；除拘缓，鼠瘘，女子带下赤白。久服，强骨节；杀邪鬼；延年。一名蛎蛤。生池泽。(《神农本草经·上品》)

牛角鰓，苦，温。下闭血，瘀血；疼痛，女人带下血。髓，补中填骨髓。久服增年。胆，治惊；寒热。可丸药。(《神农本草经·中品》)

沙参，味苦，微寒。主血积，惊气；除寒热，补中益肺气。久服利人。一名知母。生川谷。(《神农本草经·上品》)

烦满

治疗烦满的药物有防风、海蛤、栝楼根（天花粉）、梅实（乌梅）、石龙芮、酸浆。

防风，味甘，温。主大风头眩痛，恶风，风邪目盲无所见，风行周身

骨节疼痹，烦满。久服轻身。一名铜芸。生川泽。(《神农本草经·上品》)

海蛤，味苦，平。主咳逆，上气喘息，烦满，胸痛寒热。一名魁蛤。生池泽。(《神农本草经·中品》)

栝楼根（天花粉），味苦，寒。主消渴，身热，烦满大热；补虚安中，续绝伤。一名地楼。生川谷及山阴地。(《神农本草经·中品》)

梅实（乌梅），味酸，平。主下气，除热烦满；安心；肢体痛，偏枯不仁，死肌；去青黑痣、恶肉。生川谷。(《神农本草经·中品》)

石龙芮，味苦，平。主风寒湿痹，心腹邪气；利关节，止烦满。久服轻身明目，不老。一名鲁果能，一名地椹。生川泽石边。(《神农本草经·中品》)

酸浆，味酸，平。主热烦满；定志益气，利水道。产难，吞其实立产。一名醋浆。生川泽。(《神农本草经·中品》)

痫证

治疗痫证的药物有独活、防葵、鸡子、牡丹（牡丹皮）、牛黄、蛇床子、麝香、石胆（胆矾）、鼠妇、薇衔。

独活，味苦，平。主风寒所击，金疮；止痛，奔豚，痫痓，女子疝瘕。久服轻身耐老。一名羌活，一名羌青，一名护羌使者。生川谷。(《神农本草经·上品》)

防葵，味辛，寒。主疝瘕，肠泄，膀胱热结溺不下，咳逆，温疟，癫痫，惊邪狂走。久服坚骨髓，益气轻身。一名黎盖。生川谷。(《神农本草经·上品》)

鸡子，主除热；火疮；痫、痓。可作虎魄神物。鸡白蠹，肥脂。生平泽。(《神农本草经·中品》)

牡丹（牡丹皮），味辛，寒。主寒热，中风，瘈疭，痉，惊痫，邪气；除癥坚，瘀血留舍肠胃；安五脏；疗痈疮。一名鹿韭，一名鼠姑。生山谷。(《神农本草经·中品》)

牛黄，味苦，平。主惊痫；寒热，热盛狂痓，除邪逐鬼。生平泽。(《神农本草经·中品》)

蛇床子，味苦，平。主妇人阴中肿痛，男子阴痿，湿痒；除痹气；利关节，癫痫，恶疮。久服轻身。一名蛇米。生川谷及田野。(《神农本草经·上品》)

麝香，味辛，温。主辟恶气，杀鬼精物；温疟，蛊毒，痫痓；去三虫。久服除邪，不梦寤魇寐。生川谷。(《神农本草经·上品》)

石胆（胆矾），味酸，寒。主明目，目痛，金疮，诸痫痓，女子阴蚀痛，石淋寒热，崩中下血，诸邪毒气。令人有子。炼饵服之不老。久服增寿神仙。能化铁为铜成金银。一名毕石。生山谷。(《神农本草经·中品》)

鼠妇，味酸，温。主气癃不得小便，女人月闭，血瘕，痫痓，寒热；利水道。一名眉蟠，一名蟠蚋。生平谷。(《神农本草经·下品》)

薇衔，味苦，平。主风湿痹，历节痛，惊痫，吐舌，悸气，贼风，鼠瘘，痈肿。一名麋衔。生川泽。(《神农本草经·中品》)

惊痫

治疗惊痫的药物有白马茎（白马阴茎）、款冬花、蛞蝓、六畜毛蹄甲、龙齿、龙胆、鹿茸、露蜂房、女菀、铅丹、蛇合、石蜜（蜂蜜）、豚卵、薇衔、蚤休。

白马茎（白马阴茎），味咸，平。主伤中脉绝，阴不足，强志益气，长肌肉，肥健生子。眼，主惊痫，腹满，疟疾。当杀用之。悬蹄，主惊邪，瘛疭，乳难；辟恶气鬼毒，蛊疰不祥。生平泽。(《神农本草经·中品》)

款冬花，味辛，温。主咳逆上气，善喘，喉痹，诸惊痫，寒热邪气。一名橐吾，一名颗涷，一名虎须，一名菟奚。生山谷。(《神农本草经·中品》)

蛞蝓，味咸，寒。主贼风喎僻，轶筋及脱肛，惊痫，挛缩。一名陵蠡。生池泽及阴地、沙石、垣下。(《神农本草经·下品》)

六畜毛蹄甲，咸，平。主鬼疰，蛊毒，寒热，惊痫，癫痓狂走。骆驼毛

尤良。(《神农本草经·下品》)

龙齿，主小儿、大人惊痫，癫疾狂走；心下结气，不能喘息，诸痉；杀精物。久服轻身，通神明，延年。生山谷。(《神农本草经·上品》)

龙胆，味苦，寒。主骨间寒热，惊痫，邪气；续绝伤，定五脏，杀蛊毒。久服益智不忘。轻身耐老。一名陵游。生山谷。(《神农本草经·上品》)

鹿茸，味甘，温。主漏下恶血，寒热，惊痫；益气强志，生齿，不老。角，主恶疮、痈肿；逐邪恶气；留血在阴中。(《神农本草经·中品》)

露蜂房，味苦，平。主惊痫，瘛疭，寒热邪气，癫疾，鬼精，蛊毒，肠痔。火熬之良。一名蜂肠。生川谷。(《神农本草经·中品》)

女菀，味辛，温。主风寒洗洗，霍乱，泄痢，肠鸣上下无常处，惊痫，寒热百疾。生山谷或山阳。(《神农本草经·中品》)

铅丹，味辛，微寒。主吐逆胃反，惊痫，癫疾；除热，下气。炼化还成九光。久服通神明。生平泽。(《神农本草经·下品》)

蛇合，味苦，微寒。主惊痫，寒热邪气；除热金疮，疽，痔，鼠瘘，恶疮，头疡。一名蛇衔。生山谷。(《神农本草经·下品》)

石蜜（蜂蜜），味甘，平。主心腹邪气，诸惊痫痓；安五脏诸不足，益气补中，止痛解毒，除众病，和百药。久服强志，轻身不饥不老。一名石饴。生山谷。(《神农本草经·上品》)

豚卵，味甘，温。主惊，痫，癫疾，鬼疰，蛊毒；除寒热，奔豚，五癃，邪气挛缩。一名豚颠。悬蹄，主五痔；伏热在肠；肠痈；内蚀。(《神农本草经·下品》)

薇衔，味苦，平。主风湿痹，历节痛，惊痫，吐舌，悸气，贼风，鼠瘘，痈肿。一名麋衔。生川泽。(《神农本草经·中品》)

蚤休，味苦，微寒。主惊痫，摇头弄舌，热气在腹中，癫疾，痈疮，阴蚀；下三虫，去蛇毒。一名蚩休。生川谷。(《神农本草经·下品》)

癫证

治疗惊痫的药物有露蜂房、木兰、铅丹、豚卵、蚱蝉。

露蜂房，味苦，平。主惊痫，瘛疭，寒热邪气，癫疾，鬼精，蛊毒，肠痔。火熬之良。一名蜂肠。生川谷。(《神农本草经·中品》)

木兰，味苦，寒。主身大热在皮肤中；去面热赤炮，酒皶，恶风，癫疾，阴下痒湿，明耳目。一名林兰。生山谷。(《神农本草经·中品》)

铅丹，味辛，微寒。主吐逆胃反，惊痫，癫疾；除热，下气。炼化还成九光。久服通神明。生平泽。(《神农本草经·下品》)

豚卵，味甘，温。主惊，痫，癫疾，鬼疰，蛊毒；除寒热，奔豚，五癃，邪气挛缩。一名豚颠。悬蹄，主五痔；伏热在肠；肠痈；内蚀。(《神农本草经·下品》)

蚱蝉，味咸，寒。主小儿惊痫，夜啼，癫病，寒热。生杨柳上。(《神农本草经·中品》)

瘛疭

治疗瘛疭的药物有露蜂房、牡丹（牡丹皮）、白马茎（白马阴茎）、蜣螂、蛇蜕。

露蜂房，味苦，平。主惊痫，瘛疭，寒热邪气，癫疾，鬼精，蛊毒，肠痔。火熬之良。一名蜂肠。生川谷。(《神农本草经·中品》)

牡丹（牡丹皮），味辛，寒。主寒热，中风，瘛疭，痉，惊痫，邪气；除癥坚，瘀血留舍肠胃；安五脏；疗痈疮。一名鹿韭，一名鼠姑。生山谷。(《神农本草经·中品》)

白马茎（白马阴茎），味咸，平。主伤中脉绝，阴不足，强志益气，长肌肉，肥健生子。眼，主惊痫，腹满，疟疾。当杀用之。悬蹄，主惊邪，瘛疭，乳难；辟恶气鬼毒，蛊疰不祥。生平泽。(《神农本草经·中品》)

蜣螂，味咸，寒。主小儿惊痫，瘛疭，腹胀，寒热；大人癫疾、狂易。一名蛣蜣。火熬之良。生池泽。(《神农本草经·下品》)

蛇蜕，味咸，平。主小儿百二十种惊痫，瘈疭，癫疾，寒热，肠痔，虫毒，蛇痫。火熬之良。一名龙子衣，一名蛇符，一名龙子单衣，一名弓皮。生川谷及田野。(《神农本草经·下品》)

狂证

治疗狂证的药物有白头翁、白薇、防葵、楝实（川楝子）、六畜毛蹄甲、龙齿、卤鹹、牛黄、蛩蝐。

白头翁，味苦，温。主温疟，易狂，寒热，癥瘕积聚，瘿气；逐血，止痛；金疮。一名野丈人，一名胡王使者。生山谷。(《神农本草经·下品》)

白薇，味苦，平。主暴中风，身热肢满，忽忽不知人，狂惑，邪气寒热酸疼，温疟洗洗发作有时。生川谷。(《神农本草经·中品》)

防葵，味辛，寒。主疝瘕，肠泄，膀胱热结溺不下，咳逆，温疟，癫痫，惊邪狂走。久服坚骨髓，益气轻身。一名黎盖。生川谷。(《神农本草经·上品》)

楝实（川楝子），味苦，寒。主温疾伤寒，大热烦狂；杀三虫、疥疡，利小便水道。生山谷。(《神农本草经·下品》)

六畜毛蹄甲，味咸，平。主鬼注，蛊毒，寒热，惊痫，癫痓狂走。骆驼毛尤良。(《神农本草经·下品》)

龙齿，主小儿、大人惊痫，癫疾狂走；心下结气，不能喘息，诸痉；杀精物。久服轻身，通神明，延年。生山谷。(《神农本草经·上品》)

卤鹹，味苦，寒。主大热，消渴，狂烦；除邪及下蛊毒，柔肌肤。生池泽。(《神农本草经·下品》)

牛黄，味苦，平。主惊痫，寒热，热盛狂痓；除邪逐鬼。生平泽。(《神农本草经·中品》)

蛩蝐，味咸，寒。主小儿惊痫，瘈疭，腹胀，寒热；大人癫疾、狂易。一名蛞蝐。火熬之良。生池泽。(《神农本草经·下品》)

痞满

治疗痞满的药物有半夏、鳖甲、丹参、蜚虻（蜚虻）、禹余粮。

半夏，味辛，平。主伤寒，寒热心下坚；下气，喉咽肿痛，头眩，胸胀，咳逆，肠鸣；止汗。一名地文，一名水玉。生川谷。(《神农本草经·下品》)

鳖甲，味咸，平。主心腹癥瘕，坚积，寒热；去痞、息肉、阴蚀、痔、恶肉。生池泽。(《神农本草经·中品》)

丹参，味苦，微寒。主心腹邪气，肠鸣幽幽如走水，寒热积聚；破癥除瘕，止烦满，益气。一名却蝉草。生川谷。(《神农本草经·上品》)

蜚虻（蜚虻），味苦，微寒。主逐瘀血；破下血积，坚痞，癥瘕，寒热；通利血脉及九窍。生川谷。(《神农本草经·下品》)

禹余粮，味甘，寒。主咳逆，寒热烦满；下赤白，血闭癥瘕，大热。炼饵服之不饥，轻身延年。生池泽及山岛中。(《神农本草经·上品》)

胃胀闭

治疗胃胀闭的药物有消石。

消石，味苦，寒。主五脏积热，胃胀闭；涤去蓄结饮食，推陈致新，除邪气。炼之如膏，久服轻身。一名芒硝。生山谷。(《神农本草经·上品》)

心下结气

治疗心下结气的药物有龙齿。

龙齿，主小儿、大人惊痫，癫疾狂走；心下结气，不能喘息，诸痉；杀精物。久服轻身，通神明，延年。生山谷。(《神农本草经·上品》)

心下结痛

治疗心下结痛的药物有茯苓。

茯苓，味甘，平。主胸胁逆气，忧恚，惊邪恐悸，心下结痛，咳逆，口

焦舌干。利小便。久服安魂养神，不饥，延年。一名茯菟。生山谷。(《神农本草经·上品》)

呕吐

治疗呕吐的药物有恒山（常山）、大戟、葛根、铅丹。

恒山（常山），味苦，寒。主伤寒寒热，热发温疟，鬼毒，胸中痰结，吐逆。一名互草。生川谷。(《神农本草经·下品》)

大戟，味苦，寒。主蛊毒，十二水，腹满急痛，积聚，中风，皮肤疼痛，吐逆。一名邛钜。(《神农本草经·下品》)

葛根，味甘，平。主消渴，身大热，呕吐，诸痹；起阴气，解诸毒。葛谷，主下痢十岁已上。一名鸡齐根。生川谷。(《神农本草经·中品》)

铅丹，味辛，微寒。主吐逆胃反，惊痫，癫疾；除热，下气。炼化还成九光。久服通神明。生平泽。(《神农本草经·下品》)

食少

治疗食少的药物有白蒿。

白蒿，味甘，平。主五脏邪气，风寒湿痹；补中益气，长毛发令黑，疗心悬，少食常饥。久服轻身，耳目聪明不老。生川泽。(《神农本草经·上品》)

食积

治疗食积的药物有茈胡（柴胡）、大黄、甘遂、狼毒、芫花、射干、消石。

茈胡（柴胡），味苦，平。主心腹肠胃中结气，饮食积聚，寒热邪气；推陈致新。久服轻身、明目、益精。一名地熏。生川谷。(《神农本草经·中品》)

大黄，味苦，寒。主下瘀血，血闭，寒热；破癥瘕积聚，留饮宿食，荡涤肠胃，推陈致新，通利水谷，调中化食，安和五脏。生山谷。(《神农本草

经·下品》）

甘遂，味苦，寒。主大腹疝瘕，腹满，面目浮肿，留饮宿食；破癥坚积聚，利水谷道。一名主田。生川谷。（《神农本草经·下品》）

狼毒，味辛，平。主咳逆上气；破积聚；饮食寒热，水气，恶疮，鼠瘘，疽蚀，鬼精蛊毒。杀飞鸟走兽。一名续毒。生山谷。（《神农本草经·下品》）

莞花，味苦，平，寒。主伤寒，温疟；下十二水，破积聚、大坚、癥瘕，荡涤肠胃中留癖饮食、寒热邪气，利水道。生川谷。（《神农本草经·下品》）

射干，味苦，平。主咳逆上气，喉闭，咽痛，不得消息；散结气，腹中邪逆，食饮大热。一名乌扇，一名乌蒲。生川谷。（《神农本草经·下品》）

消石，味苦，寒。主五脏积热，胃胀闭；涤去蓄结饮食，推陈致新，除邪气。炼之如膏，久服轻身。一名芒硝。生山谷。（《神农本草经·上品》）

伤食

治疗伤食的药物有孔公孽。

孔公孽，味辛，温。主伤食不化，邪结气，恶疮，疽，瘘，痔；利九窍，下乳汁。生山谷。（《神农本草经·下品》）

厌食

治疗厌食的药物有龙眼、蠡实、水靳（水芹）。

蠡实，味甘，平。主皮肤寒热，胃中热气，风寒湿痹；坚筋骨；令人嗜食。久服轻身。花、叶，去白虫。一名剧草，一名三坚，一名豕首。生川谷。（《神农本草经·中品》）

龙眼，味甘，平。主五脏邪气；安志，厌食。久服强魂聪明，轻身不老，通神明。一名益智。生山谷。（《神农本草经·中品》）

水靳（水芹），味甘，平。主女子赤沃；止血养精，保血脉，益气。令

人肥健,嗜食。一名水英。生池泽。(《神农本草经·中品》)

哽噎

治疗哽噎的药物有蝼蛄。

蝼蛄,味咸,寒。主产难;出肉中刺,溃痈肿,下哽噎,解毒,除恶疮。一名蟪蛄,一名天蝼,一名螜。夜出者良。生平泽。(《神农本草经·下品》)

关格

治疗关格的药物有发髲、瞿麦。

发髲,味苦,温。主五癃,关格不通;利小便水道,疗小儿痫,大人痓。仍自还神化。(《神农本草经·中品》)

瞿麦,味苦,寒。主关格,诸癃结,小便不通;出刺,决痈肿,明目去翳,破胎堕子、闭血。一名巨句麦。生川谷。(《神农本草经·中品》)

伤中

治疗伤中的药物有白马茎(白马阴茎)、干地黄、牡狗阴茎(狗鞭)、桑根白皮(桑白皮)、桑螵蛸、石斛。

白马茎(白马阴茎),味咸,平。主伤中脉绝,阴不足,强志益气,长肌肉,肥健生子。眼,主惊痫,腹满,疟疾。当杀用之。悬蹄,主惊邪,瘈疭,乳难;辟恶气鬼毒,蛊疰不祥。生平泽。(《神农本草经·中品》)

干地黄,味甘,寒。主折跌绝筋,伤中;逐血痹,填骨髓,长肌肉,作汤除寒热积聚,除痹,生者尤良。久服轻身不老。一名地髓。生川泽。(《神农本草经·上品》)

牡狗阴茎(狗鞭),味咸,平。主伤中,阴痿不起;令强热大,生子;除女子带下十二疾。一名狗精。胆,主明目。(《神农本草经·中品》)

桑根白皮(桑白皮),味甘,寒。主伤中,五劳六极,羸瘦,崩中,脉

绝；补虚益气。(《神农本草经·中品》)

桑螵蛸，味咸，平。主伤中，疝瘕，阴痿；益精生子；女子血闭腰痛；通五淋，利小便水道。一名蚀胧。生桑枝上，采蒸之。(《神农本草经·上品》)

石斛，味甘，平。主伤中；除痹下气，补五脏虚劳羸瘦，强阴。久服厚肠胃；轻身延年。一名林兰。生山谷。(《神农本草经·上品》)

腹痛

治疗腹痛的药物有阿胶、白棘、贝子、大戟、鹿藿、芍药、石膏、五加皮、阳起石。

阿胶，味甘，平。主心腹内崩，劳极洒洒如疟状，腰腹痛，四肢酸疼，女子下血；安胎。久服轻身益气。一名傅致胶。(《神农本草经·上品》)

白棘，味辛，寒。主心腹痛，痈肿溃脓，止痛。一名棘针。生川谷。(《神农本草经·中品》)

贝子，味咸。主目翳，鬼疰，蛊毒，腹痛，下血，五癃；利水道。烧用之良。生池泽。(《神农本草经·下品》)

大戟，味苦，寒。主蛊毒，十二水，腹满急痛，积聚，中风，皮肤疼痛，吐逆。一名邛钜。(《神农本草经·下品》)

鹿藿，味苦，平。主蛊毒，女子腰腹痛不乐，肠痈，瘰疬，疡气。生山谷。(《神农本草经·下品》)

芍药，味苦，平。主邪气腹痛；除血痹，破坚积、寒热，疝瘕，止痛，利小便，益气。生川谷及丘陵。(《神农本草经·中品》)

石膏，味辛、微寒。主中风寒热，心下逆气惊，喘，口干舌焦不能息，腹中坚痛；除邪鬼，产乳，金疮。生山谷。(《神农本草经·中品》)

五加皮，味辛，温。主心腹疝气，腹痛；益气，疗躄；小儿不能行，疮疡，阴蚀。一名豺漆。(《神农本草经·中品》)

阳起石，味咸，微温。主崩中漏下；破子脏中血，癥瘕结气，寒热，腹

痛，无子，阴痿不起；补不足。一名白石。生山谷。(《神农本草经·中品》)

腹胀

治疗腹胀的药物有菴𦳊子、百合、蜣蜋、卫矛。

菴𦳊子，味苦，微寒。主五脏瘀血，腹中水气，胪胀留热，风寒湿痹，身体诸痛。久服轻身延年不老。生川谷。(《神农本草经·上品》)

百合，味甘，平。主邪气腹胀，心痛；利大小便，补中益气。生川谷。(《神农本草经·中品》)，

蜣蜋，味咸，寒。主小儿惊痫，瘈疭，腹胀，寒热；大人癫疾、狂易。一名蛞蜣。火熬之良。生池泽。(《神农本草经·下品》)

卫矛，味苦，寒。主女子崩中下血，腹满，汗出；除邪，杀鬼毒、蛊疰。一名鬼箭。生山谷。(《神农本草经·中品》)

腹满

治疗腹满的药物有甘遂、桔梗。

甘遂，味苦，寒。主大腹疝瘕，腹满，面目浮肿，留饮宿食；破癥坚积聚，利水谷道。一名主田。生川谷。(《神农本草经·下品》)

桔梗，味辛，微温。主胸胁痛如刀刺，腹满肠鸣幽幽，惊恐，悸气。生山谷。(《神农本草经·下品》)

腹中邪逆

治疗腹中邪逆的药物有射干。

射干，味苦，平。主咳逆上气，喉闭，咽痛，不得消息；散结气，腹中邪逆，食饮大热。一名乌扇，一名乌蒲。生川谷。(《神农本草经·下品》)

肠鸣

治疗肠鸣的药物有半夏、丹参、海藻、桔梗、女菀。

半夏，味辛，平。主伤寒，寒热心下坚；下气，喉咽肿痛，头眩，胸胀，咳逆，肠鸣；止汗。一名地文，一名水玉。生川谷。(《神农本草经·下品》)

丹参，味苦，微寒。主心腹邪气，肠鸣幽幽如走水，寒热积聚；破癥除瘕，止烦满，益气。一名郤蝉草。生川谷。(《神农本草经·上品》)

海藻，味苦，寒。主瘿瘤气、颈下核；破散结气，痈肿，癥瘕，坚气，腹中上下鸣；下十二水肿。一名落首。生池泽。(《神农本草经·中品》)

桔梗，味辛，微温。主胸胁痛如刀刺，腹满肠鸣幽幽，惊恐，悸气。生山谷。(《神农本草经·下品》)

女菀，味辛，温。主风寒洗洗，霍乱，泄痢，肠鸣上下无常处，惊痫，寒热百疾。生山谷或山阳。(《神农本草经·中品》)

泄泻

治疗泄泻的药物有丹雄鸡、防葵、腐婢、羖羊角、滑石、黄连、藜芦、蘖木（黄柏）、女菀、五色石脂、殷孽、云实。

丹雄鸡，味甘，微温。主女人崩中漏下，赤白沃；补虚，温中，止血，通神，杀毒辟不祥。头，主杀鬼，东门上者尤良。肪，主耳聋。肠，主遗溺。肶胵裹黄皮，主泄利。尿白，主消渴；伤寒寒热。黑雌鸡，主风寒湿痹；五缓六急；安胎。翮羽，主下血闭。(《神农本草经·中品》)

防葵，味辛，寒。主疝瘕，肠泄，膀胱热结溺不下，咳逆，温疟，癫痫，惊邪狂走。久服坚骨髓，益气轻身。一名黎盖。生川谷。(《神农本草经·上品》)

腐婢，味辛，平。主痎疟，寒热邪气，泄利，阴不起，病酒头痛。(《神农本草经·下品》)

羖羊角，味咸，温。主青盲；明目，杀疥虫，止寒泄，辟恶鬼、虎狼，止惊悸。久服安心，益气轻身。生川谷。(《神农本草经·中品》)

滑石，味甘，寒。主身热泄澼，女子乳难，癃闭；利小便，荡胃中积

聚寒热，益精气。久服轻身，耐饥长年。生山谷。(《神农本草经·上品》)

黄连，味苦，寒。主热气，目痛，眦伤泣出，明目，肠澼腹痛下利，妇人阴中肿痛。久服令人不忘。一名王连。生川谷。(《神农本草经·上品》)

藜芦，味辛，寒。主蛊毒，咳逆，泄痢，肠澼，头疡，疥瘙，恶疮；杀诸蛊毒，去死肌。一名葱苒。生川谷。(《神农本草经·下品》)

蘗木(黄柏)，味苦，寒。主五脏、肠胃中结热，黄疸，肠痔；止泄痢，女子漏下赤白，阴阳伤，蚀疮。一名檀桓。生山谷。(《神农本草经·下品》)

女菀，味辛，温。主风寒洗洗，霍乱，泄痢，肠鸣上下无常处，惊痫，寒热百疾。生山谷或山阳。(《神农本草经·中品》)

五色石脂，青石、赤石、黄石、白石、黑石脂等味甘，平。主黄疸，泄利，肠澼脓血，阴蚀，下血赤白，邪气痈肿，疽，痔，恶疮，头疡，疥瘙。久服补髓益气，肥健不饥，轻身延年。五石脂各随五色补五脏。生山谷中。(《神农本草经·上品》)

殷孽，味辛，温。主烂伤瘀血，泄痢寒热，鼠瘘，癥瘕，结气。一名姜石。生山谷。(《神农本草经·下品》)

云实，味辛，温。主泄痢肠澼；杀虫、蛊毒，去邪恶、结气，止痛，除寒热。花，主见鬼精物。多食令人狂走。久服轻身，通神明。生川谷。(《神农本草经·上品》)

霍乱

治疗霍乱的药物有女菀。

女菀，味辛，温。主风寒洗洗，霍乱，泄痢，肠鸣上下无常处，惊痫，寒热百疾。生山谷或山阳。(《神农本草经·中品》)

便秘

治疗便秘的药物有百合、榆皮(榆白皮)。

百合，味甘，平。主邪气腹胀，心痛；利大小便，补中益气。生川谷。

（《神农本草经·中品》）

榆皮（榆白皮），味甘，平。主大小便不通；利水道，除邪气。久服轻身不饥，其实尤良。一名零榆。生山谷。（《神农本草经·上品》）

痢疾

治疗痢疾的药物有丹雄鸡、矾石、干姜、淮木、黄连、黄芩、藜芦、龙骨、蜜蜡（蜂蜡）、蝟皮（刺猬皮）、五色石脂、禹余粮、云实、枳实。

丹雄鸡，味甘，微温。主女人崩中漏下，赤白沃；补虚，温中，止血，通神，杀毒辟不祥。头，主杀鬼，东门上者尤良。肪，主耳聋。肠，主遗溺。肶胵裹黄皮，主泄利。尿白，主消渴；伤寒寒热。黑雌鸡，主风寒湿痹；五缓六急；安胎。翮羽，主下血闭。（《神农本草经·中品》）

矾石，味酸，寒。主寒热泄痢，白沃，阴蚀，恶疮，目痛；坚骨齿。炼饵服之，轻身不老增年。一名羽涅。生山谷。（《神农本草经·上品》）

干姜，味辛，温。主胸满，咳逆上气；温中止血，出汗，逐风湿痹；肠澼下痢。生者尤良。久服去臭气，通神明。生川谷。（《神农本草经·中品》）

淮木，味苦，平。主久咳上气，伤中，虚羸，女子阴蚀，漏下赤白沃。一名百岁城中木。生平泽。（《神农本草经·下品》）

黄连，味苦，寒。主热气，目痛，眦伤泣出，明目，肠澼腹痛下利，妇人阴中肿痛。久服令人不忘。一名王连。生川谷。（《神农本草经·上品》）

黄芩，味苦，平。主诸热，黄疸，肠澼泄痢；逐水，下血闭，恶疮疽蚀，火疡。一名腐肠。生川谷。（《神农本草经·中品》）

藜芦，味辛，寒。主蛊毒，咳逆，泄痢，肠澼，头疡，疥疮，恶疮；杀诸蛊毒，去死肌。一名葱苒。生川谷。（《神农本草经·下品》）

龙骨，味甘，平。主心腹鬼疰，精物老魅，咳逆，泄痢脓血，女子漏下，癥瘕，坚结，小儿热气惊痫。龙齿，主小儿、大人惊痫，癫疾狂走；心下结气，不能喘息，诸痉；杀精物。久服轻身，通神明，延年。生川谷。（《神农本草经·上品》）

蜜蜡（蜂蜡），味甘，微温。主下痢脓血；补中，续绝伤；金疮。益气，不饥，耐老。生山谷。（《神农本草经·上品》）

蝟皮（刺猬皮），味苦，平。主五痔，阴蚀，下血赤白五色，血汁不止，阴肿痛引要背。酒煮杀之。生川谷。（《神农本草经·中品》）

五色石脂，青石、赤石、黄石、白石、黑石脂等味甘，平。主黄疸，泄利，肠澼脓血，阴蚀，下血赤白，邪气痈肿，疽，痔，恶疮，头疡，疥瘙。久服补髓益气，肥健不饥，轻身延年。五石脂各随五色补五脏。生山谷中。（《神农本草经·上品》）

禹余粮，味甘，寒。主咳逆，寒热烦满；下赤白，血闭癥瘕，大热。炼饵服之不饥，轻身延年。生池泽及山岛中。（《神农本草经·上品》）

云实，味辛，温。主泄痢肠澼；杀虫、蛊毒，去邪恶、结气，止痛，除寒热。花，主见鬼精物。多食令人狂走。久服轻身，通神明。生川谷。（《神农本草经·上品》）

枳实，味苦，寒。主大风在皮肤中如麻豆苦痒；除寒热结，止痢，长肌肉，利五脏，益气轻身。生川泽。（《神农本草经·中品》）

肠痛

治疗肠痛的药物有鹿藿、豚卵。

鹿藿，味苦，平。主蛊毒，女子腰腹痛不乐，肠痛，瘰疬，疡气。生山谷。（《神农本草经·下品》）

豚卵，味甘，温。主惊，痫，癫疾，鬼疰，蛊毒；除寒热，奔豚，五癃，邪气挛缩。一名豚颠。悬蹄，主五痔；伏热在肠；肠痈；内蚀。（《神农本草经·下品》）

胁痛

治疗胁痛的药物有桔梗、蛴螬、屈草。

桔梗，味辛，微温。主胸胁痛如刀刺，腹满肠鸣幽幽，惊恐，悸气。生

山谷。(《神农本草经·下品》)

蛴螬，味咸，微温。主恶血，血瘀，痹气；破折血在胁下坚满痛，月闭，目中淫肤，青翳白膜。一名蟦蛴。生平泽。(《神农本草经·下品》)

屈草，味苦，微寒。主胸胁下痛，邪气肠间，寒热，阴痹。久服轻身益气耐老。生川泽。(《神农本草经·下品》)

黄疸

治疗黄疸的药物有白鲜（白鲜皮）、败酱（败酱草）、黄芩、苦参、柳华、蘗木（黄柏）、茜根、术、五色石脂、茵陈蒿、紫草。

白鲜（白鲜皮），味苦，寒。主头风，黄疸，咳逆，淋沥，女子阴中肿痛，湿痹，死肌，不可屈伸，起止行步。生山谷。(《神农本草经·中品》)

败酱（败酱草），味苦，性平。主暴热，火疮赤气，疥瘙，疽，痔，马鞍热气。一名鹿肠。生山谷。(《神农本草经·中品》)

黄芩，味苦，平。主诸热，黄疸，肠澼泄痢；逐水，下血闭，恶疮疽蚀，火疡。一名腐肠。生川谷。(《神农本草经·中品》)

苦参，味苦，寒。主心腹结气，癥瘕积聚，黄疸，溺有余沥；逐水，除痈肿，补中，明目止泪。一名水槐，一名叫苦蘵。生山谷及田野。(《神农本草经·中品》)

柳华，味苦，寒。主风水，黄疸，面热黑。一名柳絮。叶，主马疥痂疮；实，主溃痈，逐脓血。子汁，疗渴。生川泽。(《神农本草经·下品》)

蘗木（黄柏），味苦，寒。主五脏、肠胃中结热，黄疸，肠痔；止泄痢，女子漏下赤白，阴阳伤，蚀疮。一名檀桓。生山谷。(《神农本草经·下品》)

茜根，味苦，寒。主寒湿，风痹，黄疸；补中。生川谷。(《神农本草经·中品》)

术，味苦，温。主风寒湿痹，死肌，痉，疸；止汗，除热，消食。作煎饵。久服轻身延年，不饥。一名山蓟。生山谷。(《神农本草经·上品》)

五色石脂，青石、赤石、黄石、白石、黑石脂等味甘，平。主黄疸，泄利，肠澼脓血，阴蚀，下血赤白，邪气痈肿，疽，痔，恶疮，头疡，疥瘙。久服补髓益气，肥健不饥，轻身延年。五石脂各随五色补五脏。生山谷。（《神农本草经·上品》）

茵陈蒿，味苦，平。主风湿、寒热邪气，热结，黄疸。久服轻身益气，耐老。生丘陵坡岸上。（《神农本草经·上品》）

紫草，味苦，寒。主心腹邪气，五疸；补中益气，利九窍，通水道。一名紫丹，一名紫芙。生川谷。（《神农本草经·中品》）

积聚／癥瘕

治疗积聚／癥瘕的药物有巴豆、白垩、白颈蚯蚓（地龙）、白头翁、扁青、鳖甲、曾青、大黄、大戟、丹参、地胆、䗪虫、蜚虻（蜚蛀）、附子、甘遂、干地黄、藋菌、龟甲、海藻、虎掌、蒺藜子、橘柚、卷柏、苦参、狼毒、理石、龙骨、麻黄、马陆、茅草、牡丹（牡丹皮）、凝水石（寒水石）、朴消、莞花、肉苁蓉、桑耳、芍药、石南、蜀漆、水蛭、酸枣仁、太一余粮、桃核仁（桃仁）、天名精、天鼠屎（夜明砂）、葶苈（葶苈子）、鲍鱼甲、乌头、乌贼鱼骨（海螵蛸）、锡镜鼻、虾蟆（蛤蟆）、羊桃、阳起石、殷孽、禹余粮、鸢尾、玄参、芫花、䗪虫（土鳖虫）、紫参、紫葳。

巴豆，味辛，温。主伤寒，温疟寒热；破癥瘕结聚坚积，留饮痰癖，大腹水胀；荡涤五脏六腑，开通闭塞，利水谷道，去恶肉，除鬼毒、蛊疰物邪，杀虫鱼。一名巴椒。生川谷。（《神农本草经·下品》）

白垩，味苦，温。主女子寒热，癥瘕，月闭，积聚。生山谷。（《神农本草经·下品》）

白颈蚯蚓（地龙），味咸，寒。主蛇瘕；去三虫、伏尸、鬼疰、蛊毒；杀长虫；仍自化作水。生平土。（《神农本草经·下品》）

白头翁，味苦，温。主温疟，易狂，寒热，癥瘕积聚，瘿气；逐血，止痛；金疮。一名野丈人，一名胡王使者。生山谷。（《神农本草经·下品》）

扁青，味甘，平。主目痛；明目；折跌，痈肿，金疮不瘳；破积聚，解

毒气，利精神。久服轻身不老。生山谷。(《神农本草经·上品》)

鳖甲，味咸，平。主心腹癥痕，坚积，寒热；去痞、息肉、阴蚀、痔、恶肉。生池泽。(《神农本草经·中品》)

曾青，味酸，小寒。主目痛止泪；出风痹，利关节，通九窍；破癥坚，积聚。久服轻身不老。能化金铜。生山谷。(《神农本草经·上品》)

大黄，味苦，寒。主下瘀血，血闭，寒热；破癥痕积聚，留饮宿食，荡涤肠胃，推陈致新，通利水谷，调中化食，安和五脏。生山谷。(《神农本草经·下品》)

大戟，味苦，寒。主蛊毒，十二水，腹满急痛，积聚，中风，皮肤疼痛，吐逆。一名邛钜。(《神农本草经·下品》)

丹参，味苦，微寒。主心腹邪气，肠鸣幽幽如走水，寒热积聚；破癥除痕，止烦满，益气。一名郄蝉草。生川谷。(《神农本草经·上品》)

地胆，味辛，寒。主鬼疰，寒热，鼠瘘，恶疮，死肌；破癥痕，堕胎。一名蚖青。生川谷。(《神农本草经·下品》)

䗪蠊，味咸，寒。主血瘀，癥坚，寒热；破积聚，喉咽闭；内寒无子。生川泽。(《神农本草经·下品》)

䗪虫（䗪虻），味苦，微寒。主逐瘀血；破下血积，坚痞，癥痕，寒热；通利血脉及九窍。生川谷。(《神农本草经·下品》)

附子，味辛，温。主风寒咳逆邪气；温中；金疮；破癥坚积聚，血痕，寒湿，踒躄，拘挛，膝痛不能行步。生山谷。(《神农本草经·下品》)

甘遂，味苦，寒。主大腹疝痕，腹满，面目浮肿，留饮宿食；破癥坚积聚，利水谷道。一名主田。生川谷。(《神农本草经·下品》)

干地黄，味甘，寒。主折跌绝筋，伤中；逐血痹，填骨髓，长肌肉，作汤除寒热积聚，除痹，生者尤良。久服轻身不老。一名地髓。生川泽。(《神农本草经·上品》)

藋菌，味咸，平。主心痛；温中，去长虫、白疭、蛲虫、蛇螫毒、癥痕、诸虫。一名藋芦。生池泽。(《神农本草经·下品》)

龟甲，味咸、平。主漏下赤白，破癥瘕；痎疟，五痔，阴蚀，湿痹，四肢重弱，小儿囟不合。久服轻身，不饥。一名神屋。生池泽。(《神农本草经·上品》)

海藻，味苦，寒。主瘿瘤气、颈下核；破散结气，痈肿，癥瘕，坚气，腹中上下鸣；下十二水肿。一名落首。生池泽。(《神农本草经·中品》)

虎掌，味苦，温。主心痛寒热，结气，积聚，伏梁，伤筋痿，拘缓；利水道。生山谷。(《神农本草经·下品》)

蒺藜子，味苦，温。主恶血；破癥结积聚，喉痹，乳难。久服长肌肉，明目，轻身。一名旁通，一名屈人，一名止行，一名犲羽，一名升推。生平泽，或道旁。(《神农本草经·上品》)

橘柚，味辛，温。主胸中瘕热逆气；利水谷。久服去臭，下气，通神。一名橘皮。生川谷。(《神农本草经·上品》)

卷柏，味辛，温。主五脏邪气，女子阴中寒热痛，癥瘕，血闭，绝子。久服轻身，和颜色。一名万岁。生山谷。(《神农本草经·上品》)

苦参，味苦，寒。主心腹结气，癥瘕积聚，黄疸，溺有余沥；逐水，除痈肿，补中，明目止泪。一名水槐，一名叫苦识。生山谷及田野。(《神农本草经·中品》)

狼毒，味辛，平。主咳逆上气；破积聚；饮食寒热，水气，恶疮，鼠瘘，疽蚀，鬼精蛊毒。杀飞鸟走兽。一名续毒。生山谷。(《神农本草经·下品》)

理石，味辛，寒。主身热；利胃解烦，益精明目，破积聚，去三虫。一名立制石。生山谷。(《神农本草经·中品》)

龙骨，味甘，平。主心腹鬼疰，精物老魅，咳逆，泄痢脓血，女子漏下，癥瘕，坚结，小儿热气惊痫。龙齿，主小儿、大人惊痫，癫疾狂走；心下结气，不能喘息，诸痉；杀精物。久服轻身，通神明，延年。生川谷。(《神农本草经·上品》)

麻黄，味苦，温。主中风、伤寒头痛，瘟疟；发表出汗，去邪热

气，止咳逆上气，除寒热，破癥坚积聚。一名龙沙。生山谷。(《神农本草经·中品》)

马陆，味辛，温。主腹中大坚癥；破积聚，息肉，恶疮，白秃。一名百足。生川谷。(《神农本草经·下品》)

莽草，味辛，温。主风头，痈肿，乳肿、疝瘕；除结气，疥瘙；杀虫鱼。生山谷。(《神农本草经·下品》)

牡丹（牡丹皮），味辛，寒。主寒热，中风，瘛疭，痉，惊痫，邪气；除癥坚，瘀血留舍肠胃；安五脏；疗痈疮。一名鹿韭，一名鼠姑。生山谷。(《神农本草经·中品》)

凝水石（寒水石），味辛，寒。主身热，腹中积聚邪气，皮中如火烧，烦满，水饮之。久服不饥。一名白水石。生山谷。(《神农本草经·中品》)

朴消，味苦，寒。主百病；除寒热邪气，逐六府积聚，结固留癖，能化七十二种石。炼饵服之，轻身神仙。生山谷。(《神农本草经·上品》)

芫花，味苦，平，寒。主伤寒，温疟；下十二水，破积聚、大坚、癥瘕，荡涤肠胃中留癖饮食、寒热邪气，利水道。生川谷。(《神农本草经·下品》)

肉苁蓉，味甘，微温。主五劳七伤；补中，除茎中寒热痛，养五脏，强阴，益精气，多子；妇人癥瘕。久服轻身。生山谷。(《神农本草经·上品》)

桑耳，黑者，主女子漏下赤白汁，血病癥瘕积聚，阴痛，阴阳寒热无子。五木耳，名檽，益气不饥，轻身强志。生山谷。(《神农本草经·中品》)

芍药，味苦，平。主邪气腹痛；除血痹，破坚积、寒热，疝瘕，止痛，利小便，益气。生川谷及丘陵。(《神农本草经·中品》)

石南，味辛，平。主养肾气，内伤阴衰，利筋骨皮毛。实，杀蛊毒，破积聚；逐风痹。一名鬼目。生山谷。(《神农本草经·下品》)

蜀漆，味辛，平。主疟及咳逆寒热，腹中癥坚，痞结，积聚，邪气，蛊毒，鬼疰。生川谷。(《神农本草经·下品》)

水蛭，味咸，平。主逐恶血，瘀血，月闭；破血瘕积聚；无子；利水

道。生池泽。(《神农本草经·下品》)

　　酸枣仁，味酸，平。主心腹寒热，邪结气聚，四肢酸疼湿痹。久服安五脏，轻身延年。生川泽。(《神农本草经·上品》)

　　太一余粮，味甘，平。主咳逆上气，癥瘕，血闭，漏下；除邪气。久服耐寒暑，不饥，轻身飞行千里神仙。一名石脑。生山谷。(《神农本草经·上品》)

　　桃核仁（桃仁），味苦，平。主瘀血，血闭，癥瘕，邪气；杀小虫。桃花，杀疰恶鬼，令人好颜色。桃凫，微温。主杀百鬼精物。桃毛，主下血瘕寒热，积聚，无子。桃蠹，杀鬼邪恶不祥。生川谷。(《神农本草经·下品》)

　　天名精，味甘，寒。主瘀血，血瘕欲死；下血，止血，利小便。久服轻身耐老。一名麦句姜，一名虾蟆兰，一名豕首。生川泽。(《神农本草经·上品》)

　　天鼠屎（夜明砂），味辛，寒。主面痈肿，皮肤洗洗时痛，腹中血气；破寒热积聚，除惊悸。一名鼠法，一名石肝。生山谷。(《神农本草经·下品》)

　　葶苈（葶苈子），味辛，寒。主癥瘕积聚，结气，饮食寒热；破坚逐邪，通利水道。一名大室，一名大适。生平泽及田野。(《神农本草经·下品》)

　　鮀鱼甲，味辛，微温。主心腹癥瘕，伏坚，积聚，寒热，女子崩中，下血五色，小腹阴中相引痛，疮疥死肌。生池泽。(《神农本草经·中品》)

　　乌头，味辛，温。主中风，恶风洗洗，出汗；除寒湿痹，咳逆上气；破积聚，寒热。其汁煎之，名射罔，杀禽兽。一名奚毒，一名即子，一名乌喙。生山谷。(《神农本草经·下品》)

　　乌贼鱼骨（海螵蛸），味咸，微温。主女子漏下赤白经汁，血闭，阴蚀肿痛，寒热，癥瘕，无子。生池泽。(《神农本草经·中品》)

　　锡镜鼻，主女子血闭，癥瘕伏肠；绝孕。生山谷。(《神农本草经·下品》)

　　虾蟆（蛤蟆），味辛，寒。主邪气；破癥坚血，痈肿，阴疮。服之不患

热病。生池泽。(《神农本草经·下品》)

羊桃，味苦，寒。主熛热身暴赤色，风水，积聚，恶疡；除小儿热。一名鬼桃，一名羊肠。生川谷。(《神农本草经·下品》)

阳起石，味咸，微温。主崩中漏下；破子脏中血，癥瘕结气，寒热，腹痛，无子，阴痿不起；补不足。一名白石。生山谷。(《神农本草经·中品》)

殷孽，味辛，温。主烂伤瘀血，泄痢寒热，鼠瘘，癥瘕，结气。一名姜石。生山谷。(《神农本草经·下品》)

禹余粮，味甘，寒。主咳逆，寒热烦满；下赤白，血闭癥瘕，大热。炼饵服之不饥，轻身延年。生池泽及山岛中。(《神农本草经·上品》)

鸢尾，味苦，平。主蛊毒邪气，鬼疰诸毒；破癥瘕积聚，去水，下三虫。生山谷。(《神农本草经·下品》)

玄参，味苦，性微寒。主腹中寒热，积聚，女子产乳余疾；补肾气，令人目明。一名重台。生川谷。(《神农本草经·中品》)

芫花，味辛，温。主咳逆上气，喉鸣，喘，咽肿，短气，蛊毒、鬼疟，疝瘕，痈肿；杀虫鱼。一名去水。生川谷。(《神农本草经·下品》)

蟅虫（土鳖虫），味咸，寒。主心腹寒热洗洗，血积癥瘕；破坚，下血闭；生子尤良。一名地鳖。生川泽。(《神农本草经·下品》)

紫参，味苦，辛寒。主心腹积聚，寒热邪气；通九窍，利大小便。一名牡蒙。生山谷。(《神农本草经·中品》)

紫葳，味酸，微寒。主妇人产乳余疾，崩中，癥瘕，血闭，寒热羸瘦；养胎。生川谷。(《神农本草经·中品》)

头痛

治疗头痛的药物有白鲜（白鲜皮）、杜若（竹叶莲）、防风、蜂子、腐婢、藁本、厚朴、麻黄、麋脂、松萝、菜耳实（苍耳子）、细辛、辛夷、芎藭（川芎）、皂荚。

白鲜（白鲜皮），味苦，寒。主头风，黄疸，咳逆，淋沥，女子阴中肿

痛，湿痹，死肌，不可屈伸，起止行步。生山谷。(《神农本草经·中品》)

杜若（竹叶莲），味辛，微温。主胸胁下逆气；温中；风入脑户，头肿痛，多涕泪出。久服益精明目，轻身，一名杜蘅。生川泽。(《神农本草经·上品》)

防风，味甘，温。主大风头眩痛，恶风，风邪目盲无所见，风行周身骨节疼痹，烦满。久服轻身。一名铜芸。生川泽。(《神农本草经·上品》)

蜂子，味甘，平。主风头；除蛊毒，补虚羸伤中。久服令人光泽，好颜色，不老。大黄蜂子，主心腹胀满痛；轻身益气。土蜂子，主痈肿。一名蜚零。生山谷。(《神农本草经·上品》)

腐婢，味辛，平。主痎疟，寒热邪气，泄利，阴不起，病酒头痛。(《神农本草经·下品》)

藁本，味辛，温。主妇人疝瘕，阴中寒，肿痛，腹中急；除风头痛；长肌肤，悦颜色。一名鬼卿，一名地新。生山谷。(《神农本草经·中品》)

厚朴，味苦，温。主中风、伤寒头痛，寒热，惊悸，气血痹，死肌；去三虫。生山谷。(《神农本草经·中品》)

麻黄，味苦，温。主中风、伤寒头痛，瘟疟；发表出汗，去邪热气，止咳逆上气，除寒热，破癥坚积聚。一名龙沙。生山谷。(《神农本草经·中品》)

麋脂，味辛，温。主痈肿，恶疮，死肌，寒风湿痹，四肢拘缓不收，风头肿气；通腠理。一名官脂。生山谷。(《神农本草经·下品》)

松萝，味苦，平。主瞋怒，邪气；止虚汗，头风，女子阴寒肿痛。一名女萝。生川谷。(《神农本草经·中品》)

枲耳实（苍耳子），味甘，温。主风头寒痛，风湿周痹，四肢拘挛痛，恶肉死肌。久服益气，耳目聪明，强志，轻身。一名胡枲，一名地葵。生川谷。(《神农本草经·中品》)

细辛，味辛，温。主咳逆，头痛脑动，百节拘挛，风湿痹痛，死肌。久服明目、利九窍，轻身长年。一名小辛。生川谷。(《神农本草经·上品》)

辛夷，味辛，温。主五脏、身体寒热，风头脑痛，面皯。久服下气，轻身，明目，增年耐老。一名辛矧，一名侯桃，一名房木。生川谷。（《神农本草经·上品》）

芎䓖（川芎），味辛，温。主中风入脑，头痛，寒痹，筋挛缓急，金疮，妇人血闭，无子。生川谷。（《神农本草经·上品》）

皂荚，味辛、咸，温。主风痹，死肌，邪气，风头，泪出；利九窍，杀精物。生川谷。（《神农本草经·下品》）

眩晕

治疗眩晕的药物有半夏、防风、鞠华（菊花）、云母。

半夏，味辛，平。主伤寒，寒热心下坚；下气，喉咽肿痛，头眩，胸胀，咳逆，肠鸣；止汗。一名地文，一名水玉。生川谷。（《神农本草经·下品》）

防风，味甘，温。主大风头眩痛，恶风，风邪目盲无所见，风行周身骨节疼痹，烦满。久服轻身。一名铜芸。生川泽。（《神农本草经·上品》）

鞠华（菊花），味苦，平。主诸风，头眩，肿痛，目欲脱，泪出，皮肤死肌，恶风湿痹。久服利血气，轻身耐老，延年。一名节华。生川泽及田野。（《神农本草经·上品》）

云母，味甘，平。主身皮死肌，中风寒热，如在车船上；除邪气，安五脏，益子精，明目。久服轻身延年。一名云珠，一名云华，一名云英，一名云液，一名云砂，一名磷石。生山谷。（《神农本草经·上品》）

郁证

治疗郁证的药物有伏翼、莽草、石蚕、夏枯草。

伏翼，味咸，平。主目瞑，明目，夜视有精光。久服令人熹乐，媚好；无忧。一名蝙蝠。生川谷。（《神农本草经·下品》）

莽草，味辛，温。主风头，痈肿，乳肿、疝瘕；除结气，疥瘙；杀虫

鱼。生山谷。(《神农本草经·下品》)

石蚕，味咸，寒。主五癃；破石淋，堕胎。一名沙虱。生池泽。肉，解结气，利水道，除热。(《神农本草经·下品》)

夏枯草，味苦，辛，寒。主寒热，瘰疬，鼠瘘，头疮；破癥，散瘿结气、脚肿湿痹。轻身。一名夕句，一名乃东。生川谷。(《神农本草经·下品》)

结气

治疗结气的药物有白敛、孔公孽、牡桂（肉桂）、雀瓮、石龙子、夏枯草、阳起石、殷孽、云实、紫菀。

白敛，味苦，平。主痈肿、疽、疮；散结气，止痛，除热；目中赤，小儿惊痫，温疟，女子阴中肿痛。一名菟核，一名白草。生山谷。(《神农本草经·下品》)

孔公孽，味辛，温。主伤食不化，邪结气，恶疮，疽，瘘，痔；利九窍，下乳汁。生山谷。(《神农本草经·下品》)

牡桂（肉桂），味辛，温。主上气咳逆，结气，喉痹，吐吸；利关节，补中益气。久服通神，轻身不老。生山谷。(《神农本草经·上品》)

雀瓮，味甘，平。主小儿惊痫，寒热，结气，蛊毒，鬼疰。一名躁舍。生树枝间。(《神农本草经·下品》)

石龙子，味咸，寒。主五癃，邪结气；破石淋，下血，利小便水道。一名蜥蜴。生川谷。(《神农本草经·中品》)

夏枯草，味苦，辛，寒。主寒热，瘰疬，鼠瘘，头疮；破癥，散瘿结气、脚肿湿痹。轻身。一名夕句，一名乃东。生川谷。(《神农本草经·下品》)

阳起石，味咸，微温。主崩中漏下；破子脏中血，癥瘕结气，寒热，腹痛，无子，阴痿不起；补不足。一名白石。生山谷。(《神农本草经·中品》)

殷孽，味辛，温。主烂伤瘀血，泄痢寒热，鼠瘘，癥瘕，结气。一名姜石。生山谷。(《神农本草经·下品》)

云实，味辛，温。主泄痢肠澼；杀虫、蛊毒，去邪恶、结气，止痛，除

寒热。花，主见鬼精物。多食令人狂走。久服轻身，通神明。生川谷。(《神农本草经·上品》)

紫菀，味苦，温。主咳逆上气，胸中寒热结气；去蛊毒，痿躄；安五脏。生山谷。(《神农本草经·中品》)

惊恚怒气

治疗惊恚怒气的药物有茯苓、牡蛎、松萝。

茯苓，味甘，平。主胸胁逆气，忧恚，惊邪恐悸，心下结痛，咳逆，口焦舌干。利小便。久服安魂养神，不饥，延年。一名茯菟。生山谷。(《神农本草经·上品》)

牡蛎，味咸，平。主伤寒寒热；温疟洒洒；惊恚怒气；除拘缓；鼠瘘；女子带下赤白。久服，强骨节；杀邪鬼；延年。一名蛎蛤。生池泽。(《神农本草经·上品》)

松萝，味苦，平。主瞋怒，邪气；止虚汗，头风，女子阴寒肿痛。一名女萝。生川谷。(《神农本草经·中品》)

心腹结气

治疗心腹结气的药物有茈胡（柴胡）、苦参、麦门冬、蕤核（蕤仁）、酸枣仁。

茈胡（柴胡），味苦，平。主心腹肠胃中结气，饮食积聚，寒热邪气；推陈致新。久服轻身、明目、益精。一名地熏。生川谷。(《神农本草经·中品》)

苦参，味苦，寒。主心腹结气，癥瘕积聚，黄疸，溺有余沥；逐水，除痈肿，补中，明目止泪。一名水槐，一名叫苦蘵。生山谷及田野。(《神农本草经·中品》)

麦门冬，味甘，平。主心腹结气，伤中，伤饱，胃络脉绝，羸瘦短气。久服轻身，不老，不饥。生川谷及堤坡。(《神农本草经·上品》)

蕤核（蕤仁），味甘，温。主心腹邪结气；明目，目赤痛伤泪出。久服轻身，益气不饥。生川谷。（《神农本草经·上品》）

酸枣仁，味酸，平。主心腹寒热，邪结气聚，四肢酸疼湿痹。久服安五脏，轻身延年。生川泽。（《神农本草经·上品》）

心腹邪气

治疗心腹邪气的药物有樗鸡、大枣、蜂子、石龙芮、紫草。

樗鸡，味苦，平。主心腹邪气，阴痿；益精，强志，生子，好色；补中轻身。生川谷。（《神农本草经·下品》）

大枣，味甘，平。主心腹邪气；安中养脾助十二经，平胃气，通九窍，补少气、少津液，身中不足，大惊，四肢重；和百药。久服轻身长年。叶，覆麻黄能令出汗。生平泽。（《神农本草经·上品》）

蜂子，味甘，平。主风头；除蛊毒，补虚羸伤中。久服令人光泽，好颜色，不老。大黄蜂子，主心腹胀满痛；轻身益气。土蜂子，主痈肿。一名蜚零。生山谷。（《神农本草经·上品》）

石龙芮，味苦，平。主风寒湿痹，心腹邪气；利关节，止烦满。久服轻身明目，不老。一名鲁果能，一名地椹。生川泽石边。（《神农本草经·中品》）

紫草，味苦，寒。主心腹邪气，五疸；补中益气，利九窍，通水道。一名紫丹，一名紫芙。生川谷。（《神农本草经·中品》）

瘿病

治疗瘿病的药物有白头翁、海藻、连翘、夏枯草。

白头翁，味苦，温。主温疟，易狂，寒热，癥瘕积聚，瘿气；逐血，止痛；金疮。一名野丈人，一名胡王使者。生山谷。（《神农本草经·下品》）

海藻，味苦，寒。主瘿瘤气、颈下核；破散结气，痈肿，癥瘕，坚气，腹中上下鸣；下十二水肿。一名落首。生池泽。（《神农本草经·中品》）

连翘，味苦，平。主寒热，鼠瘘，瘰疬，痈肿，恶疮，瘿瘤，结热，蛊毒。一名异翘，一名兰华，一名折根，一名轵，一名三廉。生山谷。(《神农本草经·下品》)

夏枯草，味苦，辛，寒。主寒热，瘰疬，鼠瘘，头疮；破癥，散瘿结气、脚肿湿痹。轻身。一名夕句，一名乃东。生川谷。(《神农本草经·下品》)

水肿

治疗水肿的药物有菴𦬣子、巴豆、茺蔚子、葱实、甘遂、钩吻、瓜蒂、海藻、苦瓠、狼毒、蠡鱼(鳢鱼)、蓼实、柳华、商陆、羊桃、郁核(郁李仁)、泽兰、泽漆、泽泻、知母。

菴𦬣子，味苦，微寒。主五脏瘀血，腹中水气，胪胀留热，风寒湿痹，身体诸痛。久服轻身延年不老。生川谷。(《神农本草经·上品》)

巴豆，味辛，温。主伤寒，温疟寒热；破癥瘕结聚坚积，留饮痰癖，大腹水胀；荡涤五脏六腑，开通闭塞，利水谷道，去恶肉，除鬼毒、蛊疰物邪，杀虫鱼。一名巴椒。生川谷。(《神农本草经·下品》)

茺蔚子，味辛，微温。主明目，益精，除水气。久服轻身。茎，主瘾疹痒，可作浴汤。一名益母，一名益明，一名大札。生池泽。(《神农本草经·上品》)

葱实，味辛，温。主明目；补中不足。其茎，可作汤，主伤寒寒热，出汗；中风，面目肿。生平泽。(《神农本草经·中品》)

甘遂，味苦，寒。主大腹疝瘕，腹满，面目浮肿，留饮宿食；破癥坚积聚，利水谷道。一名主田。生川谷。(《神农本草经·下品》)

钩吻，味辛，温。主金疮，乳痉，中恶风，咳逆上气，水肿；杀鬼疰、蛊毒。一名野葛。生山谷。(《神农本草经·下品》)

瓜蒂，味苦，寒。主大水，身面四肢浮肿；下水，杀蛊毒；咳逆上气，食诸果病在胸腹中，皆吐下之。生平泽。(《神农本草经·下品》)

海藻，味苦，寒。主瘿瘤气、颈下核；破散结气，痈肿，癥瘕，坚气，

腹中上下鸣；下十二水肿。一名落首。生池泽。(《神农本草经·中品》)

苦瓠，味苦，寒。主大水，面目四肢浮肿；下水。令人吐。生平泽。(《神农本草经·下品》)

狼毒，味辛，平。主咳逆上气；破积聚；饮食寒热，水气，恶疮，鼠瘘，疽蚀，鬼精蛊毒。杀飞鸟走兽。一名续毒。生山谷。(《神农本草经·下品》)

蠡鱼（鳢鱼），味甘，寒。主湿痹，面目浮肿；下大水。一名鲖鱼。生池泽。(《神农本草经·中品》)

蓼实，味辛，温。主明目，温中，耐风寒，下水气；面目浮肿，痈疡。马蓼，去肠中蛭虫；轻身。生川泽。(《神农本草经·中品》)

柳华，味苦，寒。主风水，黄疸，面热黑。一名柳絮。叶，主马疥痂疮；实，主溃痈，逐脓血。子汁，疗渴。生川泽。(《神农本草经·下品》)

商陆，味辛，平。主水胀，疝瘕，痹；熨除痈肿，杀鬼精物。一名葛根，一名夜呼。生川谷。(《神农本草经·下品》)

羊桃，味苦，寒。主熛热身暴赤色，风水，积聚，恶疡；除小儿热。一名鬼桃，一名羊肠。生川谷。(《神农本草经·下品》)

郁核（郁李仁），味酸，平。主大腹水肿，面目、四肢浮肿；利小便水道。根，主齿龂肿、龋齿；坚齿。一名爵李。生高山、川谷及丘陵上。(《神农本草经·下品》)

泽兰，味苦，微温。主乳妇内衄，中风余疾，大腹水肿，身面、四肢浮肿，骨节中水，金疮，痈肿，疮脓。一名虎兰，一名龙枣。生大泽傍。(《神农本草经·中品》)

泽漆，味苦，微寒。主皮肤热，大腹水气，四肢、面目浮肿，丈夫阴气不足。生川泽。(《神农本草经·下品》)

泽泻，味甘，寒。主风寒湿痹，乳难；消水，养五脏，益气力，肥健。久服耳目聪明，不饥，延年轻身，面生光，能行水上。一名水泻，一名芒芋，一名鹄泻。生池泽。(《神农本草经·上品》)

知母，味苦，寒。主消渴热中；除邪气，肢体浮肿，下水；补不足，益气。一名蚔母，一名连母，一名野蓼，一名地参，一名水参，一名水浚，一名货母，一名蝭母。生川谷。（《神农本草经·中品》）

淋证

治疗淋证的药物有白鲜（白鲜皮）、贝母、地肤子、杜仲、苦参、马刀、木香、肉苁蓉、桑螵蛸、石蚕、石胆（胆矾）、石龙子、淫羊藿。

白鲜（白鲜皮），味苦，寒。主头风，黄疸，咳逆，淋沥，女子阴中肿痛，湿痹，死肌，不可屈伸，起止行步。生山谷。（《神农本草经·中品》）

贝母，味辛，平。主伤寒烦热，淋沥邪气，疝瘕，喉痹，乳难，金疮风痉。一名空草。（《神农本草经·中品》）

地肤子，味苦，寒。主膀胱热；利小便，补中，益精气。久服耳目聪明，轻身耐老。一名地葵。生平泽及田野。（《神农本草经·上品》）

杜仲，味辛，平。主腰脊痛；补中益精气，坚筋骨，强志，除阴下痒湿、小便余沥。久服轻身，耐老。一名思仙。生山谷。（《神农本草经·上品》）

苦参，味苦，寒。主心腹结气，癥瘕积聚，黄疸，溺有余沥；逐水，除痈肿，补中，明目止泪。一名水槐，一名叫苦藏。生山谷及田野。（《神农本草经·中品》）

马刀，味辛，微寒。主漏下赤白，寒热；破石淋，杀禽兽贼鼠。生池泽。（《神农本草经·下品》）

木香，味辛。主邪气，辟毒疫温鬼，强志，主淋露。久服不梦寤魇寐。生山谷。（《神农本草经·上品》）

肉苁蓉，味甘，微温。主五劳七伤；补中，除茎中寒热痛，养五脏，强阴，益精气，多子；妇人癥瘕。久服轻身。生山谷。（《神农本草经·上品》）

桑螵蛸，味咸，平。主伤中，疝瘕，阴痿；益精生子；女子血闭腰痛；通五淋，利小便水道。一名蚀胧。生桑枝上，采蒸之。（《神农本草经·上品》）

石蚕，味咸，寒。主五癃；破石淋，堕胎。一名沙虱。生池泽。肉，解结气，利水道，除热。(《神农本草经·下品》)

石胆（胆矾），味酸，寒。主明目，目痛，金疮，诸痫痉，女子阴蚀痛，石淋寒热，崩中下血，诸邪毒气。令人有子。炼饵服之不老。久服增寿神仙。能化铁为铜成金银。一名毕石。生山谷。(《神农本草经·中品》)

石龙子，味咸，寒。主五癃，邪结气；破石淋，下血，利小便水道。一名蜥蜴。生川谷。(《神农本草经·中品》)

淫羊藿，味辛，寒。主阴痿绝伤，茎中痛；利小便，益气力，强志。一名刚前。生山谷(《神农本草经·中品》)

白浊

治疗白浊的药物有丹雄鸡。

丹雄鸡，味甘，微温。主女人崩中漏下，赤白沃；补虚，温中，止血，通神，杀毒辟不祥。头，主杀鬼，东门上者尤良。肪，主耳聋。肠，主遗溺。肶胵裹黄皮，主泄利。尿白，主消渴；伤寒寒热。黑雌鸡，主风寒湿痹；五缓六急；安胎。翮羽，主下血闭。(《神农本草经·中品》)

癃闭

治疗癃闭的药物有斑猫（斑蝥）、贝子、车前子、冬葵子、发髲、防葵、黑芝、滑石、瞿麦、石蚕、石龙刍、石龙子、石韦、鼠妇、豚卵、燕屎、榆皮（榆白皮）。

斑猫（斑蝥），味辛，寒。主寒热，鬼疰，蛊毒，鼠瘘，恶疮，疽蚀，死肌；破石癃。一名龙尾。生川谷。(《神农本草经·下品》)

贝子，味咸。主目翳，鬼疰，蛊毒，腹痛，下血，五癃；利水道。烧用之良。生池泽。(《神农本草经·下品》)

车前子，味甘，寒。主气癃；止痛，利水道小便，除湿痹。久服轻身耐老。一名当道。生平泽。(《神农本草经·上品》)

冬葵子，味甘，寒。主五脏六腑寒热，羸瘦，五癃；利小便。久服坚骨，长肌肉，轻身延年。（《神农本草经·上品》）

发髲，味苦，温。主五癃，关格不通；利小便水道，疗小儿痫，大人痓。仍自还神化。（《神农本草经·中品》）

防葵，味辛，寒。主疝瘕，肠泄，膀胱热结溺不下，咳逆，温疟，癫痫，惊邪狂走。久服坚骨髓，益气轻身。一名黎盖。生川谷。（《神农本草经·上品》）

黑芝，味咸，平。主癃；利水道，益肾气，通九窍，聪察。久食轻身不老，延年神仙。一名玄芝。生山谷。（《神农本草经·上品》）

滑石，味甘，寒。主身热泄澼，女子乳难，癃闭；利小便，荡胃中积聚寒热，益精气。久服轻身，耐饥长年。生山谷。（《神农本草经·上品》）

瞿麦，味苦，寒。主关格，诸癃结，小便不通；出刺，决痈肿，明目去翳，破胎堕子、闭血。一名巨句麦。生川谷。（《神农本草经·中品》）

石蚕，味咸，寒。主五癃；破石淋，堕胎。一名沙虱。生池泽。肉，解结气，利水道，除热。（《神农本草经·下品》）

石龙刍，味苦，微寒。主胸腹邪气，小便不利，淋闭，风湿，鬼疰，恶毒。久服补虚羸，轻身，耳目聪明，延年。一名龙须，一名草续断，一名龙珠。生山谷。（《神农本草经·上品》）

石龙子，味咸，寒。主五癃，邪结气；破石淋，下血，利小便水道。一名蜥蜴。生川谷。（《神农本草经·中品》）

石韦，味苦，平。主劳热邪气，五癃闭不通，利小便水道。一名石䩾。生山谷石上。（《神农本草经·中品》）

鼠妇，味酸，温。主气癃不得小便，女人月闭，血瘕，痫痓，寒热；利水道。一名眉蟠，一名蚚蛜。生平谷。（《神农本草经·下品》）

豚卵，味甘，温。主惊，痫，癫疾，鬼疰，蛊毒；除寒热，奔豚，五癃，邪气挛缩。一名豚颠。悬蹄，主五痔；伏热在肠；肠痈；内蚀。（《神农本草经·下品》）

燕屎，味辛，平。主蛊毒、鬼疰；逐不祥邪气，破五癃，利小便。生平谷。（《神农本草经·下品》）

榆皮（榆白皮），味甘，平。主大小便不通；利水道，除邪气。久服轻身不饥，其实尤良。一名零榆。生山谷。（《神农本草经·上品》）

遗尿

治疗遗尿的药物有丹雄鸡、溲疏。

丹雄鸡，味甘，微温。主女人崩中漏下，赤白沃；补虚，温中，止血，通神，杀毒辟不祥。头，主杀鬼，东门上者尤良。肪，主耳聋。肠，主遗溺。肶胵裹黄皮，主泄利。尿白，主消渴；伤寒寒热。黑雌鸡，主风寒湿痹；五缓六急；安胎。翮羽，主下血闭。（《神农本草经·中品》）

溲疏，味辛，寒。主身皮肤中热；除邪气，止遗溺。可作浴汤。生山谷及田野、故丘墟地。（《神农本草经·下品》）

阳痿

治疗阳痿的药物有巴戟天、白石英、樗鸡、腐婢、陆英、牡狗阴茎（狗鞭）、桑螵蛸、蛇床子、阳起石、淫羊藿。

巴戟天，味辛，微温。主大风邪气，阴痿不起；强筋骨，安五脏，补中，增志，益气。生山谷。（《神农本草经·上品》）

白石英，味甘，微温。主消渴，阴痿不足，咳逆，胸膈间久寒；益气，除风湿痹。久服轻身长年。生山谷。（《神农本草经·上品》）

樗鸡，味苦，平。主心腹邪气，阴痿；益精，强志，生子，好色；补中轻身。生川谷。（《神农本草经·下品》）

腐婢，味辛，平。主痎疟，寒热邪气，泄利，阴不起，病酒头痛。（《神农本草经·下品》）

陆英，味苦，寒。主骨间诸痹，四肢拘挛、疼酸，膝寒痛，阴痿，短气不足，脚肿。生川谷。（《神农本草经·下品》）

牡狗阴茎（狗鞭），味咸，平。主伤中，阴痿不起；令强热大，生子；除女子带下十二疾。一名狗精。胆，主明目。（《神农本草经·中品》）

桑螵蛸，味咸，平。主伤中，疝瘕，阴痿；益精生子；女子血闭腰痛；通五淋，利小便水道。一名蚀肬。生桑枝上，采蒸之。（《神农本草经·上品》）

蛇床子，味苦，平。主妇人阴中肿痛，男子阴痿，湿痒；除痹气；利关节，癫痫，恶疮。久服轻身。一名蛇米。生川谷及田野。（《神农本草经·上品》）

阳起石，味咸，微温。主崩中漏下；破子脏中血，癥瘕结气，寒热，腹痛，无子，阴痿不起；补不足。一名白石。生山谷。（《神农本草经·中品》）

淫羊藿，味辛，寒。主阴痿绝伤，茎中痛；利小便，益气力，强志。一名刚前。生山谷（《神农本草经·中品》）

不育症

治疗不育症的药物有樗鸡、䗪蟟、牡狗阴茎（狗鞭）、木虻（木虻）、蓬藟（覆盆子）、肉苁蓉、桑螵蛸、石胆（胆矾）、水蛭、桃核仁（桃仁）、阳起石、䗪虫（土鳖虫）。

樗鸡，味苦，平。主心腹邪气，阴痿；益精，强志，生子，好色；补中轻身。生川谷。（《神农本草经·下品》）

䗪蟟，味咸，寒。主血瘀，癥坚，寒热；破积聚，喉咽闭；内寒无子。生川泽。（《神农本草经·下品》）

牡狗阴茎（狗鞭），味咸，平。主伤中，阴痿不起；令强热大，生子；除女子带下十二疾。一名狗精。胆，主明目。（《神农本草经·中品》）

木虻（木虻），味苦，平。主目赤痛，眦伤泪出，瘀血，血闭，寒热；酸㑊；无子。一名魂常。生川泽。（《神农本草经·下品》）

蓬藟（覆盆子），味酸，平。主安五脏，益精气，长阴令坚，强志，倍力，有子。久服轻身不老。一名覆盆。生平泽。（《神农本草经·上品》）

肉苁蓉，味甘，微温。主五劳七伤；补中，除茎中寒热痛，养五脏，强阴，益精气，多子；妇人癥瘕。久服轻身。生山谷。(《神农本草经·上品》)

桑螵蛸，味咸，平。主伤中，疝瘕，阴痿；益精生子；女子血闭腰痛；通五淋，利小便水道。一名蚀肬。生桑枝上，采蒸之。(《神农本草经·上品》)

石胆（胆矾），味酸，寒。主明目，目痛，金疮，诸痫痉，女子阴蚀痛，石淋寒热，崩中下血，诸邪毒气。令人有子。炼饵服之不老。久服增寿神仙。能化铁为铜成金银。一名毕石。生山谷。(《神农本草经·中品》)

水蛭，味咸，平。主逐恶血，瘀血，月闭；破血瘕积聚；无子；利水道。生池泽。(《神农本草经·下品》)

桃核仁（桃仁），味苦，平。主瘀血，血闭，癥瘕，邪气；杀小虫。桃花，杀疰恶鬼，令人好颜色。桃凫，微温。主杀百鬼精物。桃毛，主下血瘕寒热，积聚，无子。桃蠹，杀鬼邪恶不祥。生川谷。(《神农本草经·下品》)

阳起石，味咸，微温。主崩中漏下；破子脏中血，癥瘕结气，寒热，腹痛，无子，阴痿不起；补不足。一名白石。生山谷。(《神农本草经·中品》)

䗪虫（土鳖虫），味咸，寒。主心腹寒热洗洗，血积癥瘕；破坚，下血闭；生子尤良。一名地鳖。生川泽。(《神农本草经·下品》)

血证

治疗血证的药物有贝子、干姜、鼠妇、泽兰。

贝子，味咸。主目翳，鬼疰，蛊毒，腹痛，下血，五癃；利水道。烧用之良。生池泽。(《神农本草经·下品》)

干姜，味辛，温。主胸满，咳逆上气；温中止血，出汗，逐风湿痹；肠澼下痢。生者尤良。久服去臭气，通神明。生川谷。(《神农本草经·中品》)

鼠妇，味酸，温。主气癃不得小便，女人月闭，血瘕，痫痓，寒热；利水道。一名眉蟠，一名蚘蠡。生平谷。(《神农本草经·下品》)

泽兰，味苦，微温。主乳妇内衄，中风余疾，大腹水肿，身面、四肢浮

肿，骨节中水，金疮，痈肿，疮脓。一名虎兰，一名龙枣。生大泽傍。(《神农本草经·中品》)

瘀血

治疗瘀血的药物有菴蕳子、白头翁、大黄、䗪蟅、蜚蛗(蜚虻)、干地黄、蒺藜子、假苏(荆芥)、卷柏、羚羊角、茅根(白茅根)、牡丹(牡丹皮)、木蛗(木虻)、牛角䚡、牛膝、蒲黄、蛴螬、沙参、石硫黄(硫黄)、水蛭、桃核仁(桃仁)、天名精、王瓜、殷孽、䗪虫(土鳖虫)。

菴蕳子，味苦，微寒。主五脏瘀血，腹中水气，胪胀留热，风寒湿痹，身体诸痛。久服轻身延年不老。生川谷。(《神农本草经·上品》)

白头翁，味苦，温。主温疟，易狂，寒热，癥瘕积聚，瘿气；逐血，止痛；金疮。一名野丈人，一名胡王使者。生山谷。(《神农本草经·下品》)

大黄，味苦，寒。主下瘀血，血闭，寒热；破癥瘕积聚，留饮宿食，荡涤肠胃，推陈致新，通利水谷，调中化食，安和五脏。生山谷。(《神农本草经·下品》)

䗪蟅，味咸，寒。主血瘀，癥坚，寒热；破积聚，喉咽闭；内寒无子。生川泽。(《神农本草经·下品》)

蜚蛗(蜚虻)，味苦，微寒。主逐瘀血；破下血积，坚痞，癥瘕，寒热；通利血脉及九窍。生川谷。(《神农本草经·下品》)

干地黄，味甘，寒。主折跌绝筋，伤中；逐血痹，填骨髓，长肌肉，作汤除寒热积聚，除痹，生者尤良。久服轻身不老。一名地髓。生川泽。(《神农本草经·上品》)

蒺藜子，味苦，温。主恶血；破癥结积聚，喉痹，乳难。久服长肌肉，明目，轻身。一名旁通，一名屈人，一名止行，一名犳羽，一名升推。生平泽，或道旁。(《神农本草经·上品》)

假苏(荆芥)，味辛，温。主寒热，鼠瘘，瘰疬，生疮；破结聚气，下瘀血，除湿痹。一名鼠蓂。生川泽。(《神农本草经·中品》)

卷柏，味辛，温。主五脏邪气，女子阴中寒热痛，癥瘕，血闭，绝子。久服轻身，和颜色。一名万岁。生山谷。(《神农本草经·上品》)

羚羊角，味咸，寒。主明目，益气，起阴；去恶血注下，辟蛊毒恶鬼不祥，安心气，常不魇寐。久服强筋骨轻身。生川谷。(《神农本草经·中品》)

茅根（白茅根），味甘，寒。主劳伤虚羸；补中益气，除瘀血，血闭，寒热；利小便。其苗，主下水。一名兰根，一名茹根。生山谷、田野。(《神农本草经·中品》)

牡丹（牡丹皮），味辛，寒。主寒热，中风，瘛疭，痉，惊痫，邪气；除癥坚，瘀血留舍肠胃；安五脏；疗痈疮。一名鹿韭，一名鼠姑。生山谷。(《神农本草经·中品》)

木虻（木虻），味苦，平。主目赤痛，眦伤泪出，瘀血，血闭，寒热；酸嘶；无子。一名魂常。生川泽。(《神农本草经·下品》)

牛角䚡，苦，温。下闭血，瘀血；疼痛，女人带下血。髓，补中填骨髓。久服增年。胆，治惊；寒热。可丸药。(《神农本草经·中品》)

牛膝，味苦，酸，主寒湿痿痹，四肢拘挛，膝痛不可屈；逐血气，伤热火烂；堕胎。久服轻身耐老。一名百倍。生川谷。(《神农本草经·上品》)

蒲黄，味甘，平。主心、腹、膀胱寒热；利小便，止血，消瘀血。久服轻身，益气力，延年神仙。生池泽。(《神农本草经·上品》)

蛴螬，味咸，微温。主恶血，血瘀，痹气；破折血在胁下坚满痛，月闭，目中淫肤，青翳白膜。一名蟦蛴。生平泽。(《神农本草经·下品》)

沙参，味苦，微寒。主血积，惊气；除寒热，补中益肺气。久服利人。一名知母。生川谷。(《神农本草经·上品》)

石硫黄（硫黄），味酸，温，有毒。主妇人阴蚀，疽，痔，恶血；坚筋骨；除头秃；能化金、银、铜、铁奇物。生山谷。(《神农本草经·中品》)

水蛭，味咸，平。主逐恶血，瘀血，月闭；破血瘕积聚；无子；利水道。生池泽。(《神农本草经·下品》)

桃核仁（桃仁），味苦，平。主瘀血，血闭，癥瘕，邪气；杀小虫。桃花，杀疰恶鬼，令人好颜色。桃凫，微温。主杀百鬼精物。桃毛，主下血瘕寒热，积聚，无子。桃蠹，杀鬼邪恶不祥。生川谷。(《神农本草经·下品》)

天名精，味甘，寒。主瘀血，血瘕欲死；下血，止血，利小便。久服轻身耐老。一名麦句姜，一名蝦蟆兰，一名豕首。生川泽。(《神农本草经·上品》)

王瓜，味苦，寒。主消渴，内痹，瘀血，月闭，寒热酸疼；益气，愈聋。一名土瓜。生平泽。(《神农本草经·中品》)

殷孽，味辛，温。主烂伤瘀血，泄痢寒热，鼠瘘，癥瘕，结气。一名姜石。生山谷。(《神农本草经·下品》)

䗪虫（土鳖虫），味咸，寒。主心腹寒热洗洗，血积癥瘕；破坚，下血闭；生子尤良。一名地鳖。生川泽。(《神农本草经·下品》)

痰饮

治疗痰饮的药物有巴豆、大黄、甘遂、恒山（常山）。

巴豆，味辛，温。主伤寒，温疟寒热；破癥瘕结聚坚积，留饮痰癖，大腹水胀；荡涤五脏六腑，开通闭塞，利水谷道，去恶肉，除鬼毒、蛊疰物邪，杀虫鱼。一名巴椒。生川谷。(《神农本草经·下品》)

大黄，味苦，寒。主下瘀血，血闭，寒热；破癥瘕积聚，留饮宿食，荡涤肠胃，推陈致新，通利水谷，调中化食，安和五脏。生山谷。(《神农本草经·下品》)

甘遂，味苦，寒。主大腹疝瘕，腹满，面目浮肿，留饮宿食；破癥坚积聚，利水谷道。一名主田。生川谷。(《神农本草经·下品》)

恒山（常山），味苦，寒。主伤寒寒热，热发温疟，鬼毒，胸中痰结，吐逆。一名互草。生川谷。(《神农本草经·下品》)

消渴

治疗消渴的药物有白石英、白英、丹雄鸡、葛根、枸杞、栝楼根（天花粉）、卤鹹、水萍（浮萍）、王瓜、知母。

白石英，味甘，微温。主消渴，阴痿不足，咳逆，胸膈间久寒；益气，除风湿痹。久服轻身长年。生山谷。（《神农本草经·上品》）

白英，味甘，寒。主寒热，八疸，消渴；补中益气。久服轻身延年。一名谷菜。生山谷。（《神农本草经·上品》）

丹雄鸡，味甘，微温。主女人崩中漏下，赤白沃；补虚，温中，止血，通神，杀毒辟不祥。头，主杀鬼，东门上者尤良。肪，主耳聋。肠，主遗溺。肶胵裹黄皮，主泄利。尿白，主消渴；伤寒寒热。黑雌鸡，主风寒湿痹；五缓六急；安胎。翮羽，主下血闭。（《神农本草经·中品》）

葛根，味甘，平。主消渴，身大热，呕吐，诸痹；起阴气，解诸毒。葛谷，主下痢十岁已上。一名鸡齐根。生川谷。（《神农本草经·中品》）

枸杞，味苦，寒。主五内邪气，热中消渴，周痹。久服兼筋骨，轻身不老。一名杞根，一名地骨，一名枸忌，一名地辅。生平泽。（《神农本草经·上品》）

栝楼根（天花粉），味苦，寒。主消渴，身热，烦满大热；补虚安中，续绝伤。一名地楼。生川谷及山阴地。（《神农本草经·中品》）

卤鹹，味苦，寒。主大热，消渴，狂烦；除邪及下蛊毒，柔肌肤。生池泽。（《神农本草经·下品》）

水萍（浮萍），味辛，寒。主暴热，身痒；下水气，胜酒，长须发，止消渴。久服轻身。一名水花。生池泽。（《神农本草经·中品》）

王瓜，味苦，寒。主消渴，内痹，瘀血，月闭，寒热酸疼；益气，愈聋。一名土瓜。生平泽。（《神农本草经·中品》）

知母，味苦，寒。主消渴热中；除邪气，肢体浮肿，下水；补不足，益气。一名蚳母，一名连母，一名野蓼，一名地参，一名水参，一名水浚，一名货母，一名蝭母。生川谷。（《神农本草经·中品》）

口舌干燥

治疗口舌干燥的药物有茯苓、络石（络石藤）、石膏。

茯苓，味甘，平。主胸胁逆气，忧恚，惊邪恐悸，心下结痛，咳逆，口焦舌干。利小便。久服安魂养神，不饥，延年。一名茯菟。生山谷。（《神农本草经·上品》）

络石（络石藤），味苦，温。主风热，死肌，痈伤，口干舌焦，痈肿不消，喉舌肿，水浆不干。久服轻身明目，润泽好颜色，不老延年。一名石鲮。生川谷。（《神农本草经·上品》）

石膏，味辛、微寒。主中风寒热，心下逆气惊，喘，口干舌焦不能息，腹中坚痛；除邪鬼，产乳，金疮。生山谷。（《神农本草经·中品》）

汗证

治疗汗证的药物有半夏、葱实、地榆、干姜、桑叶、卫矛、乌头。

半夏，味辛，平。主伤寒，寒热心下坚；下气，喉咽肿痛，头眩，胸胀，咳逆，肠鸣；止汗。一名地文，一名水玉。生川谷。（《神农本草经·下品》）

葱实，味辛，温。主明目；补中不足。其茎，可作汤，主伤寒寒热，出汗；中风，面目肿。生平泽。（《神农本草经·中品》）

地榆，味苦，微寒。主妇人乳痓痛，七伤，带下病；止痛，除恶肉，止汗，疗金疮。生山谷。（《神农本草经·中品》）

干姜，味辛，温。主胸满，咳逆上气；温中止血，出汗，逐风湿痹；肠澼下痢。生者尤良。久服去臭气，通神明。生川谷。（《神农本草经·中品》）

桑叶，主除寒热出汗。（《神农本草经·中品》）

卫矛，味苦，寒。主女子崩中下血，腹满，汗出；除邪，杀鬼毒、蛊痓。一名鬼箭。生山谷。（《神农本草经·中品》）

乌头，味辛，温。主中风，恶风洗洗，出汗；除寒湿痹，咳逆上气；破积聚，寒热。其汁煎之，名射罔，杀禽兽。一名奚毒，一名即子，一名乌

喙。生山谷。(《神农本草经·下品》)

虚损

治疗虚损的药物有白及、白胶（鹿角胶）、白马茎（白马阴茎）、大枣、冬葵子、胡麻（脂麻）、淮木、栝楼根（天花粉）、陆英、麻黄、麦门冬、茅根（白茅根）、蘗木（黄柏）、女萎（葳蕤）、肉苁蓉、桑根白皮（桑白皮）、石龙刍、石蜜（蜂蜜）、薯蓣（山药）、五味子、茵芋、芫花、泽漆、紫葳。

白及，味苦，平。主痈肿、恶疮、败疽、伤阴死肌，胃中邪气，贼风鬼击，痱缓不收。一名甘根，一名连及草。生川谷。(《神农本草经·下品》)

白胶（鹿角胶），味甘，平。主伤中，劳绝腰痛，羸瘦；补中益气；妇人血闭，无子；止痛安胎。久服轻身延年。一名鹿角胶。(《神农本草经·上品》)

白马茎（白马阴茎），味咸，平。主伤中脉绝，阴不足，强志益气，长肌肉，肥健生子。眼，主惊痫，腹满，疟疾。当杀用之。悬蹄，主惊邪，瘈疭，乳难；辟恶气鬼毒，蛊疰不祥。生平泽。(《神农本草经·中品》)

大枣，味甘，平。主心腹邪气；安中养脾助十二经，平胃气，通九窍，补少气、少津液，身中不足，大惊，四肢重；和百药。久服轻身长年。叶，覆麻黄能令出汗。生平泽。(《神农本草经·上品》)

冬葵子，味甘，寒。主五脏六腑寒热，羸瘦，五癃；利小便。久服坚骨，长肌肉，轻身延年。(《神农本草经·上品》)

胡麻（脂麻），味甘，平。主伤中虚羸；补五内，益气力，长肌肉，填髓脑。久服轻身不老。一名巨胜。生川泽。叶名青蘘。青蘘，味甘，寒。主五脏邪气，风寒湿痹；益气，补脑髓，坚筋骨。久服耳目聪明，不饥不老增寿，巨胜苗也。(《神农本草经·上品》)

淮木，味苦，平。主久咳上气，伤中，虚羸，女子阴蚀，漏下赤白沃。一名百岁城中木。生平泽。(《神农本草经·下品》)

栝楼根（天花粉），味苦，寒。主消渴，身热，烦满大热；补虚安中，

续绝伤。一名地楼。生川谷及山阴地。(《神农本草经·中品》)

陆英，味苦，寒。主骨间诸痹，四肢拘挛、疼酸，膝寒痛，阴痿，短气不足，脚肿。生川谷。(《神农本草经·下品》)

麻蕡，味辛，平。主五劳七伤；利五脏，下血寒气。多食令见鬼狂走，久服通神明轻身。一名麻勃。麻子(火麻仁)，味甘，平。主补中益气。久服肥健，不老神仙。生川谷。(《神农本草经·上品》)

麦门冬，味甘，平。主心腹结气，伤中，伤饱，胃络脉绝，羸瘦短气。久服轻身，不老，不饥。生川谷及堤坡。(《神农本草经·上品》)

茅根(白茅根)，味甘，寒。主劳伤虚羸；补中益气，除瘀血，血闭，寒热；利小便。其苗，主下水。一名兰根，一名茹根。生山谷、田野。(《神农本草经·中品》)

蘗木(黄柏)，味苦，寒。主五脏、肠胃中结热，黄疸，肠痔；止泄痢，女子漏下赤白，阴阳伤，蚀疮。一名檀桓。生山谷。(《神农本草经·下品》)

女萎(葳蕤)，味甘，平。主中风，暴热不能动摇，跌筋，结肉，诸不足。久服，去面黑䵟，好颜色，润泽，轻身，不老。一名左眄。生川谷。(《神农本草经·上品》)

肉苁蓉，味甘，微温。主五劳七伤；补中，除茎中寒热痛，养五脏，强阴，益精气，多子；妇人癥瘕。久服轻身。生山谷。(《神农本草经·上品》)

桑根白皮(桑白皮)，味甘，寒。主伤中，五劳六极，羸瘦，崩中，脉绝；补虚益气。(《神农本草经·中品》)

石龙刍，味苦，微寒。主胸腹邪气，小便不利，淋闭，风湿，鬼疰，恶毒。久服补虚羸，轻身，耳目聪明，延年。一名龙须，一名草续断，一名龙珠。生山谷。(《神农本草经·上品》)

石蜜(蜂蜜)，味甘，平。主心腹邪气，诸惊痫痉；安五脏诸不足，益气补中，止痛解毒，除众病，和百药。久服强志，轻身不饥不老。一名石饴。生山谷。(《神农本草经·上品》)

薯蓣(山药)，味甘，温。主伤中；补虚羸，除寒热邪气，补中，益气

力，长肌肉。久服耳目聪明，轻身，不饥，延年。一名山芋。生山谷。(《神农本草经·上品》)

五味子，味酸，温。主益气，咳逆上气，劳伤羸瘦；补不足，强阴，益男子精。一名会及。生山谷。(《神农本草经·上品》)

茵芋，味苦，温。主五脏邪气，心腹寒热，羸瘦如疟状，发作有时，诸关节风湿痹痛。生川谷。(《神农本草经·下品》)

芫花，味辛，温。主咳逆上气，喉鸣，喘，咽肿，短气，蛊毒、鬼疟，疝瘕，痈肿；杀虫鱼。一名去水。生川谷。(《神农本草经·下品》)

泽漆，味苦，微寒。主皮肤热，大腹水气，四肢、面目浮肿，丈夫阴气不足。生川泽。(《神农本草经·下品》)

紫葳，味酸，微寒。主妇人产乳余疾，崩中，癥瘕，血闭，寒热羸瘦；养胎。生川谷。(《神农本草经·中品》)

痹证

治疗痹症的药物有菴藺子、白蒿、白石英、白鲜（白鲜皮）、柏实（柏子仁）、草薢、别羁、曾青、菖蒲、车前子、磁石、大豆黄卷、丹雄鸡、防风、飞廉、附子、干地黄、干姜、葛根、狗脊、姑活、龟甲、厚朴、胡麻（脂麻）、鞠华（菊花）、蠡实、鳢鱼（鳢鱼）、莨蓎子（天仙子）、漏芦、陆英、马先蒿、蔓椒（入地金牛）、蔓荆实（蔓荆子）、麋脂、牛膝、葡萄、干漆、鸡头实（芡实）、茜根、秦艽、秦椒（花椒）、秦皮、屈草、山茱萸、商陆、芍药、蛇床子、石斛、石龙芮、石南、蜀椒（花椒）、术、酸枣仁、天门冬、天雄、王不留行、王孙、薇衔、乌头、吴茱萸、蒺藜子、莫耳实（苍耳子）、细辛、夏枯草、芎䓖（川芎）、羊踯躅、药实根、薏苡仁、茵芋、皂荚、泽泻。

菴藺子，味苦，微寒。主五脏瘀血，腹中水气，胪胀留热，风寒湿痹，身体诸痛。久服轻身延年不老。生川谷。(《神农本草经·上品》)

白蒿，味甘，平。主五脏邪气，风寒湿痹；补中益气，长毛发令黑，疗心悬，少食常饥。久服轻身，耳目聪明不老。生川泽。(《神农本草

经·上品》）

白石英，味甘，微温。主消渴，阴痿不足，咳逆，胸膈间久寒；益气，除风湿痹。久服轻身长年。生山谷。（《神农本草经·上品》）

白鲜（白鲜皮），味苦，寒。主头风，黄疸，咳逆，淋沥，女子阴中肿痛，湿痹，死肌，不可屈伸，起止行步。生山谷。（《神农本草经·中品》）

柏实（柏子仁），味甘，平。主惊悸；安五脏，益气，除风湿痹。久服令人润泽美色，耳目聪明，不饥不老，轻身延年。生山谷。（《神农本草经·上品》）

萆薢，味苦，平。主腰脊痛；强骨节，风寒湿周痹，恶疮不瘳，热气。生山谷。（《神农本草经·中品》）

别羁，味苦，微温。主风寒湿痹，身重，四肢疼酸，寒邪气，历节痛。生川谷。（《神农本草经·下品》）

曾青，味酸，小寒。主目痛止泪；出风痹，利关节，通九窍；破癥坚，积聚。久服轻身不老。能化金铜。生山谷。（《神农本草经·上品》）

菖蒲，味辛，温。主风寒痹，咳逆上气；开心孔，补五脏，通九窍，明耳目，出音声。久服轻身，不忘，不迷惑，延年。一名昌阳。生池泽。（《神农本草经·上品》）

车前子，味甘，寒。主气癃；止痛，利水道小便，除湿痹。久服轻身耐老。一名当道。生平泽。（《神农本草经·上品》）

磁石，味辛，寒。主周痹风湿，肢节中痛，不可持物，洗洗酸消；除大热烦满及耳聋。一名玄石。生山谷。（《神农本草经·中品》）

大豆黄卷，味甘，平。主湿痹，筋挛膝痛。生大豆，涂痈肿；煮汁饮，杀鬼毒，止痛。生平泽。（《神农本草经·下品》）

丹雄鸡，味甘，微温。主女人崩中漏下，赤白沃；补虚，温中，止血，通神，杀毒辟不祥。头，主杀鬼，东门上者尤良。肪，主耳聋。肠，主遗溺。肶胵裹黄皮，主泄利。尿白，主消渴；伤寒寒热。黑雌鸡，主风寒湿痹；五缓六急；安胎。翮羽，主下血闭。（《神农本草经·中品》）

防风，味甘，温。主大风头眩痛，恶风，风邪目盲无所见，风行周身骨节疼痹，烦满。久服轻身。一名铜芸。生川泽。（《神农本草经·上品》）

飞廉，味苦，平。主骨节热，胫重酸痛。久服令人身轻。一名飞轻。生川泽。（《神农本草经·上品》）

附子，味辛，温。主风寒咳逆邪气；温中；金疮；破癥坚积聚，血瘕，寒湿，踒躄，拘挛，膝痛不能行步。生山谷。（《神农本草经·下品》）

干地黄，味甘，寒。主折跌绝筋，伤中；逐血痹，填骨髓，长肌肉，作汤除寒热积聚，除痹，生者尤良。久服轻身不老。一名地髓。生川泽。（《神农本草经·上品》）

干姜，味辛，温。主胸满，咳逆上气；温中止血，出汗，逐风湿痹；肠澼下痢。生者尤良。久服去臭气，通神明。生川谷。（《神农本草经·中品》）

葛根，味甘，平。主消渴，身大热，呕吐，诸痹；起阴气，解诸毒。葛谷，主下痢十岁已上。一名鸡齐根。生川谷。（《神农本草经·中品》）

狗脊，味苦，平。主腰背强，机关缓急，周痹，寒湿膝痛。颇利老人。一名百枝。生川谷。（《神农本草经·中品》）

姑活，味甘，温。主大风邪气，湿痹寒痛。久服轻身，益寿耐老。一名冬葵子。（《神农本草经·下品》）

龟甲，味咸，平。主漏下赤白，破癥瘕；痎疟，五痔，阴蚀，湿痹，四肢重弱，小儿囟不合。久服轻身，不饥。一名神屋。生池泽。（《神农本草经·上品》）

厚朴，味苦，温。主中风、伤寒头痛，寒热，惊悸，气血痹，死肌；去三虫。生山谷。（《神农本草经·中品》）

胡麻（脂麻），味甘，平。主伤中虚羸；补五内，益气力，长肌肉，填髓脑。久服轻身不老。一名巨胜。生川泽。叶名青蘘。青蘘，味甘，寒。主五脏邪气，风寒湿痹；益气，补脑髓，坚筋骨。久服耳目聪明，不饥不老增寿，巨胜苗也。（《神农本草经·上品》）

鞠华（菊花），味苦，平。主诸风，头眩，肿痛，目欲脱，泪出，皮肤

死肌，恶风湿痹。久服利血气，轻身耐老，延年。一名节华。生川泽及田野。(《神农本草经·上品》)

蠡实，味甘，平。主皮肤寒热，胃中热气，风寒湿痹；坚筋骨；令人嗜食。久服轻身。花、叶，去白虫。一名剧草，一名三坚，一名豕首。生川谷。(《神农本草经·中品》)

蠡鱼（鳢鱼），味甘，寒。主湿痹，面目浮肿；下大水。一名鲖鱼。生池泽。(《神农本草经·中品》)

莨菪子（天仙子），味苦，寒。主齿痛出虫，肉痹拘急；使人健行，见鬼，多食令人狂走。久服轻身，走及奔马，强志，益力，通神。一名横唐。生川谷。(《神农本草经·下品》)

漏芦，味苦，寒。主皮肤热，恶疮，疽，痔，湿痹；下乳汁。久服轻身益气，耳目聪明，不老延年。一名野兰。生山谷。(《神农本草经·上品》)

陆英，味苦，寒。主骨间诸痹，四肢拘挛、疼酸，膝寒痛，阴痿，短气不足，脚肿。生川谷。(《神农本草经·下品》)

马先蒿，味苦，平。主寒热，鬼疰，中风，湿痹，女子带下病，无子。一名马屎蒿。生川泽。(《神农本草经·中品》)

蔓椒（入地金牛），味苦，温。主风寒湿痹，历节疼；除四肢厥气，膝痛。一名家椒。生川谷及丘冢间。(《神农本草经·下品》)

蔓荆实（蔓荆子），味苦，微寒。主筋骨间寒热，湿痹拘挛；明目坚齿，利九窍，去白虫。久服轻身耐老。小荆实亦等。生山谷。(《神农本草经·上品》)

麋脂，味辛，温。主痈肿，恶疮，死肌，寒风湿痹，四肢拘缓不收，风头肿气；通腠理。一名官脂。生山谷。(《神农本草经·下品》)

牛膝，味苦，酸，平。主寒湿痿痹，四肢拘挛，膝痛不可屈；逐血气，伤热火烂；堕胎。久服轻身耐老。一名百倍。生川谷。(《神农本草经·上品》)

葡萄，味甘，平。主筋骨湿痹；益气倍力，强志，令人肥健，耐饥；

忍风寒。久食轻身；不老延年。可作酒。生山谷。(《神农本草经·上品》)

干漆，味辛，温。主绝伤；补中，续筋骨，填髓脑，安五脏；五缓六急，风寒湿痹。生漆，去长虫。久服轻身耐老。生川谷。(《神农本草经·上品》)

鸡头实（芡实），味甘，平。主湿痹腰脊膝痛；补中，除暴疾，益精气，强志，令耳目聪明。久服轻身不饥，耐老神仙。一名雁喙实。生池泽。(《神农本草经·上品》)

茜根，味苦，寒。主寒湿，风痹，黄疸；补中。生川谷。(《神农本草经·中品》)

秦艽，味苦，平。主寒热邪气，寒湿风痹，肢节痛；下水，利小便。生川谷。(《神农本草经·中品》)

秦椒（花椒），味辛，温。主风邪气；温中，除寒痹，坚齿发，明目。久服轻身，好颜色，耐老增年，通神。生川谷。(《神农本草经·中品》)

秦皮，味苦，微寒。主风寒湿痹，洗洗寒气；除热，目中青翳白膜。久服头不白，轻身。生川谷。(《神农本草经·中品》)

屈草，味苦，微寒。主胸胁下痛，邪气肠间，寒热，阴痹。久服轻身益气耐老。生川泽。(《神农本草经·下品》)

山茱萸，味酸，平。主心下邪气，寒热；温中，逐寒湿痹；去三虫。久服轻身。一名蜀枣。生川谷。(《神农本草经·中品》)

商陆，味辛，平。主水胀，疝瘕，痹；熨除痈肿，杀鬼精物。一名募根，一名夜呼。生川谷。(《神农本草经·下品》)

芍药，味苦，平。主邪气腹痛；除血痹，破坚积、寒热，疝瘕，止痛，利小便，益气。生川谷及丘陵。(《神农本草经·中品》)

蛇床子，味苦，平。主妇人阴中肿痛，男子阴痿，湿痒；除痹气；利关节，癫痫，恶疮。久服轻身。一名蛇米。生川谷及田野。(《神农本草经·上品》)

石斛，味甘，平。主伤中；除痹下气，补五脏虚劳羸瘦，强阴。久服厚

肠胃；轻身延年。一名林兰。生山谷。(《神农本草经·上品》)

石龙芮，味苦，平。主风寒湿痹，心腹邪气；利关节，止烦满。久服轻身明目，不老。一名鲁果能，一名地椹。生川泽石边。(《神农本草经·中品》)

石南，味辛，平。主养肾气，内伤阴衰，利筋骨皮毛。实，杀蛊毒，破积聚；逐风痹。一名鬼目。生山谷。(《神农本草经·下品》)

蜀椒（花椒），味辛，温。主邪气，咳逆；温中，逐骨节皮肤死肌、寒湿痹痛，下气。久服之，头不白，轻身增年。生川谷。(《神农本草经·下品》)

术，味苦，温。主风寒湿痹，死肌，痉，疸；止汗，除热，消食。作煎饵。久服轻身延年，不饥。一名山蓟。生山谷。(《神农本草经·上品》)

酸枣仁，味酸，平。主心腹寒热，邪结气聚，四肢酸疼湿痹。久服安五脏，轻身延年。生川泽。(《神农本草经·上品》)

天门冬，味苦，平。主诸暴风湿偏痹；强骨髓，杀三虫，去伏尸。久服轻身益气延年。一名颠勒。生山谷。(《神农本草经·上品》)

天雄，味辛，温。主大风，寒湿痹，历节痛，拘挛，缓急；破积聚，邪气，金疮；强筋骨，轻身健行。一名白幕。生山谷。(《神农本草经·下品》)

王不留行，味苦，平。主金疮；止血，逐痛，出刺，除风痹内寒。久服轻身耐老增寿。生山谷。(《神农本草经·上品》)

王孙，味苦，性平。主五脏邪气，寒湿痹，四肢疼痛，膝冷痛。生川谷。(《神农本草经·中品》)

薇衔，味苦，平。主风湿痹，历节痛，惊痫，吐舌，悸气，贼风，鼠瘘，痈肿。一名糜衔。生川泽。(《神农本草经·中品》)

乌头，味辛，温。主中风，恶风洗洗，出汗；除寒湿痹，咳逆上气；破积聚，寒热。其汁煎之，名射罔，杀禽兽。一名奚毒，一名即子，一名乌喙。生山谷。(《神农本草经·下品》)

吴茱萸，味辛，温。主温中，下气，止痛；咳逆，寒热；除湿，血痹；逐风邪，开腠理。根，杀三虫。一名藙。生川谷。(《神农本草经·中品》)

蒒蓂子，味辛，微温。主明目，目痛泪出；除痹，补五脏，益精光。久服轻身不老。一名蔑菥，一名大戢，一名马辛。生川泽及道旁。(《神农本草经·上品》)

葈耳实（苍耳子），味甘，温。主风头寒痛，风湿周痹，四肢拘挛痛，恶肉死肌。久服益气，耳目聪明，强志，轻身。一名胡葈，一名地葵。生川谷。(《神农本草经·中品》)

细辛，味辛，温。主咳逆，头痛脑动，百节拘挛，风湿痹痛，死肌。久服明目、利九窍，轻身长年。一名小辛。生川谷。(《神农本草经·上品》)

夏枯草，味苦，辛，寒。主寒热，瘰疬，鼠瘘，头疮；破癥，散瘿结气、脚肿湿痹。轻身。一名夕句，一名乃东。生川谷。(《神农本草经·下品》)

芎劳（川芎），味辛，温。主中风入脑，头痛，寒痹，筋挛缓急，金疮，妇人血闭，无子。生川谷。(《神农本草经·上品》)

羊踯躅，味辛，温。主贼风在皮肤中，淫淫痛，温疟，恶毒，诸痹。生川谷。(《神农本草经·下品》)

药实根，味辛，温。主邪气，诸痹疼酸；续绝伤，补骨髓。一名连木。生山谷。(《神农本草经·下品》)

薏苡仁，味甘，微寒。主筋急拘挛不可屈伸，风湿痹；下气。久服轻身益气。其根，下三虫。一名解蠡。生平泽及田野。(《神农本草经·上品》)

茵芋，味苦，温。主五脏邪气，心腹寒热，羸瘦如疟状，发作有时，诸关节风湿痹痛。生川谷。(《神农本草经·下品》)

皂荚，味辛、咸，温。主风痹，死肌，邪气，风头，泪出；利九窍，杀精物。生川谷。(《神农本草经·下品》)

泽泻，味甘，寒。主风寒湿痹，乳难；消水，养五脏，益气力，肥健。久服耳目聪明，不饥，延年轻身，面生光，能行水上。一名水泻，一名芒芋，一名鹄泻。生池泽。(《神农本草经·上品》)

骨间寒热

治疗骨间寒热的药物有草蒿、龙胆、蔓荆实（蔓荆子）。

草蒿，味苦，寒。主疥瘙，痂痒，恶疮；杀虱；留热在骨节间；明目。一名青蒿，一名方溃。生川泽。（《神农本草经·下品》）

龙胆，味苦，寒。主骨间寒热，惊痫，邪气；续绝伤，定五脏，杀蛊毒。久服益智不忘。轻身耐老。一名陵游。生山谷。（《神农本草经·上品》）

蔓荆实（蔓荆子），味苦，微寒。主筋骨间寒热，湿痹拘挛；明目坚齿，利九窍，去白虫。久服轻身耐老。小荆实亦等。生山谷。（《神农本草经·上品》）

骨节疼痛

治疗骨节疼痛的药物有防风。

防风，味甘，温。主大风头眩痛，恶风，风邪目盲无所见，风行周身骨节疼痹，烦满。久服轻身。一名铜芸。生川泽。（《神农本草经·上品》）

痉证

治疗痉证的药物有发髲、鸡子、龙齿、露蜂房、牡丹（牡丹皮）、石胆（胆矾）、石蜜（蜂蜜）、术、竹叶。

发髲，味苦，温。主五癃，关格不通；利小便水道，疗小儿痫，大人痉。仍自还神化。（《神农本草经·中品》）

鸡子，主除热；火疮；痫、痉。可作虎魄神物。鸡白蠹，肥脂。生平泽。（《神农本草经·中品》）

龙齿，主小儿、大人惊痫，癫疾狂走；心下结气，不能喘息，诸痉；杀精物。久服轻身，通神明，延年。生山谷。（《神农本草经·上品》）

露蜂房，味苦，平。主惊痫，瘛疭，寒热邪气，癫疾，鬼精，蛊毒，肠痔。火熬之良。一名蜂肠。生川谷。（《神农本草经·中品》）

牡丹（牡丹皮），味辛，寒。主寒热，中风，瘛疭，痉，惊痫，邪气；

除癥坚，瘀血留舍肠胃；安五脏；疗痈疮。一名鹿韭，一名鼠姑。生山谷。（《神农本草经·中品》）

　　石胆（胆矾），味酸，寒。主明目，目痛，金疮，诸痫痉，女子阴蚀痛，石淋寒热，崩中下血，诸邪毒气。令人有子。炼饵服之不老。久服增寿神仙。能化铁为铜成金银。一名毕石。生山谷。（《神农本草经·中品》）

　　石蜜（蜂蜜），味甘，平。主心腹邪气，诸惊痫痉；安五脏诸不足，益气补中，止痛解毒，除众病，和百药。久服强志，轻身不饥不老。一名石饴。生山谷。（《神农本草经·上品》）

　　术，味苦，温。主风寒湿痹，死肌，痉，疸；止汗，除热，消食。作煎饵。久服轻身延年，不饥。一名山蓟。生山谷。（《神农本草经·上品》）

　　竹叶，味苦，平。主咳逆上气，溢筋急，恶疡；杀小虫。根，作汤，益气止渴，补虚下气。汁，主风痉。实，通神明，益气。（《神农本草经·中品》）

拘挛

　　治疗拘挛的药物有大豆黄卷、附子、虎掌、蛞蝓、陆英、蔓荆实（蔓荆子）、麋脂、牡蛎、牛膝、天雄、葈耳实（苍耳子）、细辛、芎䓖（川芎）、薏苡仁。

　　大豆黄卷，味甘，平。主湿痹，筋挛膝痛。生大豆，涂痈肿；煮汁饮，杀鬼毒，止痛。生平泽。（《神农本草经·下品》）

　　附子，味辛，温。主风寒咳逆邪气；温中；金疮；破癥坚积聚，血瘕，寒湿，踒躄，拘挛，膝痛不能行步。生山谷。（《神农本草经·下品》）

　　虎掌，味苦，温。主心痛寒热，结气，积聚，伏梁，伤筋痿，拘缓；利水道。生山谷。（《神农本草经·下品》）

　　蛞蝓，味咸，寒。主贼风喎僻，轶筋及脱肛，惊痫，挛缩。一名陵蠡。生池泽及阴地、沙石、垣下。（《神农本草经·下品》）

　　陆英，味苦，寒。主骨间诸痹，四肢拘挛、疼酸，膝寒痛，阴痿，短气

不足，脚肿。生川谷。(《神农本草经·下品》)

蔓荆实（蔓荆子），味苦，微寒。主筋骨间寒热，湿痹拘挛；明目坚齿，利九窍，去白虫。久服轻身耐老。小荆实亦等。生山谷。(《神农本草经·上品》)

麋脂，味辛，温。主痈肿，恶疮，死肌，寒风湿痹，四肢拘缓不收，风头肿气；通腠理。一名官脂。生山谷。(《神农本草经·下品》)

牡蛎，味咸，平。主伤寒寒热，温疟洒洒，惊恚怒气；除拘缓，鼠瘘，女子带下赤白。久服，强骨节；杀邪鬼；延年。一名蛎蛤。生池泽。(《神农本草经·上品》)

牛膝，味苦，酸，主寒湿痿痹，四肢拘挛，膝痛不可屈伸；逐血气，伤热火烂；堕胎。久服轻身耐老。一名百倍。生川谷。(《神农本草经·上品》)

天雄，味辛，温。主大风，寒湿痹，历节痛，拘挛，缓急；破积聚，邪气，金疮；强筋骨，轻身健行。一名白幕。生山谷。(《神农本草经·下品》)

菜耳实（苍耳子），味甘，温。主风头寒痛，风湿周痹，四肢拘挛痛，恶肉死肌。久服益气，耳目聪明，强志，轻身。一名胡菜，一名地葵。生川谷。(《神农本草经·中品》)

细辛，味辛，温。主咳逆，头痛脑动，百节拘挛，风湿痹痛，死肌。久服明目、利九窍，轻身长年。一名小辛。生川谷。(《神农本草经·上品》)

芎䓖（川芎），味辛，温。主中风入脑，头痛，寒痹，筋挛缓急，金疮，妇人血闭，无子。生川谷。(《神农本草经·上品》)

薏苡仁，味甘，微寒。主筋急拘挛不可屈伸，风湿痹；下气。久服轻身益气。其根，下三虫。一名解蠡。生平泽及田野。(《神农本草经·上品》)

痿证

治疗痿证的药物有附子、牛膝、紫苑、虎掌、五加皮。

附子，味辛，温。主风寒咳逆邪气；温中；金疮；破癥坚积聚，血瘕，寒湿，踒躄，拘挛，膝痛不能行步。生山谷。(《神农本草经·下品》)

牛膝，味苦，酸，平。主寒湿痿痹，四肢拘挛，膝痛不可屈；逐血气，伤热火烂；堕胎。久服轻身耐老。一名百倍。生川谷。(《神农本草经·上品》)

紫苑，味苦，温。主咳逆上气，胸中寒热结气；去蛊毒，痿蹷；安五脏。生山谷。(《神农本草经·中品》)

虎掌，味苦，温。主心痛寒热，结气，积聚，伏梁，伤筋痿，拘缓；利水道。生山谷。(《神农本草经·下品》)

五加皮，味辛，温。主心腹疝气，腹痛；益气，疗躄；小儿不能行，疮疡，阴蚀。一名豺漆。(《神农本草经·中品》)

腰痛

治疗腰痛的药物有阿胶、白胶（鹿角胶）、萆薢、杜仲、鸡头实（芡实）、爵床、鹿藿、桑螵蛸、桑上寄生（桑寄生）。

阿胶，味甘，平。主心腹内崩，劳极洒洒如疟状，腰腹痛，四肢酸疼，女子下血；安胎。久服轻身益气。一名傅致胶。(《神农本草经·上品》)

白胶（鹿角胶），味甘，平。主伤中，劳绝腰痛，羸瘦；补中益气；妇人血闭，无子；止痛安胎。久服轻身延年。一名鹿角胶。(《神农本草经·上品》)

萆薢，味苦，平。主腰脊痛；强骨节，风寒湿周痹，恶疮不瘳，热气。生山谷。(《神农本草经·中品》)

杜仲，味辛，平。主腰脊痛；补中益精气，坚筋骨，强志，除阴下痒湿、小便余沥。久服轻身，耐老。一名思仙。生山谷。(《神农本草经·上品》)

鸡头实（芡实），味甘，平。主湿痹腰脊膝痛；补中，除暴疾，益精气，强志，令耳目聪明。久服轻身不饥，耐老神仙。一名鴈喙实。生池泽。(《神农本草经·上品》)

爵床，味咸，寒。主腰背痛，不得著床，俛仰艰难；除热，可作浴汤。

生川谷及田野。(《神农本草经·中品》)

鹿藿,味苦,平。主蛊毒,女子腰腹痛不乐,肠痈,瘰疬,疡气。生山谷。(《神农本草经·下品》)

桑螵蛸,味咸,平。主伤中,疝瘕,阴痿;益精生子;女子血闭腰痛;通五淋,利小便水道。一名蚀肒。生桑枝上,采蒸之。(《神农本草经·上品》)

桑上寄生(桑寄生),味苦,平。主腰痛,小儿背强,痈肿;安胎,充肌肤,坚发齿,长须眉。其实,明目,轻身通神。一名寄屑,一名寓木,一名宛童。生川谷。(《神农本草经·上品》)

腰背强

治疗腰背强的药物有狗脊。

狗脊,味苦,平。主腰背强,机关缓急,周痹,寒湿膝痛。颇利老人。一名百枝。生川谷。(《神农本草经·中品》)

不可屈伸

治疗不可屈伸的药物有白鲜(白鲜皮)。

白鲜(白鲜皮),味苦,寒。主头风,黄疸,咳逆,淋沥,女子阴中肿痛,湿痹,死肌,不可屈伸,起止行步。生山谷。(《神农本草经·中品》)

膝痛

治疗膝痛的药物有大豆黄卷、附子、狗脊、陆英、蔓椒(入地金牛)、牛膝、王孙。

大豆黄卷,味甘,平。主湿痹,筋挛膝痛。生大豆,涂痈肿;煮汁饮,杀鬼毒,止痛。生平泽。(《神农本草经·下品》)

附子,味辛,温。主风寒咳逆邪气;温中;金疮;破癥坚积聚,血瘕,寒湿,踒躄,拘挛,膝痛不能行步。生山谷。(《神农本草经·下品》)

狗脊，味苦，平。主腰背强，机关缓急，周痹，寒湿膝痛。颇利老人。一名百枝。生川谷。(《神农本草经·中品》)

陆英，味苦，寒。主骨间诸痹，四肢拘挛、疼酸，膝寒痛，阴痿，短气不足，脚肿。生川谷。(《神农本草经·下品》)

蔓椒（入地金牛），味苦，温。主风寒湿痹，历节疼；除四肢厥气，膝痛。一名豕椒。生川谷及丘冢间。(《神农本草经·下品》)

牛膝，味苦，酸，平。主寒湿痿痹，四肢拘挛，膝痛不可屈；逐血气，伤热火烂；堕胎。久服轻身耐老。一名百倍。生川谷。(《神农本草经·上品》)

王孙，味苦，性平。主五脏邪气，寒湿痹，四肢疼痛，膝冷痛。生川谷。(《神农本草经·中品》)

温疟

治疗温疟的药物有巴豆、白敛、白头翁、白薇、恒山（常山）、当归、防己、防葵、腐婢、龟甲、麻黄、牡蛎、女青、莞花、麝香、蜀漆、蜈蚣、徐长卿、羊踯躅、茵芋、芫花、猪苓。

巴豆，味辛，温。主伤寒，温疟寒热；破癥瘕结聚坚积，留饮痰癖，大腹水胀；荡涤五脏六腑，开通闭塞，利水谷道，去恶肉，除鬼毒、蛊疰物邪，杀虫鱼。一名巴椒。生川谷。(《神农本草经·下品》)

白敛，味苦，平。主痈肿、疽、疮；散结气，止痛，除热；目中赤，小儿惊痫，温疟，女子阴中肿痛。一名菟核，一名白草。生山谷。(《神农本草经·下品》)

白头翁，味苦，温。主温疟，易狂，寒热，癥瘕积聚，瘿气；逐血，止痛；金疮。一名野丈人，一名胡王使者。生山谷。(《神农本草经·下品》)

白薇，味苦，平。主暴中风，身热肢满，忽忽不知人，狂惑，邪气寒热酸疼，温疟洗洗发作有时。生川谷。(《神农本草经·中品》)

恒山（常山），味苦，寒。主伤寒寒热，热发温疟，鬼毒，胸中痰结，吐逆。一名互草。生川谷。(《神农本草经·下品》)

当归，味甘，温。主咳逆上气，温疟，寒热洗洗在皮肤中，妇人漏下、绝子，诸恶疮疡，金疮。煮饮之。一名乾归。生川谷。(《神农本草经·中品》)

防己，味辛，平。主风寒温疟，热气诸痫；除邪，利大小便。一名解离。生川谷。(《神农本草经·中品》)

防葵，味辛，寒。主疝瘕，肠泄，膀胱热结溺不下，咳逆，温疟，癫痫，惊邪狂走。久服坚骨髓，益气轻身。一名黎盖。生川谷。(《神农本草经·上品》)

腐婢，味辛，平。主痎疟，寒热邪气，泄利，阴不起，病酒头痛。(《神农本草经·下品》)

龟甲，味咸、平。主漏下赤白，破癥瘕；痎疟，五痔，阴蚀，湿痹，四肢重弱，小儿囟不合。久服轻身，不饥。一名神屋。生池泽。(《神农本草经·上品》)

麻黄，味苦，温。主中风、伤寒头痛，瘟疟；发表出汗，去邪热气，止咳逆上气，除寒热，破癥坚积聚。一名龙沙。生山谷。(《神农本草经·中品》)

牡蛎，味咸，平。主伤寒寒热，温疟洒洒，惊恚怒气；除拘缓，鼠瘘，女子带下赤白。久服，强骨节；杀邪鬼；延年。一名蛎蛤。生池泽。(《神农本草经·上品》)

女青，味辛，平。主蛊毒；逐邪恶气，杀鬼温疟，辟不祥。一名雀瓢，生山谷。(《神农本草经·下品》)

莞花，味苦，平，寒。主伤寒，温疟；下十二水，破积聚、大坚、癥瘕，荡涤肠胃中留癖饮食、寒热邪气，利水道。生川谷。(《神农本草经·下品》)

麝香，味辛，温。主辟恶气，杀鬼精物；温疟，蛊毒，痫痓；去三虫。久服除邪，不梦寤魇寐。生川谷。(《神农本草经·上品》)

蜀漆，味辛，平。主疟及咳逆寒热，腹中癥坚，痞结，积聚，邪气，蛊

毒，鬼疰。生川谷。(《神农本草经·下品》)

蜈蚣，味辛，温。主鬼疰，蛊毒；噉诸蛇、虫、鱼毒；杀鬼物老精；温疟；去三虫。生川谷。(《神农本草经·下品》)

徐长卿，味辛，温。主鬼物百精，蛊毒，疫疾，邪恶气，温疟。久服强悍，轻身。一名鬼督邮。生山谷。(《神农本草经·上品》)

羊踯躅，味辛，温。主贼风在皮肤中，淫淫痛，温疟，恶毒，诸痹。生川谷。(《神农本草经·下品》)

茵芋，味苦，温。主五脏邪气，心腹寒热，羸瘦如疟状，发作有时，诸关节风湿痹痛。生川谷。(《神农本草经·下品》)

芫花，味辛，温。主咳逆上气，喉鸣，喘，咽肿，短气，蛊毒、鬼疟，疝瘕，痈肿；杀虫鱼。一名去水。生川谷。(《神农本草经·下品》)

猪苓，味甘，平。主痎疟；解毒；蛊疰不祥；利水道。久服轻身耐老。一名猳猪屎。生山谷。(《神农本草经·中品》)

疼痛

治疗疼痛的药物有阿胶、菴闾子、白薇、别羁、磁石、大戟、独活、飞廉、鸡头实(芡实)、鞠华(菊花)、爵床、陆英、蔓椒(入地金牛)、梅实(乌梅)、秦艽、酸枣仁、天鼠屎(夜明砂)、王瓜、王孙、蝟皮(刺猬皮)、吴茱萸、羊踯躅。

阿胶，味甘，平。主心腹内崩，劳极洒洒如疟状，腰腹痛，四肢酸疼，女子下血；安胎。久服轻身益气。一名傅致胶。(《神农本草经·上品》)

菴闾子，味苦，微寒。主五脏瘀血，腹中水气，胪胀留热，风寒湿痹，身体诸痛。久服轻身延年不老。生川谷。(《神农本草经·上品》)

白薇，味苦，平。主暴中风，身热肢满，忽忽不知人，狂惑，邪气寒热酸疼，温疟洗洗发作有时。生川谷。(《神农本草经·中品》)

别羁，味苦，微温。主风寒湿痹，身重，四肢疼酸，寒邪气，历节痛。生川谷。(《神农本草经·下品》)

磁石，味辛，寒。主周痹风湿，肢节中痛，不可持物，洗洗酸消；除大热烦满及耳聋。一名玄石。生山谷。(《神农本草经·中品》)

大戟，味苦，寒。主蛊毒，十二水，腹满急痛，积聚，中风，皮肤疼痛，吐逆。一名邛钜。(《神农本草经·下品》)

独活，味苦，平。主风寒所击，金疮；止痛，奔豚，痫痓，女子疝瘕。久服轻身耐老。一名羌活，一名羌青，一名护羌使者。生川谷。(《神农本草经·上品》)

飞廉，味苦，平。主骨节热，胫重酸痛。久服令人身轻。一名飞轻。生川泽。(《神农本草经·上品》)

鸡头实（芡实），味甘，平。主湿痹腰脊膝痛；补中，除暴疾，益精气，强志，令耳目聪明。久服轻身不饥，耐老神仙。一名鴈喙实。生池泽。(《神农本草经·上品》)

鞠华（菊花），味苦，平。主诸风，头眩，肿痛，目欲脱，泪出，皮肤死肌，恶风湿痹。久服利血气，轻身耐老，延年。一名节华。生川泽及田野。(《神农本草经·上品》)

爵床，味咸，寒。主腰背痛，不得著床，俯仰艰难；除热，可作浴汤。生川谷及田野。(《神农本草经·中品》)

陆英，味苦，寒。主骨间诸痹，四肢拘挛、疼酸，膝寒痛，阴痿，短气不足，脚肿。生川谷。(《神农本草经·下品》)

蔓椒（入地金牛），味苦，温。主风寒湿痹，历节疼；除四肢厥气，膝痛。一名家椒。生川谷及丘冢间。(《神农本草经·下品》)

梅实（乌梅），味酸，平。主下气，除热烦满；安心；肢体痛，偏枯不仁，死肌；去青黑痣、恶肉。生川谷。(《神农本草经·中品》)

秦艽，味苦，平。主寒热邪气，寒湿风痹，肢节痛；下水，利小便。生川谷。(《神农本草经·中品》)

酸枣仁，味酸，平。主心腹寒热，邪结气聚，四肢酸疼湿痹。久服安五脏，轻身延年。生川泽。(《神农本草经·上品》)

天鼠屎（夜明砂），味辛，寒。主面痈肿，皮肤洗洗时痛，腹中血气；破寒热积聚，除惊悸。一名鼠法，一名石肝。生山谷。（《神农本草经·下品》）

王瓜，味苦，寒。主消渴，内痹，瘀血，月闭，寒热酸疼；益气，愈聋。一名土瓜。生平泽。（《神农本草经·中品》）

王孙，味苦，性平。主五脏邪气，寒湿痹，四肢疼痛，膝冷痛。生川谷。（《神农本草经·中品》）

猬皮（刺猬皮），味苦，平。主五痔，阴蚀，下血赤白五色，血汁不止，阴肿痛引要背。酒煮杀之。生川谷。（《神农本草经·中品》）

吴茱萸，味辛，温。主温中，下气，止痛；咳逆，寒热；除湿，血痹；逐风邪，开腠理。根，杀三虫。一名薮，生川谷。（《神农本草经·中品》）

羊踯躅，味辛，温。主贼风在皮肤中，淫淫痛，温疟，恶毒，诸痹。生川谷。（《神农本草经·下品》）

麻木

治疗麻木的药物有熊脂。

熊脂，味甘，微寒。主风痹不仁，筋急，五脏、腹中积聚，寒热，羸瘦，头疡、白秃、面皯、皰。久服强志；不饥轻身。一名熊白。生山谷。（《神农本草经·上品》）

劳伤

治疗劳伤的药物有地榆、石南。

地榆，味苦，微寒。主妇人乳痉痛，七伤，带下病；止痛，除恶肉，止汗，疗金疮。生山谷。（《神农本草经·中品》）

石南，味辛，平。主养肾气，内伤阴衰，利筋骨皮毛。实，杀蛊毒，破积聚；逐风痹。一名鬼目。生山谷。（《神农本草经·下品》）

奔豚

治疗奔豚的药物有独活、豚卵、杏核仁（杏仁）。

独活，味苦，平。主风寒所击，金疮；止痛；奔豚，痫痓，女子疝瘕。久服轻身耐老。一名羌活，一名羌青，一名扩羌使者。生川谷。（《神农本草经·上品》）

豚卵，味甘，温。主惊，痫，癫疾，鬼疰，蛊毒；除寒热，奔豚，五癃，邪气挛缩。一名豚颠。悬蹄，主五痔；伏热在肠；肠痈；内蚀。（《神农本草经·下品》）

杏核仁（杏仁），味甘，温。主咳逆上气，雷鸣，喉痹；下气，产乳，金疮，寒心奔豚。生川谷。（《神农本草经·下品》）

脚肿

治疗脚肿的药物有陆英、夏枯草。

陆英，味苦，寒。主骨间诸痹，四肢拘挛、疼酸，膝寒痛，阴痿，短气不足，脚肿。生川谷。（《神农本草经·下品》）

夏枯草，味苦，辛，寒。主寒热，瘰疬，鼠瘘，头疮；破癥，散瘿结气、脚肿湿痹。轻身。一名夕句，一名乃东。生川谷。（《神农本草经·下品》）

四肢沉重

治疗四肢沉重的药物有大枣、龟甲。

大枣，味甘，平。主心腹邪气；安中养脾助十二经，平胃气，通九窍，补少气、少津液，身中不足，大惊，四肢重；和百药。久服轻身长年。叶，覆麻黄能令出汗。生平泽。（《神农本草经·上品》）

龟甲，味咸，平。主漏下赤白，破癥瘕；痎疟，五痔，阴蚀，湿痹，四肢重弱，小儿囟不合。久服轻身，不饥。一名神屋。生池泽。（《神农本草经·上品》）

五脏百病

治疗五脏百病的药物有丹砂（朱砂）、朴消、玉泉。

丹砂（朱砂），味甘，微寒。主身体五脏百病；养精神，安魂魄，益气，明目，杀精魅邪恶鬼。久服通神明不老。能化为汞。生山谷。（《神农本草经·上品》）

朴消，味苦，寒。主百病；除寒热邪气，逐六府积聚，结固留癖，能化七十二种石。炼饵服之，轻身神仙。生山谷。（《神农本草经·上品》）

玉泉，味甘，平。主五脏百病。柔筋强骨，安魂魄，长肌肉，益气。久服耐寒，不饥渴，不老神仙。人临死服五斤，死三年色不变。一名玉札。生山谷。（《神农本草经·上品》）

第二节　妇科病症

妇科病症包括闭经、痛经、崩漏、带下病、难产、不孕症、乳痛、乳肿、乳癖、缺乳、产乳余疾、阴肿、阴痒、阴痛、阴疮等。

闭经

治疗闭经的药物有白垩、白胶（鹿角胶）、白芷、芎䓖（川芎）、大黄、丹雄鸡、黄芩、茅根（白茅根）、木虻（木虻）、牛角䚡、蛴螬、瞿麦、桑螵蛸、鼠妇、水蛭、太一余粮、桃核仁（桃仁）、王瓜、乌贼鱼骨（海螵蛸）、锡镜鼻、禹余粮、䗪虫（土鳖虫）、紫葳。

白垩，味苦，温。主女子寒热，癥瘕，月闭，积聚。生山谷。（《神农本草经·下品》）

白胶（鹿角胶），味甘，平。主伤中，劳绝腰痛，羸瘦；补中益气；妇人血闭，无子；止痛安胎。久服轻身延年。一名鹿角胶。（《神农本草经·上品》）

白芷，味辛，温。主女人漏下赤白，血闭，阴肿，寒热，风头侵目，泪出；长肌肤润泽，可作面脂。一名芳香。生川谷。(《神农本草经·中品》)

芎䓖（川芎），味辛，温。主中风入脑，头痛，寒痹，筋挛缓急，金疮，妇人血闭，无子。生川谷。(《神农本草经·上品》)

大黄，味苦，寒。主下瘀血，血闭，寒热；破癥瘕积聚，留饮宿食，荡涤肠胃，推陈致新，通利水谷，调中化食，安和五脏。生山谷。(《神农本草经·下品》)

丹雄鸡，味甘，微温。主女人崩中漏下，赤白沃；补虚，温中，止血，通神，杀毒辟不祥。头，主杀鬼，东门上者尤良。肪，主耳聋。肠，主遗溺。肶胵裹黄皮，主泄利。尿白，主消渴；伤寒寒热。黑雌鸡，主风寒湿痹；五缓六急；安胎。翮羽，主下血闭。(《神农本草经·中品》)

黄芩，味苦，平。主诸热，黄疸，肠澼泄痢；逐水，下血闭，恶疮疽蚀，火疡。一名腐肠。生川谷。(《神农本草经·中品》)

茅根（白茅根），味甘，寒。主劳伤虚羸；补中益气，除瘀血，血闭，寒热；利小便。其苗，主下水。一名兰根，一名茹根。生山谷、田野。(《神农本草经·中品》)

木虻（木蛀），味苦，平。主目赤痛，眦伤泪出，瘀血，血闭，寒热；酸惭；无子。一名魂常。生川泽。(《神农本草经·下品》)

牛角䚡，苦，温。下闭血，瘀血；疼痛，女人带下血。髓，补中填骨髓。久服增年。胆，治惊；寒热。可丸药。(《神农本草经·中品》)

蛴螬，味咸，微温。主恶血，血瘀，痹气；破折血在胁下坚满痛，月闭，目中淫肤，青翳白膜。一名蟦蛴。生平泽。(《神农本草经·下品》)

瞿麦，味苦，寒。主关格，诸癃结，小便不通；出刺，决痈肿，明目去翳，破胎堕子、闭血。一名巨句麦。生川谷。(《神农本草经·中品》)

桑螵蛸，味咸，平。主伤中，疝瘕，阴痿；益精生子；女子血闭腰痛；通五淋，利小便水道。一名蚀胧。生桑枝上，采蒸之。(《神农本草经·上品》)

鼠妇，味酸，温。主气癃不得小便，女人月闭，血瘕，痫痊，寒热；利水道。一名眉蟠，一名蚸蝛。生平谷。(《神农本草经·下品》)

水蛭，味咸，平。主逐恶血，瘀血，月闭；破血瘕积聚；无子；利水道。生池泽。(《神农本草经·下品》)

太一余粮，味甘，平。主咳逆上气，癥瘕，血闭，漏下；除邪气。久服耐寒暑，不饥，轻身飞行千里神仙。一名石脑。生山谷。(《神农本草经·上品》)

桃核仁（桃仁），味苦，平。主瘀血，血闭，癥瘕，邪气；杀小虫。桃花，杀疰恶鬼，令人好颜色。桃枭，微温。主杀百鬼精物。桃毛，主下血瘕寒热，积聚，无子。桃蠹，杀鬼邪恶不祥。生川谷。(《神农本草经·下品》)

王瓜，味苦，寒。主消渴，内痹，瘀血，月闭，寒热酸疼；益气，愈聋。一名土瓜。生平泽。(《神农本草经·中品》)

乌贼鱼骨（海螵蛸），味咸，微温。主女子漏下赤白经汁，血闭，阴蚀肿痛，寒热，癥瘕，无子。生池泽。(《神农本草经·中品》)

锡镜鼻，主女子血闭，癥瘕伏肠；绝孕。生山谷。(《神农本草经·下品》)

禹余粮，味甘，寒。主咳逆，寒热烦满；下赤白，血闭癥瘕，大热。炼饵服之不饥，轻身延年。生池泽及山岛中。(《神农本草经·上品》)

䗪虫（土鳖虫），味咸，寒。主心腹寒热洗洗，血积癥瘕；破坚，下血闭；生子尤良。一名地鳖。生川泽。(《神农本草经·下品》)

紫葳，味酸，微寒。主妇人产乳余疾，崩中，癥瘕，血闭，寒热羸瘦；养胎。生川谷。(《神农本草经·中品》)

痛经

治疗痛经的药物有鲔鱼甲。

鲔鱼甲，味辛，微温。主心腹癥瘕，伏坚，积聚，寒热，女子崩中，下血五色，小腹阴中相引痛，疮疥死肌。生池泽。(《神农本草经·中品》)

崩漏

治疗崩漏的药物有阿胶、丹雄鸡、当归、龟甲、景天、龙骨、鹿茸、木香、桑根白皮（桑白皮）、石胆（胆矾）、太一余粮、鲍鱼甲、卫矛、乌贼鱼骨（海螵蛸）、阳起石、紫葳。

阿胶，味甘，平。主心腹内崩，劳极洒洒如疟状，腰腹痛，四肢酸疼，女子下血；安胎。久服轻身益气。一名傅致胶。（《神农本草经·上品》）

丹雄鸡，味甘，微温。主女人崩中漏下，赤白沃；补虚，温中，止血，通神，杀毒辟不祥。头，主杀鬼，东门上者尤良。肪，主耳聋。肠，主遗溺。肶胵裹黄皮，主泄利。尿白，主消渴；伤寒寒热。黑雌鸡，主风寒湿痹；五缓六急；安胎。翮羽，主下血闭。（《神农本草经·中品》）

当归，味甘，温。主咳逆上气，温疟，寒热洗洗在皮肤中，妇人漏下、绝子，诸恶疮疡，金疮。煮饮之。一名乾归。生川谷。（《神农本草经·中品》）

龟甲，味咸，平。主漏下赤白，破癥瘕；痎疟，五痔，阴蚀，湿痹，四肢重弱，小儿囟不合。久服轻身，不饥。一名神屋。生池泽。（《神农本草经·上品》）

景天，味苦，平，主大热，火疮，身热，烦，邪恶气。花，主女人漏下赤白；轻身，明目。一名戒火，一名慎火。生川谷。（《神农本草经·上品》）

龙骨，味甘，平。主心腹鬼疰，精物老魅，咳逆，泄痢脓血，女子漏下，癥瘕，坚结，小儿热气惊痫。龙齿，主小儿、大人惊痫，癫疾狂走；心下结气，不能喘息，诸痉；杀精物。久服轻身，通神明，延年。生川谷。（《神农本草经·上品》）

鹿茸，味甘，温。主漏下恶血，寒热，惊痫；益气强志，生齿，不老。角，主恶疮、痈肿；逐邪恶气；留血在阴中。（《神农本草经·中品》）

木香，味辛。主邪气，辟毒疫温鬼，强志，主淋露。久服不梦寤魇寐。生山谷。（《神农本草经·上品》）

桑根白皮（桑白皮），味甘，寒。主伤中，五劳六极，羸瘦，崩中，脉

绝；补虚益气。（《神农本草经·中品》）

石胆（胆矾），味酸，寒。主明目，目痛，金疮，诸痫痉，女子阴蚀痛，石淋寒热，崩中下血，诸邪毒气。令人有子。炼饵服之不老。久服增寿神仙。能化铁为铜成金银。一名毕石。生山谷。（《神农本草经·中品》）

太一余粮，味甘，平。主咳逆上气，癥瘕，血闭，漏下；除邪气。久服耐寒暑，不饥，轻身飞行千里神仙。一名石脑。生山谷。（《神农本草经·上品》）

鲍鱼甲，味辛，微温。主心腹癥瘕，伏坚，积聚，寒热，女子崩中，下血五色，小腹阴中相引痛，疮疥死肌。生池泽。（《神农本草经·中品》）

卫矛，味苦，寒。主女子崩中下血，腹满，汗出；除邪，杀鬼毒、蛊痒。一名鬼箭。生山谷。（《神农本草经·中品》）

乌贼鱼骨（海螵蛸），味咸，微温。主女子漏下赤白经汁，血闭，阴蚀肿痛，寒热，癥瘕，无子。生池泽。（《神农本草经·中品》）

阳起石，味咸，微温。主崩中漏下；破子脏中血，癥瘕结气，寒热，腹痛，无子，阴痿不起；补不足。一名白石。生山谷。（《神农本草经·中品》）

紫葳，味酸，微寒。主妇人产乳余疾，崩中，癥瘕，血闭，寒热羸瘦；养胎。生川谷。（《神农本草经·中品》）

带下病

治疗带下病的药物有白芷、代赭石、丹雄鸡、地榆、矾石、龟甲、淮木、景天、马刀、马先蒿、牡狗阴茎（狗鞭）、牡蛎、蘗木（黄柏）、牛角䚡、桑耳、水靳（水芹）、五色石脂。

白芷，味辛，温。主女人漏下赤白，血闭，阴肿，寒热，风头侵目，泪出；长肌肤润泽，可作面脂。一名芳香。生川谷。（《神农本草经·中品》）

代赭石，味苦，寒。主鬼疰，贼风，蛊毒；杀精物恶鬼，腹中毒邪气，女子赤沃漏下。一名须丸。生山谷。（《神农本草经·下品》）

丹雄鸡，味甘，微温。主女人崩中漏下，赤白沃；补虚，温中，止血，通神，杀毒辟不祥。头，主杀鬼，东门上者尤良。肪，主耳聋。肠，主遗溺。肫胵裹黄皮，主泄利。尿白，主消渴；伤寒寒热。黑雌鸡，主风寒湿痹；五缓六急；安胎。翮羽，主下血闭。（《神农本草经·中品》）

地榆，味苦，微寒。主妇人乳痓痛，七伤，带下病；止痛，除恶肉，止汗，疗金疮。生山谷。（《神农本草经·中品》）

矾石，味酸，寒。主寒热泄痢，白沃，阴蚀，恶疮，目痛；坚骨齿。炼饵服之，轻身不老增年。一名羽涅。生山谷。（《神农本草经·上品》）

龟甲，味咸，平。主漏下赤白，破癥瘕；疟疾，五痔，阴蚀，湿痹，四肢重弱，小儿囟不合。久服轻身，不饥。一名神屋。生池泽。（《神农本草经·上品》）

淮木，味苦，平。主久咳上气，伤中，虚羸，女子阴蚀，漏下赤白沃。一名百岁城中木。生平泽。（《神农本草经·下品》）

景天，味苦，平，主大热，火疮，身热，烦，邪恶气。花，主女人漏下赤白；轻身，明目。一名戒火，一名慎火。生川谷。（《神农本草经·上品》）

马刀，味辛，微寒。主漏下赤白，寒热；破石淋，杀禽兽贼鼠。生池泽。（《神农本草经·下品》）

马先蒿，味苦，平。主寒热，鬼疰，中风，湿痹，女子带下病，无子。一名马屎蒿。生川泽。（《神农本草经·中品》）

牡狗阴茎（狗鞭），味咸，平。主伤中，阴痿不起；令强热大，生子；除女子带下十二疾。一名狗精。胆，主明目。（《神农本草经·中品》）

牡蛎，味咸，平。主伤寒寒热，温疟洒洒，惊恚怒气；除拘缓，鼠瘘，女子带下赤白。久服，强骨节；杀邪鬼；延年。一名蛎蛤。生池泽。（《神农本草经·上品》）

蘖木（黄柏），味苦，寒。主五脏、肠胃中结热，黄疸，肠痔；止泄痢，女子漏下赤白，阴阳伤，蚀疮。一名檀桓。生山谷。（《神农本草经·下品》）

牛角䚡，苦，温。下闭血，瘀血；疼痛，女人带下血。髓，补中填骨髓。久服增年。胆，治惊；寒热。可丸药。（《神农本草经·中品》）

桑耳，黑者，主女子漏下赤白汁，血病癥瘕积聚，阴痛，阴阳寒热无子。五木耳，名檽，益气不饥，轻身强志。生山谷。(《神农本草经·中品》)

水靳（水芹），味甘，平。主女子赤沃；止血养精，保血脉，益气。令人肥健，嗜食。一名水英。生池泽。(《神农本草经·中品》)

五色石脂，青石、赤石、黄石、白石、黑石脂等味甘，平。主黄疸，泄利，肠澼脓血，阴蚀，下血赤白，邪气痈肿，疽，痔，恶疮，头疡，疥瘙。久服补髓益气，肥健不饥，轻身延年。五石脂各随五色补五脏。生山谷中。(《神农本草经·上品》)

难产

治疗难产的药物有鼺鼠、蝼蛄、酸浆。

鼺鼠，主堕胎，令产易。生平谷。(《神农本草经·下品》)

蝼蛄，味咸，寒。主产难；出肉中刺，溃痈肿，下哽噎，解毒，除恶疮。一名蟪蛄，一名天蝼，一名螜。夜出者良。生平泽。(《神农本草经·下品》)

酸浆，味酸，平。主热烦满；定志益气，利水道。产难，吞其实立产。一名醋浆。生川泽。(《神农本草经·中品》)

不孕症

治疗不孕症的药物有白胶（鹿角胶）、白马茎（白马阴茎）、当归、卷柏、马先蒿、桑耳、乌贼鱼骨（海螵蛸）、芎䓖（川芎）、阳起石、紫石英。

白胶（鹿角胶），味甘，平。主伤中，劳绝腰痛，羸瘦；补中益气；妇人血闭，无子；止痛安胎。久服轻身延年。一名鹿角胶。(《神农本草经·上品》)

白马茎（白马阴茎），味咸，平。主伤中脉绝，阴不足，强志益气，长肌肉，肥健生子。眼，主惊痫，腹满，疟疾。当杀用之。悬蹄，主惊邪，瘈疭，乳难；辟恶气鬼毒，蛊疰不祥。生平泽。(《神农本草经·中品》)

当归，味甘，温。主咳逆上气，温疟，寒热洗洗在皮肤中，妇人漏下、绝子，诸恶疮疡，金疮。煮饮之。一名乾归。生川谷。(《神农本草经·中品》)

卷柏，味辛，温。主五脏邪气，女子阴中寒热痛，癥瘕，血闭，绝子。久服轻身，和颜色。一名万岁。生山谷。(《神农本草经·上品》)

马先蒿，味苦，平。主寒热，鬼疰，中风，湿痹，女子带下病，无子。一名马屎蒿。生川泽。(《神农本草经·中品》)

桑耳，黑者，主女子漏下赤白汁，血病癥瘕积聚，阴痛，阴阳寒热无子。五木耳，名檽，益气不饥，轻身强志。生山谷。(《神农本草经·中品》)

乌贼鱼骨（海螵蛸），味咸，微温。主女子漏下赤白经汁，血闭，阴蚀肿痛，寒热，癥瘕，无子。生池泽。(《神农本草经·中品》)

芎䓖（川芎），味辛，温。主中风入脑，头痛，寒痹，筋挛缓急，金疮，妇人血闭，无子。生川谷。(《神农本草经·上品》)

阳起石，味咸，微温。主崩中漏下；破子脏中血，癥瘕结气，寒热，腹痛，无子，阴痿不起；补不足。一名白石。生山谷。(《神农本草经·中品》)

紫石英，味甘，温。主心腹咳逆邪气；补不足，女子风寒在子宫，绝孕十年无子。久服温中，轻身延年。生山谷。(《神农本草经·上品》)

乳痛

治疗乳痛的药物有地榆、钩吻。

地榆，味苦，微寒。主妇人乳痓痛，七伤，带下病；止痛，除恶肉，止汗，疗金疮。生山谷。(《神农本草经·中品》)

钩吻，味辛，温。主金疮，乳痓，中恶风，咳逆上气，水肿；杀鬼疰、蛊毒。一名野葛。生山谷。(《神农本草经·下品》)

乳肿

治疗乳肿的药物有荇草。

莽草，味辛，温。主风头，痈肿，乳肿、疝瘕；除结气，疥瘙；杀虫鱼。生山谷。(《神农本草经·下品》)

乳癖

治疗乳癖的药物有槐实（槐角）。

槐实（槐角），味苦，寒。主五内邪气热；止涎唾，补绝伤；五痔，火疮，妇人乳瘕，子脏急痛。生平泽。(《神农本草经·上品》)

缺乳

治疗乳少或缺乳的药物有贝母、滑石、蒺藜子、孔公孽、杏核仁（杏仁）、续断、泽泻。

贝母，味辛，平。主伤寒烦热，淋沥邪气，疝瘕，喉痹，乳难，金疮风痉。一名空草。(《神农本草经·中品》)

滑石，味甘，寒。主身热泄澼，女子乳难，癃闭；利小便，荡胃中积聚寒热，益精气。久服轻身，耐饥长年。生山谷。(《神农本草经·上品》)

蒺藜子，味苦，温。主恶血；破癥结积聚，喉痹，乳难。久服长肌肉，明目，轻身。一名旁通，一名屈人，一名止行，一名犲羽，一名升推。生平泽，或道旁。(《神农本草经·上品》)

孔公孽，味辛，温。主伤食不化，邪结气，恶疮，疽，瘘，痔；利九窍，下乳汁。生山谷。(《神农本草经·下品》)

杏核仁（杏仁），味甘，温。主咳逆上气，雷鸣，喉痹；下气，产乳，金疮，寒心奔豚。生川谷。(《神农本草经·下品》)

续断，味苦，微温。主伤寒；补不足；金疮，痈伤，折跌；续筋骨；妇人乳难。久服益气力。一名龙豆，一名属折。生山谷。(《神农本草经·上品》)

泽泻，味甘，寒。主风寒湿痹，乳难；消水，养五脏，益气力，肥健。久服耳目聪明，不饥，延年轻身，面生光，能行水上。一名水泻，一名芒

芋，一名鹄泻。生池泽。(《神农本草经·上品》)

产乳余疾

治疗产乳余疾的药物有玄参、紫葳。

玄参，味苦，性微寒。主腹中寒热，积聚，女子产乳余疾；补肾气，令人目明。一名重台。生川谷。(《神农本草经·中品》)

紫葳，味酸，微寒。主妇人产乳余疾，崩中，癥瘕，血闭，寒热羸瘦；养胎。生川谷。(《神农本草经·中品》)

阴肿

治疗阴肿的药物有白敛、白鲜(白鲜皮)、白芷、藁本、黄连、松萝、蝟皮(刺猬皮)。

白敛，味苦，平。主痈肿、疽、疮；散结气，止痛，除热；目中赤，小儿惊痫，温疟，女子阴中肿痛。一名菟核，一名白草。生山谷。(《神农本草经·下品》)

白鲜(白鲜皮)，味苦，寒。主头风，黄疸，咳逆，淋沥，女子阴中肿痛，湿痹，死肌，不可屈伸，起止行步。生山谷。(《神农本草经·中品》)

白芷，味辛，温。主女人漏下赤白，血闭，阴肿，寒热，风头侵目，泪出；长肌肤润泽，可作面脂。一名芳香。生川谷。(《神农本草经·中品》)

藁本，味辛，温。主妇人疝瘕，阴中寒，肿痛，腹中急；除风头痛；长肌肤，悦颜色。一名鬼卿，一名地新。生山谷。(《神农本草经·中品》)

黄连，味苦，寒。主热气，目痛，眦伤泣出，明目，肠澼腹痛下利，妇人阴中肿痛。久服令人不忘。一名王连。生川谷。(《神农本草经·上品》)

松萝，味苦，平。主瞋怒，邪气；止虚汗，头风，女子阴寒肿痛。一名女萝。生川谷。(《神农本草经·中品》)

蝟皮(刺猬皮)，味苦，平。主五痔，阴蚀，下血赤白五色，血汁不止，阴肿痛引要背。酒煮杀之。生川谷。(《神农本草经·中品》)

阴痒

治疗阴痒的药物有杜仲、木兰。

杜仲，味辛，平。主腰脊痛；补中益精气，坚筋骨，强志，除阴下痒湿、小便余沥。久服轻身，耐老。一名思仙。生山谷。(《神农本草经·上品》)

木兰，味苦，寒。主身大热在皮肤中；去面热赤疱，酒皶，恶风，癫疾，阴下痒湿，明耳目。一名林兰。生山谷。(《神农本草经·中品》)

阴痛

治疗阴痛的药物有白敛、白鲜（白鲜皮）、藁本、槐实（槐角）、卷柏、桑耳、蛇床子、石胆（胆矾）、松萝、蝟皮（刺猬皮）。

白敛，味苦，平。主痈肿、疽、疮；散结气，止痛，除热；目中赤，小儿惊痫，温疟，女子阴中肿痛。一名菟核，一名白草。生山谷。(《神农本草经·下品》)

白鲜（白鲜皮），味苦，寒。主头风，黄疸，咳逆，淋沥，女子阴中肿痛，湿痹，死肌，不可屈伸，起止行步。生山谷。(《神农本草经·中品》)

藁本，味辛，温。主妇人疝瘕，阴中寒，肿痛，腹中急；除风头痛；长肌肤，悦颜色。一名鬼卿，一名地新。生山谷。(《神农本草经·中品》)

槐实（槐角），味苦，寒。主五内邪气热；止涎唾，补绝伤；五痔，火疮，妇人乳瘕，子脏急痛。生平泽。(《神农本草经·上品》)

卷柏，味辛，温。主五脏邪气，女子阴中寒热痛，癥瘕，血闭，绝子。久服轻身，和颜色。一名万岁。生山谷。(《神农本草经·上品》)

桑耳，黑者，主女子漏下赤白汁，血病癥瘕积聚，阴痛，阴阳寒热无子。五木耳，名檽，益气不饥，轻身强志。生山谷。(《神农本草经·中品》)

蛇床子，味苦，平。主妇人阴中肿痛，男子阴痿，湿痒；除痹气；利关节，癫痫，恶疮。久服轻身。一名蛇米。生川谷及田野。(《神农本草经·上品》)

石胆（胆矾），味酸，寒。主明目，目痛，金疮，诸痫痉，女子阴蚀痛，石淋寒热，崩中下血，诸邪毒气。令人有子。炼饵服之不老。久服增寿神仙。能化铁为铜成金银。一名毕石。生山谷。（《神农本草经·中品》）

松萝，味苦，平。主瞋怒，邪气；止虚汗，头风，女子阴寒肿痛。一名女萝。生川谷。（《神农本草经·中品》）

猬皮（刺猬皮），味苦，平。主五痔，阴蚀，下血赤白五色，血汁不止，阴肿痛引要背。酒煮杀之。生川谷。（《神农本草经·中品》）

阴疮

治疗阴疮的药物有白僵蚕（僵蚕）、鳖甲、矾石、龟甲、淮木、蘖木（黄柏）、石胆（胆矾）、石硫黄（硫黄）、猬皮（刺猬皮）、乌贼鱼骨（海螵蛸）、五加皮、五色石脂、虾蟆（蛤蟆）、羊蹄、营实、蚤休。

白僵蚕（僵蚕），味咸，平。主小儿惊痫，夜啼；去三虫，灭黑䵟，令人面色好；男子阴疡病。生平泽。（《神农本草经·中品》）

鳖甲，味咸，平。主心腹癥瘕，坚积，寒热；去痞、息肉、阴蚀、痔、恶肉。生池泽。（《神农本草经·中品》）

矾石，味酸，寒。主寒热泄痢，白沃，阴蚀，恶疮，目痛；坚骨齿。炼饵服之，轻身不老增年。一名羽涅。生山谷。（《神农本草经·上品》）

龟甲，味咸，平。主漏下赤白，破癥瘕；痎疟，五痔，阴蚀，湿痹，四肢重弱，小儿囟不合。久服轻身，不饥。一名神屋。生池泽。（《神农本草经·上品》）

淮木，味苦，平。主久咳上气，伤中，虚羸，女子阴蚀，漏下赤白沃。一名百岁城中木。生平泽。（《神农本草经·下品》）

蘖木（黄柏），味苦，寒。主五脏、肠胃中结热，黄疸，肠痔；止泄痢，女子漏下赤白，阴阳伤，蚀疮。一名檀桓。生山谷。（《神农本草经·下品》）

石胆（胆矾），味酸，寒。主明目，目痛，金疮，诸痫痉，女子阴蚀痛，石淋寒热，崩中下血，诸邪毒气。令人有子。炼饵服之不老。久服增寿神

仙。能化铁为铜成金银。一名毕石。生山谷。(《神农本草经·中品》)

石硫黄（硫黄），味酸，温，有毒。主妇人阴蚀，疽，痔，恶血；坚筋骨；除头秃；能化金、银、铜、铁奇物。生山谷。(《神农本草经·中品》)

蝟皮（刺猬皮），味苦，平。主五痔，阴蚀，下血赤白五色，血汁不止，阴肿痛引要背。酒煮杀之。生川谷。(《神农本草经·中品》)

乌贼鱼骨（海螵蛸），味咸，微温。主女子漏下赤白经汁，血闭，阴蚀肿痛，寒热，癥瘕，无子。生池泽。(《神农本草经·中品》)

五加皮，味辛，温。主心腹疝气，腹痛；益气，疗躄；小儿不能行，疮疡，阴蚀。一名豺漆。(《神农本草经·中品》)

五色石脂，青石、赤石、黄石、白石、黑石脂等味甘，平。主黄疸，泄利，肠澼脓血，阴蚀，下血赤白，邪气痈肿，疽，痔，恶疮，头疡，疥瘙。久服补髓益气，肥健不饥，轻身延年。五石脂各随五色补五脏。生山谷中。(《神农本草经·上品》)

虾蟆（蛤蟆），味辛，寒。主邪气；破癥坚血，痈肿，阴疮。服之不患热病。生池泽。(《神农本草经·下品》)

羊蹄，味苦，寒。主头秃，疥瘙；除热，女子阴蚀。一名东方宿，一名连虫陆，一名鬼目，生川泽。(《神农本草经·下品》)

营实，味酸，温。主痈疽，恶疮，结肉，跌筋，败疮，热气，阴蚀不瘳；利关节。一名墙薇，一名墙麻，一名牛棘。生川谷。(《神农本草经·中品》)

蚤休，味苦，微寒。主惊痫，摇头弄舌，热气在腹中，癫疾，痈疮，阴蚀；下三虫，去蛇毒。一名蚩休。生川谷。(《神农本草经·下品》)

第三节　儿科病症

儿科病症包括发热、惊痫、项强/背强、夜啼、火疮、吐舌弄舌、五迟、百病等。

发热

治疗小儿发热的药物有羊桃。

羊桃，味苦，寒。主熛热身暴赤色，风水，积聚，恶疡；除小儿热。一名鬼桃，一名羊肠。生川谷。（《神农本草经·下品》）

惊痫

治疗小儿惊痫的药物有白僵蚕（僵蚕）、白敛、发髲、龙齿、蜣螂、雀瓮、蛇蜕、蚱蝉。

白僵蚕（僵蚕），味咸，平。主小儿惊痫，夜啼；去三虫，灭黑䵟，令人面色好；男子阴疡病。生平泽。（《神农本草经·中品》）

白敛，味苦，平。主痈肿、疽、疮；散结气，止痛，除热；目中赤，小儿惊痫，温疟，女子阴中肿痛。一名菟核，一名白草。生山谷。（《神农本草经·下品》）

发髲，味苦，温。主五癃，关格不通；利小便水道，疗小儿痫，大人痓。仍自还神化。（《神农本草经·中品》）

龙齿，主小儿、大人惊痫，癫疾狂走；心下结气，不能喘息，诸痉；杀精物。久服轻身，通神明，延年。生山谷。（《神农本草经·上品》）

蜣螂，味咸，寒。主小儿惊痫，瘈疭，腹胀，寒热；大人癫疾、狂易。一名蛣蜣。火熬之良。生池泽。（《神农本草经·下品》）

雀瓮，味甘，平。主小儿惊痫，寒热，结气，蛊毒，鬼疰。一名躁舍。生树枝间。（《神农本草经·下品》）

蛇蜕，味咸，平。主小儿百二十种惊痫，瘈疭，癫疾，寒热，肠痔，虫毒，蛇痫。火熬之良。一名龙子衣，一名蛇符，一名龙子单衣，一名弓皮。生川谷及田野。（《神农本草经·下品》）

蚱蝉，味咸，寒。主小儿惊痫，夜啼，癫病，寒热。生杨柳上。（《神农本草经·中品》）

项强／背强

治疗小儿项强／背强的药物有桑上寄生（桑寄生）、衣鱼。

桑上寄生（桑寄生），味苦，平。主腰痛，小儿背强，痈肿；安胎，充肌肤，坚发齿，长须眉。其实，明目，轻身通神。一名寄屑，一名寓木，一名宛童。生川谷。（《神农本草经·上品》）

衣鱼，味咸，温。主妇人疝瘕，小便不利，小儿中风。项强背起，摩之。一名白鱼。生平泽。（《神农本草经·下品》）

夜啼

治疗小儿夜啼的药物有白僵蚕（僵蚕）、蚱蝉。

白僵蚕（僵蚕），味咸，平。主小儿惊痫，夜啼；去三虫，灭黑䵟，令人面色好；男子阴疡病。生平泽。（《神农本草经·中品》）

蚱蝉，味咸，寒。主小儿惊痫，夜啼，癫病，寒热。生杨柳上。（《神农本草经·中品》）

火疮

治疗小儿火疮的药物有萤火。

萤火，味辛，微温。主明目，小儿火疮，伤热气，蛊毒，鬼疰；通神精。一名夜光。生阶地、池泽。（《神农本草经·下品》）

吐舌弄舌

治疗小儿吐舌弄舌的药物有薇衔、蚤休。

薇衔，味苦，平。主风湿痹，历节痛，惊痫，吐舌，悸气，贼风，鼠瘘，痈肿。一名麋衔。生川泽。（《神农本草经·中品》）

蚤休，味苦，微寒。主惊痫，摇头弄舌，热气在腹中，癫疾，痈疮，阴蚀；下三虫，去蛇毒。一名蚩休。生川谷。（《神农本草经·下品》）

五迟

治疗小儿五迟的药物有龟甲、五加皮。

龟甲，味咸，平。主漏下赤白，破癥瘕；痎疟，五痔，阴蚀，湿痹，四肢重弱，小儿囟不合。久服轻身，不饥。一名神屋。生池泽。(《神农本草经·上品》)

五加皮，味辛，温。主心腹疝气，腹痛；益气，疗躄；小儿不能行，疮疡，阴蚀。一名豺漆。(《神农本草经·中品》)

百病

治疗小儿百病的药物有黄芪、雷丸。

黄芪，味甘，微温。主痈疽，久败疮；排脓止痛；大风，癞疾，五痔，鼠瘘；补虚；小儿百病。一名戴糁。生山谷。(《神农本草经·上品》)

雷丸，味苦，寒。主杀三虫；逐毒气，胃中热；利丈夫，不利女子；作摩膏，除小儿百病。生山谷。(《神农本草经·下品》)

第四节　外科病症

外科病症包括疮疡、金疮、火疮、瘰疬瘿瘤、鼠瘘、瘾疹、疥疮、面肿、瘙痒、皮肤异常、痔疮、瘘管、脱肛、疝气/疝瘕、息肉、恶肉、胀等。

疮疡

治疗疮疡的药物有白及、白棘、白敛、白英、败酱（败酱草）、斑猫（斑蝥）、草薢、萹蓄、扁青、鳖甲、草蒿、赤小豆、雌黄、大豆黄卷、当归、地胆、冬灰、矾石、防己、蜂子、肤青、海藻、槐实（槐角）、黄芪、黄芩、鸡子、积雪草、假苏（荆芥）、孔公孽、苦参、狼毒、藜芦、连翘、楝实（川楝子）、蓼实、柳华、蝼蛄、漏芦、鹿藿、鹿茸、络石（络石藤）、茼茹、马陆、莽草、梅实（乌梅）、麋脂、牡丹（牡丹皮）、牛膝、青琅玕、瞿麦、桑上寄生（桑寄生）、商陆、蛇床子、蛇合、石灰、石硫黄（硫黄）、石长生、蜀羊泉、松脂（松香）、天鼠屎（夜明砂）、铁落（生铁落）、桐叶、薇衔、文蛤、五加皮、五色石脂、虾蟆（蛤蟆）、雄黄、牙子（狼牙）、羊桃、营实、芫花、蚤休、泽兰、栀子、竹叶。

白及，味苦，平。主痈肿、恶疮、败疽、伤阴死肌，胃中邪气，贼风鬼击，痱缓不收。一名甘根，一名连及草。生川谷。（《神农本草经·下品》）

白棘，味辛，寒。主心腹痛，痈肿溃脓，止痛。一名棘针。生川谷。（《神农本草经·中品》）

白蔹，味苦，平。主痈肿、疽、疮；散结气，止痛，除热；目中赤，小儿惊痫，温疟，女子阴中肿痛。一名菟核，一名白草。生山谷。（《神农本草经·下品》）

白英，味甘，寒。主寒热，八疸，消渴；补中益气。久服轻身延年。一名谷菜。生山谷。（《神农本草经·上品》）

败酱（败酱草），味苦，性平。主暴热，火疮赤气，疥瘙，疽，痔，马鞍热气。一名鹿肠。生山谷。（《神农本草经·中品》）

斑猫（斑蝥），味辛，寒。主寒热，鬼疰，蛊毒，鼠瘘，恶疮，疽蚀，死肌；破石癃。一名龙尾。生川谷。（《神农本草经·下品》）

萆薢，味苦，平。主腰脊痛；强骨节，风寒湿周痹，恶疮不瘳，热气。生山谷。（《神农本草经·中品》）

萹蓄，味苦，平。主浸淫、疥瘙、疽、痔，杀三虫。一名萹竹。（《神农本草经·下品》）

扁青，味甘，平。主目痛；明目；折跌，痈肿，金疮不瘳；破积聚，解毒气，利精神。久服轻身不老。生山谷。（《神农本草经·中品》）

鳖甲，味咸，平。主心腹癥瘕，坚积，寒热；去痞、息肉、阴蚀、痔、恶肉。生池泽。（《神农本草经·中品》）

草蒿，味苦，寒。主疥瘙，痂痒，恶疮；杀虱；留热在骨节间；明目。

一名青蒿，一名方溃。生川泽。(《神农本草经·下品》)

赤小豆，主下水；排痈肿脓血。生平泽。(《神农本草经·下品》)

雌黄，味辛，平。主恶疮，头秃，痂疥；杀毒虫虱，身痒，邪气诸毒。炼之久服轻身，增年不老。生山谷。(《神农本草经·中品》)

大豆黄卷，味甘，平。主湿痹，筋挛膝痛。生大豆，涂痈肿；煮汁饮，杀鬼毒，止痛。生平泽。(《神农本草经·下品》)

当归，味甘，温。主咳逆上气，温疟，寒热洗洗在皮肤中，妇人漏下、绝子，诸恶疮疡，金疮。煮饮之。一名乾归。生川谷。(《神农本草经·中品》)

地胆，味辛，寒。主鬼疰，寒热，鼠瘘，恶疮，死肌；破癥瘕，堕胎。一名蚖青。生川谷。(《神农本草经·下品》)

冬灰，味辛，微温。主黑子；去肬，息肉，疽蚀；疥瘙。一名藜灰。生川泽。(《神农本草经·下品》)

矾石，味酸，寒。主寒热泄痢，白沃，阴蚀，恶疮，目痛；坚骨齿。炼饵服之，轻身不老增年。一名羽涅。生山谷。(《神农本草经·上品》)

防己，味辛，平。主风寒温疟，热气诸痫；除邪，利大小便。一名解离。生川谷。(《神农本草经·中品》)

蜂子，味甘，平。主风头；除蛊毒，补虚羸伤中。久服令人光泽，好颜色，不老。大黄蜂子，主心腹胀满痛；轻身益气。土蜂子，主痈肿。一名蜚零。生山谷。(《神农本草经·上品》)

肤青，味辛，平。主虫毒及蛇、菜、肉诸毒，恶疮。生川谷。(《神农本草经·中品》)

海藻，味苦，寒。主瘿瘤气、颈下核；破散结气，痈肿，癥瘕，坚气，腹中上下鸣；下十二水肿。一名落首。生池泽。(《神农本草经·中品》)

槐实（槐角），味苦，寒。主五内邪气热；止涎唾，补绝伤；五痔，火疮，妇人乳瘕，子脏急痛。生平泽。(《神农本草经·上品》)

黄芪，味甘，微温。主痈疽，久败疮；排脓止痛；大风，癞疾，五痔，

鼠瘘；补虚；小儿百病。一名戴糁。生山谷。(《神农本草经·上品》)

黄芩，味苦，平。主诸热，黄疸，肠澼泄痢；逐水，下血闭，恶疮疽蚀，火疡。一名腐肠。生川谷。(《神农本草经·中品》)

鸡子，主除热；火疮；痫、痉。可作虎魄神物。鸡白蠹，肥脂。生平泽。(《神农本草经·中品》)

积雪草，味苦，寒。主大热，恶疮，痈疽，浸淫，赤熛皮肤赤，身热。生川谷。(《神农本草经·中品》)

假苏（荆芥），味辛，温。主寒热，鼠瘘，瘰疬，生疮；破结聚气，下瘀血，除湿痹。一名鼠蓂。生川泽。(《神农本草经·中品》)

孔公孽，味辛，温。主伤食不化，邪结气，恶疮，疽，瘘，痔；利九窍，下乳汁。生山谷。(《神农本草经·下品》)

苦参，味苦，寒。主心腹结气；癥瘕、积聚；黄疸；溺有余沥，逐水；除痈肿；补中明目止泪。一名水槐，一名叫苦藏。生山谷及田野。(《神农本草经·中品》)

狼毒，味辛，平。主咳逆上气；破积聚；饮食寒热，水气，恶疮，鼠瘘，疽蚀，鬼精蛊毒。杀飞鸟走兽。一名续毒。生山谷。(《神农本草经·下品》)

藜芦，味辛，寒。主蛊毒，咳逆，泄痢，肠澼，头疡，疥疮，恶疮；杀诸蛊毒，去死肌。一名葱苒。生川谷。(《神农本草经·下品》)

连翘，味苦，平。主寒热，鼠瘘，瘰疬，痈肿，恶疮，瘿瘤，结热，蛊毒。一名异翘，一名兰华，一名折根，一名轵，一名三廉。生山谷。(《神农本草经·下品》)

楝实（川楝子），味苦，寒。主温疾伤寒，大热烦狂；杀三虫、疥疡，利小便水道。生山谷。(《神农本草经·下品》)

蓼实，味辛，温。主明目，温中，耐风寒，下水气；面目浮肿，痈疡。马蓼，去肠中蛭虫；轻身。生川泽。(《神农本草经·中品》)

柳华，味苦，寒。主风水，黄疸，面热黑。一名柳絮。叶，主马疥痂

疮；实，主溃痈，逐脓血。子汁，疗渴。生川泽。(《神农本草经·下品》)

　　蝼蛄，味咸，寒。主产难；出肉中刺，溃痈肿，下哽噎，解毒，除恶疮。一名蟪蛄，一名天蝼，一名蟊。夜出者良。生平泽。(《神农本草经·下品》)

　　漏芦，味苦，寒。主皮肤热，恶疮，疽，痔，湿痹；下乳汁。久服轻身益气，耳目聪明，不老延年。一名野兰。生山谷。(《神农本草经·上品》)

　　鹿藿，味苦，平。主蛊毒，女子腰腹痛不乐，肠痈，瘰疬，疡气。生山谷。(《神农本草经·下品》)

　　鹿茸，味甘，温。主漏下恶血，寒热，惊痫；益气强志，生齿，不老。角，主恶疮、痈肿；逐邪恶气；留血在阴中。(《神农本草经·中品》)

　　络石（络石藤），味苦，温。主风热，死肌，痈伤，口干舌焦，痈肿不消，喉舌肿，水浆不干。久服轻身明目，润泽好颜色，不老延年。一名石鲮。生川谷。(《神农本草经·上品》)

　　蔄茹，味辛，寒。蚀恶肉、败疮、死肌，杀疥虫，排脓恶血，除大风热气。善忘不乐。生川谷。(《神农本草经·下品》)

　　马陆，味辛，温。主腹中大坚癥；破积聚，息肉，恶疮，白秃。一名百足。生川谷。(《神农本草经·下品》)

　　莽草，味辛，温。主风头，痈肿，乳肿、疝瘕；除结气，疥瘙；杀虫鱼。生山谷。(《神农本草经·下品》)

　　梅实（乌梅），味酸，平。主下气，除热烦满；安心；肢体痛，偏枯不仁，死肌；去青黑痣、恶肉。生川谷。(《神农本草经·中品》)

　　麋脂，味辛，温。主痈肿，恶疮，死肌，寒风湿痹，四肢拘缓不收，风头肿气；通腠理。一名官脂。生山谷。(《神农本草经·下品》)

　　牡丹（牡丹皮），味辛，寒。主寒热，中风，瘛疭，痉，惊痫，邪气；除癥坚，瘀血留舍肠胃；安五脏；疗痈疮。一名鹿韭，一名鼠姑。生山谷。(《神农本草经·中品》)

牛膝，味苦，酸，平，主寒湿痿痹，四肢拘挛，膝痛不可屈；逐血气，伤热火烂；堕胎。久服轻身耐老。一名百倍。生川谷。（《神农本草经·上品》）

青琅玕，味辛，平。主身痒，火疮，痈伤，疥瘙，死肌。一名石珠。生平泽。（《神农本草经·下品》）

瞿麦，味苦，寒。主关格，诸癃结，小便不通；出刺，决痈肿，明目去翳，破胎堕子、闭血。一名巨句麦。生川谷。（《神农本草经·中品》）

桑上寄生（桑寄生），味苦，平。主腰痛，小儿背强，痈肿；安胎，充肌肤，坚发齿，长须眉。其实，明目，轻身通神。一名寄屑，一名寓木，一名宛童。生川谷。（《神农本草经·上品》）

商陆，味辛，平。主水胀，疝瘕，痹；熨除痈肿，杀鬼精物。一名荡根，一名夜呼。生川谷。（《神农本草经·下品》）

蛇床子，味苦，平。主妇人阴中肿痛，男子阴痿，湿痒；除痹气；利关节，癫痫，恶疮。久服轻身。一名蛇米。生川谷及田野。（《神农本草经·上品》）

蛇合，味苦，微寒。主惊痫，寒热邪气；除热金疮，疽，痔，鼠瘘，恶疮，头疡。一名蛇衔。生山谷。（《神农本草经·下品》）

石灰，味辛，温。主疽、疡、疥、痒，热气恶疮，癞疾，死肌，堕眉；杀痔虫，去黑子、息肉。一名恶灰。生山谷。（《神农本草经·下品》）

石硫黄（硫黄），味酸，温，有毒。主妇人阴蚀，疽，痔，恶血；坚筋骨；除头秃；能化金、银、铜、铁奇物。生山谷。（《神农本草经·中品》）

石长生，味咸，微寒。主寒热，恶疮，火热；辟鬼气不祥。一名丹草。生山谷。（《神农本草经·下品》）

蜀羊泉，味苦，微寒。主头秃，恶疮热气，疥瘙痂，癣虫；疗龋齿。生川谷。（《神农本草经·中品》）

松脂（松香），味苦，温。主痈、疽、恶疮、头疡、白秃、疥瘙风气；安五脏，除热。久服轻身。不老延年。一名松膏，一名松肪。生山谷。（《神农本草经·上品》）

天鼠屎（夜明砂），味辛，寒。主面痈肿，皮肤洗洗时痛，腹中血气；破寒热积聚，除惊悸。一名鼠法，一名石肝。生山谷。（《神农本草经·下品》）

铁落（生铁落），味辛，平。主风热，恶疮，疡疽，疮痂，疥气在皮肤中。（《神农本草经·中品》）

桐叶，味苦，寒。主恶蚀疮，著阴。皮，主五痔，杀三虫。花，主傅猪疮，饲猪肥大三倍。生山谷。（《神农本草经·下品》）

薇衔，味苦，平。主风湿痹，历节痛，惊痫，吐舌，悸气，贼风，鼠瘘，痈肿。一名麋衔。生川泽。（《神农本草经·中品》）

文蛤，主恶疮，蚀五痔。（《神农本草经·中品》）

五加皮，味辛，温。主心腹疝气，腹痛；益气，疗躄；小儿不能行，疽疮，阴蚀。一名豺漆。（《神农本草经·中品》）

五色石脂，青石、赤石、黄石、白石、黑石脂等味甘，平。主黄疸，泄利，肠澼脓血，阴蚀，下血赤白，邪气痈肿，疽，痔，恶疮，头疡，疥瘙。久服补髓益气，肥健不饥，轻身延年。五石脂各随五色补五脏。生山谷中。（《神农本草经·上品》）

虾蟆（蛤蟆），味辛，寒。主邪气；破癥坚血，痈肿，阴疮。服之不患热病。生池泽。（《神农本草经·下品》）

雄黄，味苦，平。主寒热鼠瘘、恶疮、疽、痔、死肌；杀精物，恶鬼，邪气，百虫毒；胜五兵。炼食之，轻身神仙。一名黄金石。生山谷。（《神农本草经·中品》）

牙子（狼牙），味苦，寒。主邪气热气，疥瘙，恶疡，疮，痔；去白虫。一名狼牙。生川谷。（《神农本草经·下品》）

羊桃，味苦，寒。主熛热身暴赤色，风水，积聚，恶疡；除小儿热。一名鬼桃，一名羊肠。生川谷。（《神农本草经·下品》）

营实，味酸，温。主痈疽，恶疮，结肉，跌筋，败疮，热气，阴蚀不瘳；利关节。一名墙薇，一名墙麻，一名牛棘。生川谷。（《神农本草

经·中品》）

芫花，味辛，温。主咳逆上气，喉鸣，喘，咽肿，短气，蛊毒、鬼疟，疝瘕，痈肿；杀虫鱼。一名去水。生川谷。（《神农本草经·下品》）

蚤休，味苦，微寒。主惊痫，摇头弄舌，热气在腹中，癫疾，痈疮，阴蚀；下三虫，去蛇毒。一名蚩休。生川谷。（《神农本草经·下品》）

泽兰，味苦，微温。主乳妇内衄，中风余疾，大腹水肿，身面、四肢浮肿，骨节中水，金疮，痈肿，疮脓。一名虎兰，一名龙枣。生大泽傍。（《神农本草经·中品》）

栀子，味苦。主五内邪气，胃中热气，面赤，酒疱齇鼻，白癞，赤癞，疮疡。一名木丹。生川谷。（《神农本草经·中品》）

竹叶，味苦，平。主咳逆上气，溢筋急，恶疡；杀小虫。根，作汤，益气止渴，补虚下气。汁，主风痉。实，通神明，益气。（《神农本草经·中品》）

金疮

治疗金疮（金创）的药物有白头翁、贝母、扁青、当归、地榆、独活、附子、甘草、钩吻、蜜蜡（蜂蜡）、牛扁、蛇合、石胆（胆矾）、石膏、天雄、王不留行、薤（薤白）、杏核仁（杏仁）、芎䓖（川芎）、续断、营实、泽兰。

白头翁，味苦，温。主温疟，易狂，寒热，癥瘕积聚，瘿气；逐血，止痛；金疮。一名野丈人，一名胡王使者。生山谷。（《神农本草经·下品》）

贝母，味辛，平。主伤寒烦热，淋沥邪气，疝瘕，喉痹，乳难，金疮风痉。一名空草。（《神农本草经·中品》）

扁青，味甘，平。主目痛；明目；折跌，痈肿，金疮不瘳；破积聚，解毒气，利精神。久服轻身不老。生山谷。（《神农本草经·上品》）

当归，味甘，温。主咳逆上气，温疟，寒热洗洗在皮肤中，妇人漏下、绝子，诸恶疮疡，金疮。煮饮之。一名乾归。生川谷。（《神农本草经·中品》）

地榆，味苦，微寒。主妇人乳痓痛，七伤，带下病；止痛，除恶肉，止汗，疗金疮。生山谷。(《神农本草经·中品》)

独活，味苦，平。主风寒所击，金疮；止痛；奔豚，痫痉，女子疝瘕。久服轻身耐老。一名羌活，一名羌青，一名扩羌使者。生川谷。(《神农本草经·上品》)

附子，味辛，温。主风寒咳逆邪气；温中；金疮；破癥坚积聚，血瘕，寒湿，踒躄，拘挛，膝痛不能行步。生山谷。(《神农本草经·下品》)

甘草，味甘，平。主五脏六腑寒热邪气；坚筋骨，长肌肉，倍力；金疮肿；解毒。久服轻身、延年。生川谷。(《神农本草经·上品》)

钩吻，味辛，温。主金疮，乳痓，中恶风，咳逆上气，水肿；杀鬼疰、蛊毒。一名野葛。生山谷。(《神农本草经·下品》)

蜜蜡（蜂蜡），味甘，微温。主下痢脓血；补中，续绝伤；金疮。益气，不饥，耐老。生山谷。(《神农本草经·上品》)

牛扁，味苦，微寒。主身皮疮热气，可作浴汤。杀牛虱小虫，又疗牛病。生川谷。(《神农本草经·下品》)

蛇合，味苦，微寒。主惊痫，寒热邪气；除热金疮，疽，痔，鼠瘘，恶疮，头疡。一名蛇衔。生山谷。(《神农本草经·下品》)

石胆（胆矾），味酸，寒。主明目，目痛，金疮，诸痫痉，女子阴蚀痛，石淋寒热，崩中下血，诸邪毒气。令人有子。炼饵服之不老。久服增寿神仙。能化铁为铜成金银。一名毕石。生山谷。(《神农本草经·中品》)

石膏，味辛，微寒。主中风寒热，心下逆气惊，喘，口干舌焦不能息，腹中坚痛；除邪鬼，产乳，金疮。生山谷。(《神农本草经·中品》)

天雄，味辛，温。主大风，寒湿痹，历节痛，拘挛，缓急；破积聚，邪气，金疮；强筋骨，轻身健行。一名白幕。生山谷。(《神农本草经·下品》)

王不留行，味苦，平。主金疮；止血，逐痛，出刺，除风痹内寒。久服轻身耐老增寿。生山谷。(《神农本草经·上品》)

薤（薤白），味辛，温。主金疮疮败；轻身不饥，耐老。生平泽。(《神

农本草经·中品》）

杏核仁（杏仁），味甘，温。主咳逆上气，雷鸣，喉痹；下气，产乳，金疮，寒心奔豚。生川谷。（《神农本草经·下品》）

芎䓖（川芎），味辛，温。主中风入脑，头痛，寒痹，筋挛缓急，金疮，妇人血闭，无子。生川谷。（《神农本草经·上品》）

续断，味苦，微温。主伤寒；补不足；金疮，痈伤，折跌；续筋骨；妇人乳难。久服益气力。一名龙豆，一名属折。生山谷。（《神农本草经·上品》）

营实，味酸，温。主痈疽，恶疮，结肉，跌筋，败疮，热气，阴蚀不瘳；利关节。一名墙薇，一名墙麻，一名牛棘。生川谷。（《神农本草经·中品》）

泽兰，味苦，微温。主乳妇内衄，中风余疾，大腹水肿，身面、四肢浮肿，骨节中水，金疮，痈肿，疮脓。一名虎兰，一名龙枣。生大泽傍。（《神农本草经·中品》）

火疮

治疗火疮的药物有败酱（败酱草）、槐实（槐角）、鸡子、景天、青琅玕、萤火。

败酱（败酱草），味苦，性平。主暴热，火疮赤气，疥瘙，疽，痔，马鞍热气。一名鹿肠。生山谷。（《神农本草经·中品》）

槐实（槐角），味苦，寒。主五内邪气热；止涎唾，补绝伤；五痔，火疮，妇人乳瘕，子脏急痛。生平泽。（《神农本草经·上品》）

鸡子，主除热；火疮；痫、痓。可作虎魄神物。鸡白蠹，肥脂。生平泽。（《神农本草经·中品》）

景天，味苦，平，主大热，火疮，身热，烦，邪恶气。花，主女人漏下赤白；轻身，明目。一名戒火，一名慎火。生川谷。（《神农本草经·上品》）

青琅玕，味辛，平。主身痒，火疮，痈伤，疥瘙，死肌。一名石珠。生

平泽。(《神农本草经·下品》)

萤火，味辛，微温。主明目，小儿火疮，伤热气，蛊毒，鬼疰；通神精。一名夜光。生阶地、池泽。(《神农本草经·下品》)

瘰疬瘿瘤

治疗瘰疬瘿瘤的药物有海藻、假苏（荆芥）、连翘、鹿藿、鼠李、夏枯草。

海藻，味苦，寒。主瘿瘤气、颈下核；破散结气，痈肿，癥瘕，坚气，腹中上下鸣；下十二水肿。一名落首。生池泽。(《神农本草经·中品》)

假苏（荆芥），味辛，温。主寒热，鼠瘘，瘰疬，生疮；破结聚气，下瘀血，除湿痹。一名鼠蓂。生川泽。(《神农本草经·中品》)

连翘，味苦，平。主寒热，鼠瘘，瘰疬，痈肿，恶疮，瘿瘤，结热，蛊毒。一名异翘，一名兰华，一名折根，一名轵，一名三廉。生山谷。(《神农本草经·下品》)

鹿藿，味苦，平。主蛊毒，女子腰腹痛不乐，肠痈，瘰疬，疡气。生山谷。(《神农本草经·下品》)

鼠李，主寒热，瘰疬疮。生田野。(《神农本草经·下品》)

夏枯草，味苦，辛，寒。主寒热，瘰疬，鼠瘘，头疮；破癥，散瘿结气、脚肿湿痹。轻身。一名夕句，一名乃东。生川谷。(《神农本草经·下品》)

鼠瘘

治疗鼠瘘的药物有斑猫（斑蝥）、地胆、假苏（荆芥）、牡蛎、蛇合、薇衔、夏枯草、雄黄、殷蘖。

斑猫（斑蝥），味辛，寒。主寒热，鬼疰，蛊毒，鼠瘘，恶疮，疽蚀，死肌；破石癃。一名龙尾。生川谷。(《神农本草经·下品》)

地胆，味辛，寒。主鬼疰，寒热，鼠瘘，恶疮，死肌；破癥瘕，堕胎。一名蚖青。生川谷。(《神农本草经·下品》)

假苏（荆芥），味辛，温。主寒热，鼠瘘，瘰疬，生疮；破结聚气，下瘀血，除湿痹。一名鼠蓂。生川泽。（《神农本草经·中品》）

牡蛎，味咸，平。主伤寒寒热，温疟洒洒，惊恚怒气；除拘缓，鼠瘘，女子带下赤白。久服，强骨节；杀邪鬼；延年。一名蛎蛤。生池泽。（《神农本草经·上品》）

蛇合，味苦，微寒。主惊痫，寒热邪气；除热金疮，疽，痔，鼠瘘，恶疮，头疡。一名蛇衔。生山谷。（《神农本草经·下品》）

薇衔，味苦，平。主风湿痹，历节痛，惊痫，吐舌，悸气，贼风，鼠瘘，痈肿。一名麋衔。生川泽。（《神农本草经·中品》）

夏枯草，味苦，辛，寒。主寒热，瘰疬，鼠瘘，头疮；破癥，散瘿结气、脚肿湿痹。轻身。一名夕句，一名乃东。生川谷。（《神农本草经·下品》）

雄黄，味苦，平。主寒热鼠瘘、恶疮、疽、痔、死肌；杀精物，恶鬼，邪气，百虫毒；胜五兵。炼食之，轻身神仙。一名黄金石。生山谷。（《神农本草经·中品》）

殷孽，味辛，温。主烂伤瘀血，泄痢寒热，鼠瘘，癥瘕，结气。一名姜石。生山谷。（《神农本草经·下品》）

瘾疹

治疗瘾疹的药物有茺蔚子。

茺蔚子，味辛，微温。主明目，益精，除水气。久服轻身。茎，主瘾疹痒，可作浴汤。一名益母，一名益明，一名大札。生池泽。（《神农本草经·上品》）

疥疮

治疗疥疮的药物有败酱（败酱草）、萹蓄、草蒿、雌黄、冬灰、羖羊角、茛草、藜芦、楝实（川楝子）、蔄茹、莽草、青琅玕、石灰、蜀羊泉、松脂

（松香）、铁落（生铁落）、鲀鱼甲、五色石脂、牙子（狼牙）、羊蹄。

败酱（败酱草），味苦，性平。主暴热，火疮赤气，疥瘙，疽，痔，马鞍热气。一名鹿肠。生山谷。（《神农本草经·中品》）

萹蓄，味苦，平。主浸淫、疥瘙、疽、痔，杀三虫。一名萹竹。（《神农本草经·下品》）

草蒿，味苦，寒。主疥瘙，痂痒，恶疮；杀虱；留热在骨节间；明目。一名青蒿，一名方溃。生川泽。（《神农本草经·下品》）

雌黄，味辛，平。主恶疮，头秃，痂疥；杀毒虫虱，身痒，邪气诸毒。炼之久服轻身，增年不老。生山谷。（《神农本草经·中品》）

冬灰，味辛，微温。主黑子；去肬，息肉，疽蚀；疥瘙。一名藜灰。生川泽。（《神农本草经·下品》）

羖羊角，味咸，温。主青盲；明目，杀疥虫，止寒泄，辟恶鬼、虎狼，止惊悸。久服安心，益气轻身。生川谷。（《神农本草经·中品》）

茵草，味苦，平。主久咳，上气喘逆，久寒惊悸，痂疥，白秃，疡气；杀皮肤小虫。生川谷。（《神农本草经·下品》）

藜芦，味辛，寒。主蛊毒，咳逆，泄痢，肠澼，头疡，疥瘙，恶疮；杀诸蛊毒，去死肌。一名葱苒。生川谷。（《神农本草经·下品》）

楝实（川楝子），味苦，寒。主温疾伤寒，大热烦狂；杀三虫、疥疡，利小便水道。生山谷。（《神农本草经·下品》）

蔄茹，味辛，寒。蚀恶肉、败疮、死肌，杀疥虫，排脓恶血，除大风热气。善忘不乐。生川谷。（《神农本草经·下品》）

莽草，味辛，温。主风头，痈肿，乳肿、疝瘕；除结气，疥瘙；杀虫鱼。生山谷。（《神农本草经·下品》）

青琅玕，味辛，平。主身痒，火疮，痈伤，疥瘙，死肌。一名石珠。生平泽。（《神农本草经·下品》）

石灰，味辛，温。主疽、疡、疥、瘙，热气恶疮，癞疾，死肌，堕眉；杀痔虫，去黑子、息肉。一名恶灰。生山谷。（《神农本草经·下品》）

蜀羊泉，味苦，微寒。主头秃，恶疮热气，疥瘙痂，癣虫；疗龋齿。生川谷。(《神农本草经·中品》)

松脂（松香），味苦，温。主痈、疽、恶疮、头疡、白秃、疥瘙风气；安五脏，除热。久服轻身。不老延年。一名松膏，一名松肪。生山谷。(《神农本草经·上品》)

铁落（生铁落），味辛，平。主风热，恶疮，疡疽，疮痂，疥气在皮肤中。(《神农本草经·中品》)

鲍鱼甲，味辛，微温。主心腹癥瘕，伏坚，积聚，寒热，女子崩中，下血五色，小腹阴中相引痛，疮疥死肌。生池泽。(《神农本草经·中品》)

五色石脂，青石、赤石、黄石、白石、黑石脂等味甘，平。主黄疸，泄利，肠澼脓血，阴蚀，下血赤白，邪气痈肿，疽，痔，恶疮，头疡，疥瘙。久服补髓益气，肥健不饥，轻身延年。五石脂各随五色补五脏。生山谷中。(《神农本草经·上品》)

牙子（狼牙），味苦，寒。主邪气热气，疥瘙，恶疡，疮，痔；去白虫。一名狼牙。生川谷。(《神农本草经·下品》)

羊蹄，味苦，寒。主头秃，疥瘙；除热，女子阴蚀。一名东方宿，一名连虫陆，一名鬼目。生川泽。(《神农本草经·下品》)

面肿

治疗面肿的药物有蟹、葱实。

蟹，味咸，寒。主胸中邪气热结痛，㖞僻，面肿败漆。烧之致鼠。生池泽。(《神农本草经·下品》)

葱实，味辛，温。主明目；补中不足。其茎，可作汤，主伤寒寒热，出汗；中风，面目肿。生平泽。(《神农本草经·中品》)

瘙痒

治疗瘙痒的药物有败酱（败酱草）、雌黄、青琅玕、青葙子、蛇床子、水萍（浮萍）、松脂（松香）、枳实。

败酱（败酱草），味苦，性平。主暴热，火疮赤气，疥瘙，疽，痔，马鞍热气。一名鹿肠。生山谷。(《神农本草经·中品》)

雌黄，味辛，平。主恶疮，头秃，痂疥；杀毒虫虱，身痒，邪气诸毒。炼之久服轻身，增年不老。生山谷。(《神农本草经·中品》)

青琅玕，味辛，平。主身痒，火疮，痈伤，疥瘙，死肌。一名石珠。生平泽。(《神农本草经·下品》)

青葙子，味苦，微寒。主邪气皮肤中热，风瘙身痒；杀三虫。子，名草决明，疗唇口青。一名草蒿，一名萋蒿。生平谷道旁。(《神农本草经·下品》)

蛇床子，味苦，平。主妇人阴中肿痛，男子阴痿，湿痒；除痹气；利关节，癫痫，恶疮。久服轻身。一名蛇米。生川谷及田野。(《神农本草经·上品》)

水萍（浮萍），味辛，寒。主暴热，身痒；下水气，胜酒，长须发，止消渴。久服轻身。一名水花。生池泽。(《神农本草经·中品》)

松脂（松香），味苦，温。主痈、疽、恶疮、头疡、白秃、疥瘙风气；安五脏，除热。久服轻身。不老延年。一名松膏，一名松肪。生山谷。(《神农本草经·上品》)

枳实，味苦，寒。主大风在皮肤中如麻豆苦痒；除寒热结，止痢，长肌肉，利五脏，益气轻身。生川泽。(《神农本草经·中品》)

皮肤异常

治疗皮肤异常的药物有漏芦、泽漆、凝水石（寒水石）。

漏芦，味苦，寒。主皮肤热，恶疮，疽，痔，湿痹；下乳汁。久服轻身益气，耳目聪明，不老延年。一名野兰。生山谷。(《神农本草经·上品》)

泽漆，味苦，微寒。主皮肤热，大腹水气，四肢、面目浮肿，丈夫阴气不足。生川泽。(《神农本草经·下品》)

凝水石（寒水石），味辛，寒。主身热，腹中积聚邪气，皮中如火烧，烦满，水饮之。久服不饥。一名白水石。生山谷。（《神农本草经·中品》）

痔疮

治疗痔疮的药物有败酱（败酱草）、萹蓄、鳖甲、龟甲、槐实（槐角）、黄芪、孔公孽、漏芦、露蜂房、蘗木（黄柏）、蛇合、蛇蜕、石灰、桐叶、豚卵、蝟皮（刺猬皮）、文蛤、五色石脂、雄黄、牙子（狼牙）。

败酱（败酱草），味苦，性平。主暴热，火疮赤气，疥瘙，疽，痔，马鞍热气。一名鹿肠。生山谷。（《神农本草经·中品》）

萹蓄，味苦，平。主浸淫、疥瘙、疽、痔，杀三虫。一名萹竹。生山谷（《神农本草经·下品》）

鳖甲，味咸，平。主心腹癥瘕，坚积，寒热；去痞、息肉、阴蚀、痔、恶肉。生池泽。（《神农本草经·中品》）

龟甲，味咸，平。主漏下赤白，破癥瘕；痎疟，五痔，阴蚀，湿痹，四肢重弱，小儿囟不合。久服轻身，不饥。一名神屋。生池泽。（《神农本草经·上品》）

槐实（槐角），味苦，寒。主五内邪气热；止涎唾，补绝伤；五痔，火疮，妇人乳瘕，子脏急痛。生平泽。（《神农本草经·上品》）

黄芪，味甘，微温。主痈疽，久败疮；排脓止痛；大风，癞疾，五痔，鼠瘘；补虚；小儿百病。一名戴糁。生山谷。（《神农本草经·上品》）

孔公孽，味辛，温。主伤食不化，邪结气，恶疮，疽，瘘，痔；利九窍，下乳汁。生山谷。（《神农本草经·下品》）

漏芦，味苦，寒。主皮肤热，恶疮，疽，痔，湿痹；下乳汁。久服轻身益气，耳目聪明，不老延年。一名野兰。生山谷。（《神农本草经·上品》）

露蜂房，味苦，平。主惊痫，瘛疭，寒热邪气，癫疾，鬼精，蛊毒，肠痔。火熬之良。一名蜂肠。生川谷。（《神农本草经·中品》）

蘗木（黄柏），味苦，寒。主五脏、肠胃中结热，黄疸，肠痔；止泄痢，

女子漏下赤白，阴阳伤，蚀疮。一名檀桓。生山谷。(《神农本草经·下品》)

蛇合，味苦，微寒。主惊痫，寒热邪气；除热金疮，疽，痔，鼠瘘，恶疮，头疡。一名蛇衔。生山谷。(《神农本草经·下品》)

蛇蜕，味咸，平。主小儿百二十种惊痫，瘛疭，癫疾，寒热，肠痔，虫毒，蛇痫。火熬之良。一名龙子衣，一名蛇符，一名龙子单衣，一名弓皮。生川谷及田野。(《神农本草经·下品》)

石灰，味辛，温。主疽、疡、疥、瘙，热气恶疮，癞疾，死肌，堕眉；杀痔虫，去黑子、息肉。一名恶灰。生山谷。(《神农本草经·下品》)

桐叶，味苦，寒。主恶蚀疮，著阴。皮，主五痔，杀三虫。花，主傅猪疮，饲猪肥大三倍。生山谷。(《神农本草经·下品》)

豚卵，味甘，温。主惊，痫，癫疾，鬼疰，蛊毒；除寒热，奔豚，五癃，邪气挛缩。一名豚颠。悬蹄，主五痔；伏热在肠；肠痈；内蚀。(《神农本草经·下品》)

蝟皮（刺猬皮），味苦，平。主五痔，阴蚀，下血赤白五色，血汁不止，阴肿痛引要背。酒煮杀之。生川谷。(《神农本草经·中品》)

文蛤，主恶疮，蚀五痔。(《神农本草经·中品》)

五色石脂，青石、赤石、黄石、白石、黑石脂等味甘，平。主黄疸，泄利，肠澼脓血，阴蚀，下血赤白，邪气痈肿，疽，痔，恶疮，头疡，疥瘙。久服补髓益气，肥健不饥，轻身延年。五石脂各随五色补五脏。生山谷中。(《神农本草经·上品》)

雄黄，味苦，平。主寒热鼠瘘、恶疮、疽、痔、死肌；杀精物，恶鬼，邪气，百虫毒；胜五兵。炼食之，轻身神仙。一名黄金石。生山谷。(《神农本草经·中品》)

牙子（狼牙），味苦，寒。主邪气热气，疥瘙，恶疡，疮，痔；去白虫。一名狼牙。生川谷。(《神农本草经·下品》)

瘘管

治疗瘘管的药物有黄芪、孔公孽。

黄芪，味甘，微温。主痈疽，久败疮；排脓止痛；大风，癞疾，五痔，鼠瘘；补虚；小儿百病。一名戴糁。生山谷。（《神农本草经·上品》）

孔公孽，味辛，温。主伤食不化，邪结气，恶疮，疽，瘘，痔；利九窍，下乳汁。生山谷。（《神农本草经·下品》）

脱肛

治疗脱肛的药物有蛞蝓、羚羊角。

蛞蝓，味咸，寒。主贼风㖞僻，轶筋及脱肛，惊痫，挛缩。一名陵蠡。生池泽及阴地、沙石、垣下。（《神农本草经·下品》）

羚羊角，味咸，寒。主明目，益气，起阴；去恶血注下，辟蛊毒恶鬼不祥，安心气，常不魇寐。久服强筋骨轻身。生川谷。（《神农本草经·中品》）

疝气／疝瘕

治疗疝气／疝瘕的药物有贝母、独活、防葵、甘遂、藁本、荠草、桑螵蛸、商陆、芍药、五加皮、衣鱼、芫花。

贝母，味辛，平。主伤寒烦热，淋沥邪气，疝瘕，喉痹，乳难，金疮风痉。一名空草。（《神农本草经·中品》）

独活，味苦，平。主风寒所击，金疮；止痛；奔豚，痫痓，女子疝瘕。久服轻身耐老。一名羌活，一名羌青，一名护羌使者。生川谷。（《神农本草经·上品》）

防葵，味辛，寒。主疝瘕，肠泄，膀胱热结溺不下，咳逆，温疟，癫痫，惊邪狂走。久服坚骨髓，益气轻身。一名黎盖。生川谷。（《神农本草经·上品》）

甘遂，味苦，寒。主大腹疝瘕，腹满，面目浮肿，留饮宿食；破癥坚积聚，利水谷道。一名主田。生川谷。（《神农本草经·下品》）

藁本，味辛，温。主妇人疝瘕，阴中寒，肿痛，腹中急；除风头痛；长肌肤，悦颜色。一名鬼卿，一名地新。生山谷。(《神农本草经·中品》)

莽草，味辛，温。主风头，痛肿，乳肿、疝瘕；除结气，疥瘙；杀虫鱼。生山谷。(《神农本草经·下品》)

桑螵蛸，味咸，平。主伤中，疝瘕，阴痿；益精生子；女子血闭腰痛；通五淋，利小便水道。一名蚀肬。生桑枝上，采蒸之。(《神农本草经·上品》)

商陆，味辛，平。主水胀，疝瘕，痹；熨除痈肿，杀鬼精物。一名荡根，一名夜呼。生川谷。(《神农本草经·下品》)

芍药，味苦，平。主邪气腹痛；除血痹，破坚积、寒热，疝瘕，止痛，利小便，益气。生川谷及丘陵。(《神农本草经·中品》)

五加皮，味辛，温。主心腹疝气，腹痛；益气，疗躄；小儿不能行，疽疮，阴蚀。一名豺漆。(《神农本草经·中品》)

衣鱼，味咸，温。主妇人疝瘕，小便不利，小儿中风。项强背起，摩之。一名白鱼。生平泽。(《神农本草经·下品》)

芫花，味辛，温。主咳逆上气，喉鸣，喘，咽肿，短气，蛊毒、鬼疟，疝瘕，痈肿；杀虫鱼。一名去水。生川谷。(《神农本草经·下品》)

息肉

治疗息肉的药物有鳖甲、冬灰、马陆、石灰。

鳖甲，味咸，平。主心腹癥瘕，坚积，寒热；去痞、息肉、阴蚀、痔、恶肉。生池泽。(《神农本草经·中品》)

冬灰，味辛，微温。主黑子；去肬，息肉，疽蚀；疥瘙。一名藜灰。生川泽。(《神农本草经·下品》)

马陆，味辛，温。主腹中大坚癥；破积聚，息肉，恶疮，白秃。一名百足。生川谷。(《神农本草经·下品》)

石灰，味辛，温。主疽、疡、疥、痒，热气恶疮，癞疾，死肌，堕眉；杀痔虫，去黑子、息肉。一名恶灰。生山谷。(《神农本草经·下品》)

恶肉

治疗恶肉的药物有巴豆、鳖甲、地榆、蔄茹、梅实（乌梅）、菓耳实（苍耳子）。

巴豆，味辛，温。主伤寒，温疟寒热；破癥瘕结聚坚积，留饮痰癖，大腹水胀；荡涤五脏六腑，开通闭塞，利水谷道，去恶肉，除鬼毒、蛊疰物邪，杀虫鱼。一名巴椒。生川谷。（《神农本草经·下品》）

鳖甲，味咸，平。主心腹癥瘕，坚积，寒热；去痞、息肉、阴蚀、痔、恶肉。生池泽。（《神农本草经·中品》）

地榆，味苦，微寒。主妇人乳痓痛，七伤，带下病；止痛，除恶肉，止汗，疗金疮。生山谷。（《神农本草经·中品》）

蔄茹，味辛，寒。蚀恶肉、败疮、死肌，杀疥虫，排脓恶血，除大风热气。善忘不乐。生川谷。（《神农本草经·下品》）

梅实（乌梅），味酸，平。主下气，除热烦满；安心；肢体痛，偏枯不仁，死肌；去青黑痣、恶肉。生川谷。（《神农本草经·中品》）

菓耳实（苍耳子），味甘，温。主风头寒痛，风湿周痹，四肢拘挛痛，恶肉死肌。久服益气，耳目聪明，强志，轻身。一名胡菓，一名地葵。生川谷。（《神农本草经·中品》）

胅

治疗胅的药物有冬灰。

冬灰，味辛，微温。主黑子；去胅，息肉，疽蚀；疗瘑。一名藜灰。生川泽。（《神农本草经·下品》）

第五节　五官科病症

五官科病症包括眼科、鼻科、耳科、口齿科、咽喉科涉及的目赤、目痛、目痛流泪、目翳、目肿、流泪、目欲脱、目淫肤赤白膜、目盲、酒齄鼻、耳聋、牙龈肿、牙痛、龋齿、舌肿、口臭、喉痹、咽喉肿痛、喑哑等。

一、眼科

目赤

治疗目赤的药物有白敛。

白敛，味苦，平。主痈肿、疽、疮；散结气，止痛，除热；目中赤，小儿惊痫，温疟，女子阴中肿痛。一名菟核，一名白草。生山谷。（《神农本草经·下品》）

目赤热痛

治疗目赤热痛的药物有鲤鱼胆、木虻（木蚳）、蕤核（蕤仁）。

鲤鱼胆，味苦，寒。主目热赤痛，青盲；明目。久服强悍，益志气。生池泽。（《神农本草经·中品》）

木虻（木蚳），味苦，平。主目赤痛，眦伤泪出，瘀血，血闭，寒热；酸㒤；无子。一名魂常。生川泽。（《神农本草经·下品》）

蕤核（蕤仁），味甘，温。主心腹邪结气；明目，目赤痛伤泪出。久服轻身，益气不饥。生川谷。（《神农本草经·上品》）

目痛

治疗目痛的药物有扁青、曾青、矾石、黄连、栾华、戎盐、石胆（胆矾）、菥蓂子。

扁青，味甘，平。主目痛；明目；折跌，痈肿，金疮不瘳；破积聚，解毒气，利精神。久服轻身不老。生山谷。（《神农本草经·上品》）

曾青，味酸，小寒。主目痛止泪；出风痹，利关节，通九窍；破癥坚，积聚。久服轻身不老。能化金铜。生山谷。（《神农本草经·上品》）

矾石，味酸，寒。主寒热泄痢，白沃，阴蚀，恶疮，目痛；坚骨齿。炼饵服之，轻身不老增年。一名羽涅。生山谷。(《神农本草经·上品》)

黄连，味苦，寒。主热气，目痛，眦伤泣出，明目，肠澼腹痛下利，妇人阴中肿痛。久服令人不忘。一名王连。生川谷。(《神农本草经·上品》)

栾华，味苦，寒。主目痛、泪出、伤眦；消目肿。生川谷。(《神农本草经·下品》)

戎盐，主明目，目痛；益气，坚肌骨，去毒蛊。(《神农本草经·下品》)

石胆（胆矾），味酸，寒。主明目，目痛，金疮，诸痫痉，女子阴蚀痛，石淋寒热，崩中下血，诸邪毒气。令人有子。炼饵服之不老。久服增寿神仙。能化铁为铜成金银。一名毕石。生山谷。(《神农本草经·中品》)

蒺藜子，味辛，微温。主明目，目痛泪出；除痹，补五脏，益精光。久服轻身不老。一名蒺藜，一名大戢，一名马辛。生川泽及道旁。(《神农本草经·上品》)

目痛流泪

治疗目痛流泪的药物有决明子、蕤核（蕤仁）。

决明子，味咸，平。主青盲，目淫肤赤白膜，眼赤痛、泪出。久服益精光，轻身。生川泽。(《神农本草经·上品》)

蕤核（蕤仁），味甘，温。主心腹邪结气；明目，目赤痛伤泪出。久服轻身，益气不饥。生川谷。(《神农本草经·上品》)

目翳

治疗目翳的药物有贝子、蛴螬、秦皮。

贝子，味咸。主目翳，鬼疰，蛊毒，腹痛，下血，五癃；利水道。烧用之良。生池泽。(《神农本草经·下品》)

蛴螬，味咸，微温。主恶血，血瘀，痹气；破折血在胁下坚满痛，月闭，目中淫肤，青翳白膜。一名蟦蛴。生平泽。(《神农本草经·下品》)

秦皮，味苦，微寒。主风寒湿痹，洗洗寒气；除热，目中青翳白膜。久服头不白，轻身。生川谷。(《神农本草经·中品》)

目肿

治疗目肿的药物有栾华、葱实。

栾华，味苦，寒。主目痛、泪出、伤眦；消目肿。生川谷。(《神农本草经·下品》)

葱实，味辛，温。主明目；补中不足。其茎，可作汤，主伤寒寒热，出汗；中风，面目肿。生平泽。(《神农本草经·中品》)

流泪

治疗流泪的药物有白芷、杜若（竹叶莲）、黄连、鞠华（菊花）、栾华、木蛋（木虻）、皂荚。

白芷，味辛，温。主女人漏下赤白，血闭，阴肿，寒热，风头侵目，泪出；长肌肤润泽，可作面脂。一名芳香。生川谷。(《神农本草经·中品》)

杜若（竹叶莲），味辛，微温。主胸胁下逆气；温中；风入脑户，头肿痛，多涕泪出。久服益精明目，轻身，一名杜蘅。生川泽。(《神农本草经·上品》)

黄连，味苦，寒。主热气，目痛，眦伤泣出，明目，肠澼腹痛下利，妇人阴中肿痛。久服令人不忘。一名王连。生川谷。(《神农本草经·上品》)

鞠华（菊花），味苦，平。主诸风，头眩，肿痛，目欲脱，泪出，皮肤死肌，恶风湿痹。久服利血气，轻身耐老，延年。一名节华。生川泽及田野。(《神农本草经·上品》)

栾华，味苦，寒。主目痛、泪出、伤眦；消目肿。生川谷。(《神农本草经·下品》)

木蛋（木虻），味苦，平。主目赤痛，眦伤泪出，瘀血，血闭，寒热；酸惭；无子。一名魂常。生川泽。(《神农本草经·下品》)

皂荚，味辛、咸，温。主风痹，死肌，邪气，风头，泪出；利九窍，杀精物。生川谷。(《神农本草经·下品》)

目欲脱

治疗目欲脱的药物有鞠华（菊花）。

鞠华（菊花），味苦，平。主诸风，头眩，肿痛，目欲脱，泪出，皮肤死肌，恶风湿痹。久服利血气，轻身耐老，延年。一名节华。生川泽及田野。(《神农本草经·上品》)

目淫肤赤白膜

治疗目淫肤赤白膜的药物有决明子。

决明子，味咸，平。主青盲，目淫肤赤白膜，眼赤痛、泪出。久服益精光，轻身。生川泽。(《神农本草经·上品》)

目盲

治疗目盲的药物有防风、羖羊角、决明子、空青、鲤鱼胆、苋实。

防风，味甘，温。主大风头眩痛，恶风，风邪目盲无所见，风行周身骨节疼痹，烦满。久服轻身。一名铜芸。生川泽。(《神农本草经·上品》)

羖羊角，味咸，温。主青盲；明目，杀疥虫，止寒泄，辟恶鬼、虎狼，止惊悸。久服安心，益气轻身。生川谷。(《神农本草经·中品》)

决明子，味咸，平。主青盲，目淫肤赤白膜，眼赤痛、泪出。久服益精光，轻身。生川泽。(《神农本草经·上品》)

空青，味甘，寒。主青盲，耳聋；明目，利九窍，通血脉，养精神。久服轻身延年不老。能化铜、铁、铅、锡作金。生山谷。(《神农本草经·上品》)

鲤鱼胆，味苦，寒。主目热赤痛，青盲；明目。久服强悍，益志气。生池泽。(《神农本草经·中品》)

芡实，味甘，寒。主青盲；明目，除邪，利大小便，去寒热。久服益气力，不饥轻身。一名马芡。生川泽。（《神农本草经·上品》）

二、鼻科

酒齄鼻

治疗酒齄鼻的药物有木兰、栀子。

木兰，味苦，寒。主身大热在皮肤中；去面热赤胞，酒皶，恶风，癫疾，阴下痒湿，明耳目。一名林兰。生山谷。（《神农本草经·中品》）

栀子，味苦。主五内邪气，胃中热气，面赤，酒疱皶鼻，白癞，赤癞，疮疡。一名木丹。生川谷。（《神农本草经·中品》）

三、耳科

耳聋

治疗耳聋的药物有白青、磁石、丹雄鸡、空青、王瓜、蠮螉、紫芝。

白青，味甘，平。主明目、利九窍，耳聋；心下邪气，令人吐；杀诸毒、三虫；久服通神明，轻身，延年，不老。生山谷。（《神农本草经·上品》）

磁石，味辛，寒。主周痹风湿，肢节中痛，不可持物，洗洗酸消；除大热烦满及耳聋。一名玄石。生山谷。（《神农本草经·中品》）

丹雄鸡，味甘，微温。主女人崩中漏下，赤白沃；补虚，温中，止血，通神，杀毒辟不祥。头，主杀鬼，东门上者尤良。肪，主耳聋。肠，主遗溺。肶胵裹黄皮，主泄利。尿白，主消渴；伤寒寒热。黑雌鸡，主风寒湿痹；五缓六急；安胎。翮羽，主下血闭。（《神农本草经·中品》）

空青，味甘，寒。主青盲，耳聋；明目，利九窍，通血脉，养精神。久服轻身延年不老。能化铜、铁、铅、锡作金。生山谷。（《神农本草

经·上品》)

王瓜，味苦，寒。主消渴，内痹，瘀血，月闭，寒热酸疼；益气，愈聋。一名土瓜。生平泽。(《神农本草经·中品》)

蠮螉，味辛。主久聋，咳逆，毒气；出刺；出汗。生川谷。(《神农本草经·中品》)

紫芝，味甘，温。主耳聋；利关节，保神益精，坚筋骨，好颜色。久服轻身不老延年。一名木芝。生山谷。(《神农本草经·上品》)

四、口齿科

牙龈肿

治疗牙龈肿的药物有郁核（郁李仁）。

郁核（郁李仁），味酸，平。主大腹水肿，面目、四肢浮肿；利小便水道。根，主齿断肿、龋齿；坚齿。一名爵李。生高山、川谷及丘陵上。(《神农本草经·下品》)

牙痛

治疗牙痛的药物有莨菪子（天仙子）。

莨菪子（天仙子），味苦，寒。主齿痛出虫，肉痹拘急；使人健行，见鬼，多食令人狂走。久服轻身，走及奔马，强志，益力，通神。一名横唐。生川谷。(《神农本草经·下品》)

龋齿

治疗龋齿的药物有莨菪子（天仙子）、蜀羊泉、郁核（郁李仁）。

莨菪子（天仙子），味苦，寒。主齿痛出虫，肉痹拘急；使人健行，见鬼，多食令人狂走。久服轻身，走及奔马，强志，益力，通神。一名横唐。生川谷。(《神农本草经·下品》)

蜀羊泉，味苦，微寒。主头秃，恶疮热气，疥瘙痂，癣虫；疗龋齿。生川谷。（《神农本草经·中品》）

郁核（郁李仁），味酸，平。主大腹水肿，面目、四肢浮肿；利小便水道。根，主齿断肿、龋齿；坚齿。一名爵李。生高山、川谷及丘陵上。（《神农本草经·下品》）

舌肿

治疗舌肿的药物有络石。

络石（络石藤），味苦，温。主风热，死肌，痈伤，口干舌焦，痈肿不消，喉舌肿，水浆不干。久服轻身明目，润泽好颜色，不老延年。一名石鲮。生川谷。（《神农本草经·上品》）

口臭

治疗口臭的药物有干姜、橘柚、水苏、香蒲。

干姜，味辛，温。主胸满，咳逆上气；温中止血，出汗，逐风湿痹；肠澼下痢。生者尤良。久服去臭气，通神明。生川谷。（《神农本草经·中品》）

橘柚，味辛，温。主胸中瘕热逆气；利水谷。久服去臭，下气，通神。一名橘皮。生川谷。（《神农本草经·上品》）

水苏，味辛，微温。主下气，辟口臭，去毒，辟恶。久服通神明，轻身耐老。生池泽。（《神农本草经·中品》）

香蒲，味甘，平。主五脏，心下邪气，口中烂臭；坚齿，明目，聪耳。久服轻身耐老。一名睢。生池泽。（《神农本草经·上品》）

五、咽喉科

喉痹

治疗喉痹的药物有贝母、蜚蠊、葈耳子、款冬花花、络石（络石藤）、牡桂（肉桂）、射干、杏核仁（杏仁）。

贝母，味辛，平。主伤寒烦热，淋沥邪气，疝瘕，喉痹，乳难，金疮风痉。一名空草。（《神农本草经·中品》）

䗪虫，味咸，寒。主血瘀，癥坚，寒热；破积聚，喉咽闭；内寒无子。生川泽。（《神农本草经·下品》）

蒺藜子，味苦，温。主恶血；破癥结积聚，喉痹，乳难。久服长肌肉，明目，轻身。一名旁通，一名屈人，一名止行，一名犲羽，一名升推。生平泽，或道旁。（《神农本草经·上品》）

款冬花，味辛，温。主咳逆上气，善喘，喉痹，诸惊痫，寒热邪气。一名橐吾，一名颗涷，一名虎须，一名菟奚。生山谷。（《神农本草经·中品》）

络石（络石藤），味苦，温。主风热，死肌，痈伤，口干舌焦，痈肿不消，喉舌肿，水浆不干。久服轻身明目，润泽好颜色，不老延年。一名石鲮。生川谷。（《神农本草经·上品》）

牡桂（肉桂），味辛，温。主上气咳逆，结气，喉痹，吐吸；利关节，补中益气。久服通神，轻身不老。生山谷。（《神农本草经·上品》）

射干，味苦，平。主咳逆上气，喉闭，咽痛，不得消息；散结气，腹中邪逆，食饮大热。一名乌扇，一名乌蒲。生川谷。（《神农本草经·下品》）

杏核仁（杏仁），味甘，温。主咳逆上气，雷鸣，喉痹；下气，产乳，金疮，寒心奔豚。生川谷。（《神农本草经·下品》）

咽喉肿痛

治疗咽喉肿痛的药物有半夏、射干、芫花。

半夏，味辛，平。主伤寒，寒热心下坚；下气，喉咽肿痛，头眩，胸胀，咳逆，肠鸣；止汗。一名地文，一名水玉。生川谷。（《神农本草经·下品》）

射干，味苦，平。主咳逆上气，喉闭，咽痛，不得消息；散结气，腹中邪逆，食饮大热。一名乌扇，一名乌蒲。生川谷。（《神农本草经·下品》）

芫花,味辛,温。主咳逆上气,喉鸣,喘,咽肿,短气,蛊毒、鬼疟,疝瘕,痈肿;杀虫鱼。一名去水。生川谷。(《神农本草经·下品》)

喑哑

治疗喑哑的药物有菖蒲。

菖蒲,味辛,温。主风寒痹,咳逆上气;开心孔,补五脏,通九窍,明耳目,出音声。久服轻身,不忘,不迷惑,延年。一名昌阳。生池泽。(《神农本草经·上品》)

第六节　骨伤科病症

《神农本草经》中骨伤科病症主要是跌打损伤。

跌打损伤

治疗跌打损伤的药物有白胶(鹿角胶)、扁青、干地黄、干漆、虎掌、槐实(槐角)、栝楼根(天花粉)、龙胆、络石(络石藤)、麻子(火麻仁)、蜜蜡(蜂蜡)、女萎(葳蕤)、蛴螬、菟丝子、续断、药实根、淫羊藿、营实。

白胶(鹿角胶),味甘,平。主伤中,劳绝腰痛,羸瘦;补中益气;妇人血闭,无子;止痛安胎。久服轻身延年。一名鹿角胶。(《神农本草经·上品》)

扁青,味甘,平。主目痛;明目;折跌,痈肿,金疮不瘳;破积聚,解毒气,利精神。久服轻身不老。生山谷。(《神农本草经·上品》)

干地黄,味甘,寒。主折跌绝筋,伤中;逐血痹,填骨髓,长肌肉,作汤除寒热积聚,除痹,生者尤良。久服轻身不老。一名地髓。生川泽。(《神农本草经·上品》)

干漆,味辛,温。主绝伤;补中,续筋骨,填髓脑,安五脏;五缓

六急，风寒湿痹。生漆，去长虫。久服轻身耐老。生川谷。(《神农本草经·上品》)

虎掌，味苦，温。主心痛寒热，结气，积聚，伏梁，伤筋痿，拘缓；利水道。生山谷。(《神农本草经·下品》)

槐实（槐角），味苦，寒。主五内邪气热；止涎唾，补绝伤；五痔，火疮，妇人乳瘕，子脏急痛。生平泽。(《神农本草经·上品》)

栝楼根（天花粉），味苦，寒。主消渴，身热，烦满大热；补虚安中，续绝伤。一名地楼。生川谷及山阴地。(《神农本草经·中品》)

龙胆，味苦，寒。主骨间寒热，惊痫，邪气；续绝伤，定五脏，杀蛊毒。久服益智不忘。轻身耐老。一名陵游。生山谷。(《神农本草经·上品》)

络石（络石藤），味苦，温。主风热，死肌，痈伤，口干舌焦，痈肿不消，喉舌肿，水浆不干。久服轻身明目，润泽好颜色，不老延年。一名石鲮。生川谷。(《神农本草经·上品》)

麻子（火麻仁），味甘，平。主补中益气。久服肥健，不老神仙。生川谷。(《神农本草经·上品》)

蜜蜡（蜂蜡），味甘，微温。主下痢脓血；补中，续绝伤；金疮。益气，不饥，耐老。生山谷。(《神农本草经·上品》)

女葳（葳蕤），味甘，平。主中风，暴热不能动摇，跌筋，结肉，诸不足。久服，去面黑䵟，好颜色，润泽，轻身，不老。一名左眄。生川谷。(《神农本草经·上品》)

蛴螬，味咸，微温。主恶血，血瘀，痹气；破折血在胁下坚满痛，月闭，目中淫肤，青翳白膜。一名蟦蛴。生平泽。(《神农本草经·下品》)

菟丝子，味辛，平。主续绝伤；补不足，益气力，肥健人；汁去面䵟。久服明目，轻身延年。一名菟芦。生川泽。(《神农本草经·上品》)

续断，味苦，微温。主伤寒；补不足；金疮，痈伤，折跌；续筋骨；妇人乳难。久服益气力。一名龙豆，一名属折。生山谷。(《神农本草经·上品》)

药实根，味辛，温。主邪气，诸痹疼酸；续绝伤，补骨髓。一名连木。生山谷。（《神农本草经·下品》）

淫羊藿，味辛，寒。主阴痿绝伤，茎中痛；利小便，益气力，强志。一名刚前。生山谷（《神农本草经·中品》）

营实，味酸，温。主痈疽，恶疮，结肉，跌筋，败疮，热气，阴蚀不瘳；利关节。一名墙薇，一名墙麻，一名牛棘。生川谷。（《神农本草经·中品》）

第七节　其他病症

《神农本草经》还有治疗脱发、白秃、阴阳伤的药物。

脱发
治疗脱发的药物有桑上寄生（桑寄生）。

桑上寄生（桑寄生），味苦，平。主腰痛，小儿背强，痈肿；安胎，充肌肤，坚发齿，长须眉。其实，明目，轻身通神。一名寄屑，一名寓木，一名宛童。生川谷。（《神农本草经·上品》）

头秃
治疗头秃的药物有雌黄、石硫黄（硫黄）、蜀羊泉、羊蹄。

雌黄，味辛，平。主恶疮，头秃，痂疥；杀毒虫虱，身痒，邪气诸毒。炼之久服轻身，增年不老。生山谷。（《神农本草经·中品》）

石硫黄（硫黄），味酸，温，有毒。主妇人阴蚀，疽，痔，恶血；坚筋骨；除头秃；能化金、银、铜、铁奇物。生山谷。（《神农本草经·中品》）

蜀羊泉，味苦，微寒。主头秃，恶疮热气，疥瘙痂，癣虫；疗龋齿。生川谷。（《神农本草经·中品》）

羊蹄，味苦，寒。主头秃，疥瘙；除热，女子阴蚀。一名东方宿，一名连虫陆，一名鬼目，生川泽。(《神农本草经·下品》)

白秃

治疗白秃的药物有苠草、马陆。

苠草，味苦，平。主久咳，上气喘逆，久寒惊悸，痂疥，白秃，疡气；杀皮肤小虫。生川谷。(《神农本草经·下品》)

马陆，味辛，温。主腹中大坚癥；破积聚，息肉，恶疮，白秃。一名百足。生川谷。(《神农本草经·下品》)

阴阳伤

治疗阴阳伤的药物有蘗木（黄柏）。

蘗木（黄柏），味苦，寒。主五脏、肠胃中结热，黄疸，肠痔；止泄痢，女子漏下赤白，阴阳伤，蚀疮。一名檀桓。生山谷。(《神农本草经·下品》)

第四章　养颜美容药

《神农本草经》中养颜美容药主要作用是保持姣好容颜、祛死肌、长肌肉。

第一节　好颜色

具有养颜美颜效果的药物有白瓜子（冬瓜子）、白僵蚕（僵蚕）、白芷、柏实（柏子仁）、樗鸡、蜂子、伏翼、薰本、卷柏、菌桂（肉桂）、柳华、络石（络石藤）、梅实（乌梅）、木兰、女萎（葳蕤）、翘根、秦椒（花椒）、桃核仁（桃仁）、菟丝子、细辛、蟹、辛夷、熊脂、旋花、药实根、泽泻、栀子、紫芝。

白瓜子（冬瓜子），味甘，平。主令人悦泽，好颜色；益气，不饥。久服轻身耐老。一名水芝。生平泽。（《神农本草经·上品》）

白僵蚕（僵蚕），味咸，平。主小儿惊痫，夜啼；去三虫，灭黑䵟，令人面色好；男子阴疡病。生平泽。（《神农本草经·中品》）

白芷，味辛，温。主女人漏下赤白，血闭，阴肿，寒热，风头侵目，泪出；长肌肤润泽，可作面脂。一名芳香。生川谷。（《神农本草经·中品》）

柏实（柏子仁），味甘，平。主惊悸；安五脏，益气；除风湿痹。久

服令人润泽美色；耳目聪明，不饥不老，轻身延年。生山谷。(《神农本草经·上品》)

樗鸡，味苦，平。主心腹邪气，阴痿；益精，强志，生子，好色；补中轻身。生川谷。(《神农本草经·下品》)

蜂子，味甘，平。主风头；除蛊毒，补虚羸伤中。久服令人光泽，好颜色，不老。大黄蜂子，主心腹胀满痛；轻身益气。土蜂子，主痈肿。一名蜚零。生山谷。(《神农本草经·上品》)

伏翼，味咸，平。主目瞑，明目，夜视有精光。久服令人憙乐，媚好；无忧。一名蝙蝠。生川谷。(《神农本草经·下品》)

藁本，味辛，温。主妇人疝瘕，阴中寒，肿痛，腹中急；除风头痛；长肌肤，悦颜色。一名鬼卿，一名地新。生山谷。(《神农本草经·中品》)

卷柏，味辛，温。主五脏邪气，女子阴中寒热痛，癥瘕，血闭，绝子。久服轻身，和颜色。一名万岁。生山谷。(《神农本草经·上品》)

菌桂（肉桂），味辛，温。主百病。养精神，和颜色，为诸药先聘通使。久服轻身不老，面生光华，媚好，常如童子。生山谷。(《神农本草经·上品》)

柳华，味苦，寒。主风水，黄胆，面热黑。一名柳絮。叶，主马疥痂疮；实，主溃痈，逐脓血。子汁，疗渴。生川泽。(《神农本草经·下品》)

络石（络石藤），味苦，温。主风热，死肌，痈伤，口干舌焦，痈肿不消，喉舌肿，水浆不干。久服轻身明目，润泽好颜色，不老延年。一名石鲮。生川谷。(《神农本草经·上品》)

梅实（乌梅），味酸，平。主下气，除热烦满；安心；肢体痛，偏枯不仁，死肌；去青黑痣、恶肉。生川谷。(《神农本草经·中品》)

木兰，味苦，寒。主身大热在皮肤中；去面热赤皰，酒皶，恶风，癞疾，阴下痒湿，明耳目。一名林兰。生山谷。(《神农本草经·中品》)

女萎（葳蕤），味甘，平。主中风，暴热不能动摇，跌筋，结肉，诸不足。久服，去面黑䵟，好颜色，润泽，轻身，不老。一名左眄。生川谷。

（《神农本草经·上品》）

翘根，味甘，寒。主下热气；益阴精，令人面悦好，明目。久服轻身耐老。生平泽。（《神农本草经·中品》）

秦椒（花椒），味辛，温。主风邪气；温中，除寒痹，坚齿发，明目。久服轻身，好颜色，耐老增年，通神。生川谷。（《神农本草经·中品》）

桃核仁（桃仁），味苦，平。主瘀血，血闭，瘕瘕，邪气；杀小虫。桃花，杀疰恶鬼，令人好颜色。桃凫，微温。主杀百鬼精物。桃毛，主下血瘕寒热，积聚，无子。桃蠹，杀鬼邪恶不祥。生川谷。（《神农本草经·下品》）

菟丝子，味辛，平。主续绝伤；补不足，益气力，肥健人；汁去面䵟。久服明目，轻身延年。一名菟芦。生川泽。（《神农本草经·上品》）

细辛，味辛，温。主咳逆，头痛脑动，百节拘挛，风湿痹痛，死肌。久服明目、利九窍，轻身长年。一名小辛。生川谷。（《神农本草经·上品》）

蟹，味咸，寒。主胸中邪气热结痛，㖞僻，面肿败漆。烧之致鼠。生池泽。（《神农本草经·下品》）

辛夷，味辛，温。主五脏、身体寒热，风头脑痛，面䵟。久服下气，轻身，明目，增年耐老。一名辛矧，一名侯桃，一名房木。生川谷。（《神农本草经·上品》）

熊脂，味甘，微寒。主风痹不仁，筋急，五脏、腹中积聚，寒热，羸瘦，头疡、白秃、面䵟、疱。久服强志；不饥轻身。一名熊白。生山谷。（《神农本草经·上品》）

旋花，味甘，温。主益气；去面䵟黑色，媚好。其根，味辛，主腹中寒热邪气，利小便。久服不饥，轻身。一名筋根华。一名金沸。生平泽。（《神农本草经·上品》）

药实根，味辛，温。主邪气，诸痹疼酸；续绝伤，补骨髓。一名连木。生山谷。（《神农本草经·下品》）

泽泻，味甘，寒。主风寒湿痹，乳难；消水，养五脏，益气力，肥健。久服耳目聪明，不饥，延年轻身，面生光，能行水上。一名水泻，一名芒

芋，一名鹄泻。生池泽。(《神农本草经·上品》)

栀子，味苦。主五内邪气，胃中热气，面赤，酒疱皶鼻，白癞，赤癞，疮疡。一名木丹。生川谷。(《神农本草经·中品》)

紫芝，味甘，温。主耳聋；利关节，保神益精，坚筋骨，好颜色。久服轻身不老延年。一名木芝。生山谷。(《神农本草经·上品》)

第二节　祛死肌

具有去除死皮肌肉效果的药物有白及、白鲜（白鲜皮）、斑猫（斑蝥）、地胆、厚朴、鞠华（菊花）、藜芦、络石（络石藤）、蔄茹、梅实（乌梅）、麋脂、青琅玕、石灰、蜀椒（花椒）、术、鮀鱼甲、菓耳实（苍耳子）、细辛、雄黄、云母、皂荚。

白及，味苦，平。主痈肿、恶疮、败疽、伤阴死肌，胃中邪气，贼风鬼击，痱缓不收。一名甘根，一名连及草。生川谷。(《神农本草经·下品》)

白鲜（白鲜皮），味苦，寒。主头风，黄疸，咳逆，淋沥，女子阴中肿痛，湿痹，死肌，不可屈伸，起止行步。生山谷。(《神农本草经·中品》)

斑猫（斑蝥），味辛，寒。主寒热，鬼注，蛊毒，鼠瘘，恶疮，疽蚀，死肌；破石癃。一名龙尾。生川谷。(《神农本草经·下品》)

地胆，味辛，寒。主鬼疰，寒热，鼠瘘，恶疮，死肌；破癥瘕，堕胎。一名蚖青。生川谷。(《神农本草经·下品》)

厚朴，味苦，温。主中风、伤寒头痛，寒热，惊悸，气血痹，死肌；去三虫。生山谷。(《神农本草经·中品》)

鞠华（菊花），味苦，平。主诸风，头眩，肿痛，目欲脱，泪出，皮肤死肌，恶风湿痹。久服利血气，轻身耐老，延年。一名节华。生川泽及田野。(《神农本草经·上品》)

藜芦，味辛，寒。主蛊毒，咳逆，泄痢，肠澼，头疡，疥瘙，恶疮；杀诸蛊毒，去死肌。一名葱苒。生川谷。(《神农本草经·下品》)

络石（络石藤），味苦，温。主风热，死肌，痈伤，口干舌焦，痈肿不消，喉舌肿，水浆不下。久服轻身明目，润泽好颜色，不老延年。一名石鲮。生川谷。(《神农本草经·上品》)

藺茹，味辛，寒。蚀恶肉、败疮、死肌，杀疥虫，排脓恶血，除大风热气。善忘不乐。生川谷。(《神农本草经·下品》)

梅实（乌梅），味酸，平。主下气，除热烦满；安心；肢体痛，偏枯不仁，死肌；去青黑痣、恶肉。生川谷。(《神农本草经·中品》)

麋脂，味辛，温。主痈肿，恶疮，死肌，寒风湿痹，四肢拘缓不收，风头肿气；通腠理。一名官脂。生山谷。(《神农本草经·下品》)

青琅玕，味辛，平。主身痒，火疮，痈伤，疥瘙，死肌。一名石珠。生平泽。(《神农本草经·下品》)

石灰，味辛，温。主疽、疡、疥、瘙，热气恶疮，癞疾，死肌，堕眉；杀痔虫，去黑子、息肉。一名恶灰。生山谷。(《神农本草经·下品》)

蜀椒（花椒），味辛，温。主邪气，咳逆；温中，逐骨节皮肤死肌、寒湿痹痛，下气。久服之，头不白，轻身增年。生川谷。(《神农本草经·下品》)

术，味苦，温。主风寒湿痹，死肌，痉，疸；止汗，除热，消食。作煎饵。久服轻身延年，不饥。一名山蓟。生山谷。(《神农本草经·上品》)

鮀鱼甲，味辛，微温。主心腹癥瘕，伏坚，积聚，寒热，女子崩中，下血五色，小腹阴中相引痛，疮疥死肌。生池泽。(《神农本草经·中品》)

菓耳实（苍耳子），味甘，温。主风头寒痛，风湿周痹，四肢拘挛痛，恶肉死肌。久服益气，耳目聪明，强志，轻身。一名胡菓，一名地葵。生川谷。(《神农本草经·中品》)

细辛，味辛，温。主咳逆，头痛脑动，百节拘挛，风湿痹痛，死肌。久服明目、利九窍，轻身长年。一名小辛。生川谷。(《神农本草经·上品》)

雄黄，味苦，平。主寒热鼠瘘、恶疮、疽、痔、死肌；杀精物，恶鬼，邪气，百虫毒；胜五兵。炼食之，轻身神仙。一名黄金石。生山谷。(《神农本草经·中品》)

云母，味甘，平。主身皮死肌，中风寒热，如在车船上；除邪气，安五脏，益子精，明目。久服轻身延年。一名云珠，一名云华，一名云英，一名云液，一名云砂，一名磷石。生山谷。(《神农本草经·上品》)

皂荚，味辛、咸，温。主风痹，死肌，邪气，风头，泪出；利九窍，杀精物。生川谷。(《神农本草经·下品》)

第三节　长肌肉

具有长肌肉效果的药物有白马茎（白马阴茎）、冬葵子、甘草、干地黄、藁本、胡麻（脂麻）、蒺藜子、桑上寄生（桑寄生）、菩实、薯蓣（山药）、玉泉、枳实。

白马茎（白马阴茎），味咸，平。主伤中脉绝，阴不足，强志益气，长肌肉，肥健生子。眼，主惊痫，腹满，疟疾。当杀用之。悬蹄，主惊邪，瘈疭，乳难；辟恶气鬼毒，蛊疰不祥。生平泽。(《神农本草经·中品》)

冬葵子，味甘，寒。主五脏六腑寒热，羸瘦，五癃；利小便。久服坚骨，长肌肉，轻身延年。(《神农本草经·上品》)

甘草，味甘，平。主五脏六腑寒热邪气；坚筋骨，长肌肉，倍力；金疮肿；解毒。久服轻身、延年。生川谷。(《神农本草经·上品》)

干地黄，味甘，寒。主折跌绝筋，伤中；逐血痹，填骨髓，长肌肉，作汤除寒热积聚，除痹，生者尤良。久服轻身不老。一名地髓。生川泽。(《神农本草经·上品》)

藁本，味辛，温。主妇人疝瘕，阴中寒，肿痛，腹中急；除风头痛；

长肌肤，悦颜色。一名鬼卿，一名地新。生山谷。(《神农本草经·中品》)

胡麻（脂麻），味甘，平。主伤中虚羸；补五内，益气力，长肌肉，填髓脑。久服轻身不老。一名巨胜。生川泽。叶名青蘘。青蘘，味甘，寒。主五脏邪气，风寒湿痹；益气，补脑髓，坚筋骨。久服耳目聪明，不饥不老增寿，巨胜苗也。(《神农本草经·上品》)

蒺藜子，味苦，温。主恶血；破癥结积聚，喉痹，乳难。久服长肌肉，明目，轻身。一名旁通，一名屈人，一名止行，一名犲羽，一名升推。生平泽，或道旁。(《神农本草经·上品》)

桑上寄生（桑寄生），味苦，平。主腰痛，小儿背强，痈肿；安胎，充肌肤，坚发齿，长须眉。其实，明目，轻身通神。一名寄屑，一名寓木，一名宛童。生川谷。(《神农本草经·上品》)

蓍实，味苦，平。主益气，充肌肤，明目，聪慧先知。久服不饥；不老轻身。生山谷。(《神农本草经·上品》)

薯蓣（山药），味甘，温。主伤中；补虚羸，除寒热邪气，补中，益气力，长肌肉。久服耳目聪明，轻身，不饥，延年。一名山芋，生山谷。(《神农本草经·上品》)

玉泉，味甘，平。主五脏百病。柔筋强骨，安魂魄，长肌肉，益气。久服耐寒，不饥渴，不老神仙。人临死服五斤，死三年色不变。一名玉札。生山谷。(《神农本草经·上品》)

枳实，味苦，寒。主大风在皮肤中如麻豆苦痒；除寒热结，止痢，长肌肉，利五脏，益气轻身。生川泽。(《神农本草经·中品》)

第五章 养生药

　　具有养生延年益寿功效的药物有菴䕡子、白瓜子（冬瓜子）、白蒿、白胶（鹿角胶）、白青、白石英、白英、白芝、柏实（柏子仁）、扁青、曾青、菖蒲、车前子、赤箭（天麻）、赤芝、芫蔚子、雌黄、大黄、大枣、丹砂（朱砂）、地肤子、冬葵子、独活、杜若（竹叶莲）、杜仲、矾石、防风、防葵、飞廉、蜂子、甘草、干地黄、干漆、姑活、羖羊角、龟甲、合欢、黑芝、胡麻（脂麻）、滑石、黄芝、鸡头实（芡实）、蘹藜子、景天、鞠华（菊花）、卷柏、决明子、菌桂、空青、苦菜、兰草（钓兰）、蓝实、蠡实、鲤鱼胆、莨菪子（天仙子）、龙齿、龙胆、龙眼、漏芦、鹿茸、络石（络石藤）、麻蕡、麦门冬、蔓荆实（蔓荆子）、蜜蜡（蜂蜡）、牡桂（肉桂）、牡蛎、凝水石（寒水石）、牛角䚡、牛膝、女萎（葳蕤）、女贞实（女贞子）、藕实茎（藕节）、蓬蘽（覆盆子）、葡萄、蒲黄、朴消、秦椒（花椒）、青芝、屈草、人参、蕤核（蕤仁）、桑上寄生（桑寄生）、沙参、蛇床子、蓍实、石胆（胆矾）、石斛、石龙刍、石龙芮、石蜜（蜂蜜）、蜀椒（花椒）、薯蓣（山药）、术、水苏、水银、松脂（松香）、酸枣仁、太一余粮、天门冬、天名精、菟丝子、王不留行、五色石脂、菥蓂子、细辛、苋实、香蒲、薤（薤白）、辛夷、雄黄、熊脂、徐长卿、续断、旋花、雁肪、薏苡仁、茵陈蒿、禹余粮、玉泉、远志、云母、云实、泽泻、长石、猪苓、紫石英、紫芝。

　　菴䕡子，味苦，微寒。主五脏瘀血，腹中水气，胪胀留热，风寒湿痹，

身体诸痛。久服轻身延年不老。生川谷。(《神农本草经·上品》)

白瓜子（冬瓜子），味甘，平。主令人悦泽，好颜色；益气，不饥。久服轻身耐老。一名水芝。生平泽。(《神农本草经·上品》)

白蒿，味甘，平。主五脏邪气，风寒湿痹；补中益气，长毛发令黑，疗心悬，少食常饥。久服轻身，耳目聪明不老。生川泽。(《神农本草经·上品》)

白胶（鹿角胶），味甘，平。主伤中，劳绝腰痛，羸瘦；补中益气；妇人血闭，无子；止痛安胎。久服轻身延年。一名鹿角胶。(《神农本草经·上品》)

白青，味甘，平。主明目、利九窍，耳聋；心下邪气，令人吐；杀诸毒、三虫；久服通神明，轻身，延年，不老。生山谷。(《神农本草经·上品》)

白石英，味甘，微温。主消渴，阴痿不足，咳逆，胸膈间久寒；益气，除风湿痹。久服轻身长年。生山谷。(《神农本草经·上品》)

白英，味甘，寒。主寒热，八疸，消渴；补中益气。久服轻身延年。一名谷菜。生山谷。(《神农本草经·上品》)

白芝，味辛，平。主咳逆上气；益肺气，通利口鼻，强志意勇悍，安魄。久食轻身不老，延年神仙。一名玉芝。生山谷。(《神农本草经·上品》)

柏实（柏子仁），味甘，平。主惊悸；安五脏，益气，除风湿痹。久服令人润泽美色，耳目聪明，不饥不老，轻身延年。生山谷。(《神农本草经·上品》)

扁青，味甘，平。主目痛；明目；折跌，痈肿，金疮不瘳；破积聚，解毒气，利精神。久服轻身不老。生山谷。(《神农本草经·中品》)

曾青，味酸，小寒。主目痛止泪；出风痹，利关节，通九窍；破癥坚，积聚。久服轻身不老。能化金铜。生山谷。(《神农本草经·上品》)

菖蒲，味辛，温。主风寒痹，咳逆上气；开心孔，补五脏，通九窍，明耳目，出音声。久服轻身，不忘，不迷惑，延年。一名昌阳。生池泽。(《神

农本草经·上品》）

车前子，味甘，寒。主气癃；止痛，利水道小便，除湿痹。久服轻身耐老。一名当道。生平泽。（《神农本草经·上品》）

赤箭（天麻），味辛，温。主杀鬼精物，蛊毒恶气。久服益气力，长阴，肥健，轻身增年。一名离母，一名鬼督邮。生川谷。（《神农本草经·上品》）

赤芝，味苦，平。主胸中结；益心气，补中，增智慧不忘。久食轻身不老，延年神仙。一名丹芝。生山谷。（《神农本草经·上品》）

茺蔚子，味辛，微温。主明目，益精，除水气。久服轻身。茎，主瘾疹痒，可作浴汤。一名益母，一名益明，一名大札。生池泽。（《神农本草经·上品》）

雌黄，味辛，平。主恶疮，头秃，痂疥；杀毒虫虱，身痒，邪气诸毒。炼之久服轻身，增年不老。生山谷。（《神农本草经·中品》）

大黄，味苦，寒。主下瘀血，血闭，寒热；破癥瘕积聚，留饮宿食，荡涤肠胃，推陈致新，通利水谷，调中化食，安和五脏。生山谷。（《神农本草经·下品》）

大枣，味甘，平。主心腹邪气；安中养脾助十二经，平胃气，通九窍，补少气、少津液，身中不足，大惊，四肢重；和百药。久服轻身长年。叶，覆麻黄能令出汗。生平泽。（《神农本草经·上品》）

丹砂（朱砂），味甘，微寒。主身体五脏百病；养精神，安魂魄，益气，明目，杀精魅邪恶鬼。久服通神明不老。能化为汞。生山谷。（《神农本草经·上品》）

地肤子，味苦，寒。主膀胱热；利小便，补中，益精气。久服耳目聪明，轻身耐老。一名地葵。生平泽及田野。（《神农本草经·上品》）

冬葵子，味甘，寒。主五脏六腑寒热，羸瘦，五癃；利小便。久服坚骨，长肌肉，轻身延年。（《神农本草经·上品》）

独活，味苦，平。主风寒所击，金疮；止痛；奔豚，痫痓，女子疝瘕。久服轻身耐老。一名羌活，一名羌青，一名护羌使者。生川谷。（《神农本草

经·上品》）

杜若（竹叶莲），味辛，微温。主胸胁下逆气；温中；风入脑户，头肿痛，多涕泪出。久服益精明目，轻身，一名杜蘅。生川泽。（《神农本草经·上品》）

杜仲，味辛，平。主腰脊痛；补中益精气，坚筋骨，强志，除阴下痒湿、小便余沥。久服轻身，耐老。一名思仙。生山谷。（《神农本草经·上品》）

矾石，味酸，寒。主寒热泄痢，白沃，阴蚀，恶疮，目痛；坚骨齿。炼饵服之，轻身不老增年。一名羽涅。生山谷。（《神农本草经·上品》）

防风，味甘，温。主大风头眩痛，恶风，风邪目盲无所见，风行周身骨节疼痹，烦满。久服轻身。一名铜芸。生川泽。（《神农本草经·上品》）

防葵，味辛，寒。主疝瘕，肠泄，膀胱热结溺不下，咳逆，温疟，癫痫，惊邪狂走。久服坚骨髓，益气轻身。一名黎盖。生川谷。（《神农本草经·上品》）

飞廉，味苦，平。主骨节热，胫重酸痛。久服令人身轻。一名飞轻。生川泽。（《神农本草经·上品》）

蜂子，味甘，平。主风头；除蛊毒，补虚羸伤中。久服令人光泽，好颜色，不老。大黄蜂子，主心腹胀满痛；轻身益气。土蜂子，主痈肿。一名蜚零。生山谷。（《神农本草经·上品》）

甘草，味甘，平。主五脏六腑寒热邪气；坚筋骨，长肌肉，倍力；金疮肿；解毒。久服轻身、延年。生川谷。（《神农本草经·上品》）

干地黄，味甘，寒。主折跌绝筋，伤中；逐血痹，填骨髓，长肌肉，作汤除寒热积聚，除痹，生者尤良。久服轻身不老。一名地髓。生川泽。（《神农本草经·上品》）

干漆，味辛，温。主绝伤；补中，续筋骨，填髓脑，安五脏；五缓六急，风寒湿痹。生漆，去长虫。久服轻身耐老。生川谷。（《神农本草经·上品》）

姑活，味甘，温。主大风邪气，湿痹寒痛。久服轻身，益寿耐老。一名冬葵子。(《神农本草经·下品》)

羖羊角，味咸，温。主青盲；明目，杀疥虫，止寒泄，辟恶鬼、虎狼，止惊悸。久服安心，益气轻身。生川谷。(《神农本草经·中品》)

龟甲，味咸，平。主漏下赤白，破癥瘕；痎疟，五痔，阴蚀，湿痹，四肢重弱，小儿囟不合。久服轻身，不饥。一名神屋。生池泽。(《神农本草经·上品》)

合欢，味甘，平。主安五脏，利心志，令人欢乐无忧。久服轻身，明目，得所欲。生山谷。(《神农本草经·中品》)

黑芝，味咸，平。主癃；利水道，益肾气，通九窍，聪察。久食轻身不老，延年神仙。一名玄芝。生山谷。(《神农本草经·上品》)

胡麻（脂麻），味甘，平。主伤中虚羸；补五内，益气力，长肌肉，填髓脑。久服轻身不老。一名巨胜。生川泽。叶名青蘘。青蘘，味甘，寒。主五脏邪气，风寒湿痹；益气，补脑髓，坚筋骨。久服耳目聪明，不饥不老增寿，巨胜苗也。(《神农本草经·上品》)

滑石，味甘，寒。主身热泄澼，女子乳难，癃闭；利小便，荡胃中积聚寒热，益精气。久服轻身，耐饥长年。生山谷。(《神农本草经·上品》)

黄芝，味甘，平。主心腹五邪；益脾气，安神中信和乐；久食轻身不老，延年神仙。一名金芝。生山谷。(《神农本草经·上品》)

鸡头实（芡实），味甘，平。主湿痹腰脊膝痛；补中，除暴疾，益精气，强志，令耳目聪明。久服轻身不饥，耐老神仙。一名鴈喙实。生池泽。(《神农本草经·上品》)

蒺藜子，味苦，温。主恶血；破癥结积聚，喉痹，乳难。久服长肌肉，明目，轻身。一名旁通，一名屈人，一名止行，一名犲羽，一名升推。生平泽，或道旁。(《神农本草经·上品》)

景天，味苦，平。主大热，火疮，身热，烦，邪恶气。花，主女人漏下赤白；轻身，明目。一名戒火，一名慎火。生川谷。(《神农本草经·上品》)

鞠华（菊花），味苦，平。主诸风，头眩，肿痛，目欲脱，泪出，皮肤死肌，恶风湿痹。久服利血气，轻身耐老，延年。一名节华。生川泽及田野。（《神农本草经·上品》）

卷柏，味辛，温。主五脏邪气，女子阴中寒热痛，癥瘕，血闭，绝子。久服轻身，和颜色。一名万岁。生山谷。（《神农本草经·上品》）

决明子，味咸，平。主青盲，目淫肤赤白膜，眼赤痛、泪出。久服益精光，轻身。生川泽。（《神农本草经·上品》）

菌桂，味辛，温。主百病。养精神，和颜色，为诸药先聘通使。久服轻身不老，面生光华，媚好，常如童子。生山谷。（《神农本草经·上品》）

空青，味甘，寒。主青盲，耳聋；明目，利九窍，通血脉，养精神。久服轻身延年不老。能化铜、铁、铅、锡作金。生山谷。（《神农本草经·上品》）

苦菜，味苦，寒。主五脏邪气，厌谷，胃痹。久服安心益气，聪察少卧，轻身耐老。一名荼草，一名选。生川谷。（《神农本草经·上品》）

兰草（钓兰），味辛，平。主利水道，杀蛊毒，辟不祥。久服，益气、轻身、不老、通神明。一名水香。生池泽。（《神农本草经·上品》）

蓝实，味苦，寒。主解诸毒，杀蛊、蚑、疰鬼、螫毒。久服头不白，轻身。生平泽。（《神农本草经·上品》）

蠡实，味甘，平。主皮肤寒热，胃中热气，风寒湿痹；坚筋骨；令人嗜食。久服轻身。花、叶，去白虫。一名剧草，一名三坚，一名豕首。生川谷。（《神农本草经·中品》）

鲤鱼胆，味苦，寒。主目热赤痛，青盲；明目。久服强悍，益志气。生池泽。（《神农本草经·中品》）

莨菪子（天仙子），味苦，寒。主齿痛出虫，肉痹拘急；使人健行，见鬼，多食令人狂走。久服轻身，走及奔马，强志，益力，通神。一名横唐。生川谷。（《神农本草经·下品》）

龙齿，主小儿、大人惊痫，癫疾狂走；心下结气，不能喘息，诸痉；杀

精物。久服轻身，通神明，延年。生山谷。(《神农本草经·上品》)

龙胆，味苦，寒。主骨间寒热，惊痫，邪气；续绝伤，定五脏，杀蛊毒。久服益智不忘。轻身耐老。一名陵游。生山谷。(《神农本草经·上品》)

龙眼，味甘，平。主五脏邪气；安志，厌食。久服强魂聪明，轻身不老，通神明。一名益智。生山谷。(《神农本草经·中品》)

漏芦，味苦，寒。主皮肤热，恶疮，疽，痔，湿痹；下乳汁。久服轻身益气，耳目聪明，不老延年。一名野兰。生山谷。(《神农本草经·上品》)

鹿茸，味甘，温。主漏下恶血，寒热，惊痫；益气强志，生齿，不老。角，主恶疮、痈肿；逐邪恶气；留血在阴中。(《神农本草经·中品》)

络石（络石藤），味苦，温。主风热，死肌，痈伤，口干舌焦，痈肿不消，喉舌肿，水浆不干。久服轻身明目，润泽好颜色，不老延年。一名石鲮。生川谷。(《神农本草经·上品》)

麻黄，味辛，平。主五劳七伤；利五脏，下血寒气。多食令见鬼狂走，久服通神明轻身。一名麻勃。麻子（火麻仁），味甘，平。主补中益气。久服肥健，不老神仙。生川谷。(《神农本草经·上品》)

麦门冬，味甘，平。主心腹结气，伤中，伤饱，胃络脉绝，羸瘦短气。久服轻身，不老，不饥。生川谷及堤坡。(《神农本草经·上品》)

蔓荆实（蔓荆子），味苦，微寒。主筋骨间寒热，湿痹拘挛；明目坚齿，利九窍，去白虫。久服轻身耐老。小荆实亦等。生山谷。(《神农本草经·上品》)

蜜蜡（蜂蜡），味甘，微温。主下痢脓血；补中，续绝伤；金疮。益气，不饥，耐老。生山谷。(《神农本草经·上品》)

牡桂（肉桂），味辛，温。主上气咳逆；结气；喉痹吐吸；利关节；补中益气。久服通神，轻身不老。生山谷。(《神农本草经·上品》)

牡蛎，味咸，平。主伤寒寒热，温疟洒洒，惊恚怒气；除拘缓，鼠瘘，女子带下赤白。久服，强骨节；杀邪鬼；延年。一名蛎蛤。生池泽。(《神农本草经·上品》)

凝水石（寒水石），味辛，寒。主身热，腹中积聚邪气，皮中如火烧，烦满，水饮之。久服不饥。一名白水石。生山谷。（《神农本草经·中品》）

牛角鰓，苦，温。下闭血，瘀血；疼痛，女人带下血。髓，补中填骨髓。久服增年。胆，治惊；寒热。可丸药。（《神农本草经·中品》）

牛膝，味苦，酸，平。主寒湿痿痹，四肢拘挛，膝痛不可屈；逐血气，伤热火烂；堕胎。久服轻身耐老。一名百倍。生川谷。（《神农本草经·上品》）

女萎（葳蕤），味甘，平。主中风，暴热不能动摇，跌筋，结肉，诸不足。久服，去面黑䵟，好颜色，润泽，轻身，不老。一名左眄。生川谷。（《神农本草经·上品》）

女贞实（女贞子），味苦，平。主补中，安五脏，养精神，除百疾。久服肥健，轻身不老。生山谷。（《神农本草经·上品》）

藕实茎（藕节），味甘，平。主补中、养神、益气力，除百疾。久服轻身，耐老，不饥，延年。一名水芝丹。生池泽。（《神农本草经·上品》）

蓬蘽（覆盆子），味酸，平。主安五脏，益精气，长阴令坚，强志，倍力，有子。久服轻身不老。一名覆盆。生平泽。（《神农本草经·上品》）

葡萄，味甘，平。主筋骨湿痹；益气倍力，强志，令人肥健，耐饥；忍风寒。久食轻身；不老延年。可作酒。生山谷。（《神农本草经·上品》）

蒲黄，味甘，平。主心、腹、膀胱寒热；利小便，止血，消瘀血。久服轻身，益气力，延年神仙。生池泽。（《神农本草经·上品》）

朴消，味苦，寒。主百病；除寒热邪气，逐六府积聚，结固留癖，能化七十二种石。炼饵服之，轻身神仙。生山谷。（《神农本草经·上品》）

秦椒（花椒），味辛，温。主风邪气；温中，除寒痹，坚齿发，明目。久服轻身，好颜色，耐老增年，通神。生川谷。（《神农本草经·中品》）

青芝，味酸，平。主明目，补肝气，安精魂；仁恕。久食轻身不老，延年神仙。一名龙芝。生山谷。（《神农本草经·上品》）

屈草，味苦，微寒。主胸胁下痛，邪气肠间，寒热，阴痹。久服轻身益气耐老。生川泽。（《神农本草经·下品》）

人参，味甘，微寒。主补五脏，安精神，定魂魄，止惊悸，除邪气，明目，开心益智。久服轻身延年。一名人衔，一名鬼盖。生山谷。（《神农本草经·上品》）

蕤核（蕤仁），味甘，温。主心腹邪结气；明目，目赤痛伤泪出。久服轻身，益气不饥。生川谷。（《神农本草经·上品》）

桑上寄生（桑寄生），味苦，平。主腰痛，小儿背强，痈肿；安胎，充肌肤，坚发齿，长须眉。其实，明目，轻身通神。一名寄屑，一名寓木，一名宛童。生川谷。（《神农本草经·上品》）

沙参，味苦，微寒。主血积，惊气；除寒热，补中益肺气。久服利人。一名知母。生川谷。（《神农本草经·上品》）

蛇床子，味苦，平。主妇人阴中肿痛，男子阴痿，湿痒；除痹气；利关节，癫痫，恶疮。久服轻身。一名蛇米。生川谷及田野。（《神农本草经·上品》）

蓍实，味苦，平。主益气，充肌肤，明目，聪慧先知。久服不饥；不老轻身。生山谷。（《神农本草经·上品》）

石胆（胆矾），味酸，寒。主明目，目痛，金疮，诸痫痉，女子阴蚀痛，石淋寒热，崩中下血，诸邪毒气。令人有子。炼饵服之不老。久服增寿神仙。能化铁为铜成金银。一名毕石。生山谷。（《神农本草经·中品》）

石斛，味甘，平。主伤中；除痹下气，补五脏虚劳羸瘦，强阴。久服厚肠胃；轻身延年。一名林兰。生山谷。（《神农本草经·上品》）

石龙刍，味苦，微寒。主胸腹邪气，小便不利，淋闭，风湿，鬼疰，恶毒。久服补虚羸，轻身，耳目聪明，延年。一名龙须，一名草续断，一名龙珠。生山谷。（《神农本草经·上品》）

石龙芮，味苦，平。主风寒湿痹，心腹邪气；利关节，止烦满。久服轻身明目，不老。一名鲁果能，一名地椹。生川泽石边。（《神农本草

经·中品》）

石蜜（蜂蜜），味甘，平。主心腹邪气，诸惊痫痓；安五脏诸不足，益气补中，止痛解毒，除众病，和百药。久服强志，轻身不饥不老。一名石饴。生山谷。（《神农本草经·上品》）

蜀椒（花椒），味辛，温。主邪气，咳逆；温中，逐骨节皮肤死肌、寒湿痹痛，下气。久服之，头不白，轻身增年。生川谷。（《神农本草经·下品》）

薯蓣（山药），味甘，温。主伤中；补虚羸，除寒热邪气，补中，益气力，长肌肉。久服耳目聪明，轻身，不饥，延年。一名山芋，生山谷。（《神农本草经·上品》）

术，味苦，温。主风寒湿痹，死肌，痉，疸；止汗，除热，消食。作煎饵。久服轻身延年，不饥。一名山蓟。生山谷。（《神农本草经·上品》）

水苏，味辛，微温。主下气，辟口臭，去毒，辟恶。久服通神明，轻身耐老。生池泽。（《神农本草经·中品》）

水银，味辛，寒。主疥瘘，痂疡，白秃；杀皮肤中虱，堕胎，除热；杀金、银、铜、锡毒。熔化还复为丹，久服神仙不死。生平土。（《神农本草经·中品》）

松脂（松香），味苦，温。主痈、疽、恶疮、头疡、白秃、疥瘙风气；安五脏，除热。久服轻身。不老延年。一名松膏，一名松肪。生山谷。（《神农本草经·上品》）

酸枣仁，味酸，平。主心腹寒热，邪结气聚，四肢酸疼湿痹。久服安五脏，轻身延年。生川泽。（《神农本草经·上品》）

太一余粮，味甘，平。主咳逆上气，癥瘕，血闭，漏下；除邪气。久服耐寒暑，不饥，轻身飞行千里神仙，一名石脑。生山谷。（《神农本草经·上品》）

天门冬，味苦，平。主诸暴风湿偏痹；强骨髓，杀三虫，去伏尸。久服轻身益气延年。一名颠勒。生山谷。（《神农本草经·上品》）

天名精，味甘，寒。主瘀血，血瘕欲死；下血，止血，利小便。久服轻身耐老。一名麦句姜，一名蝦蟆兰，一名豕首。生川泽。(《神农本草经·上品》)

菟丝子，味辛，平。主续绝伤；补不足，益气力，肥健人；汁去面鼾。久服明目，轻身延年。一名菟芦。生川泽。(《神农本草经·上品》)

王不留行，味苦，平。主金疮；止血，逐痛，出刺，除风痹内寒。久服轻身耐老增寿。生山谷。(《神农本草经·上品》)

五色石脂，青石、赤石、黄石、白石、黑石脂等味甘，平。主黄疸，泄利，肠澼脓血，阴蚀，下血赤白，邪气痈肿，疽，痔，恶疮，头疡，疥瘙。久服补髓益气，肥健不饥，轻身延年。五石脂各随五色补五脏。生山谷中。(《神农本草经·上品》)

葪蓂子，味辛，微温。主明目，目痛泪出；除痹，补五脏，益精光。久服轻身不老。一名蔑菥，一名大戢，一名马辛。生川泽及道旁。(《神农本草经·上品》)

细辛，味辛，温。主咳逆，头痛脑动，百节拘挛，风湿痹痛，死肌。久服明目、利九窍，轻身长年。一名小辛。生川谷。(《神农本草经·上品》)

苋实，味甘，寒。主青盲；明目，除邪，利大小便，去寒热。久服益气力，不饥轻身。一名马苋。生川泽。(《神农本草经·上品》)

香蒲，味甘，平。主五脏，心下邪气，口中烂臭；坚齿，明目，聪耳。久服轻身耐老。一名睢。生池泽。(《神农本草经·上品》)

薤（薤白），味辛，温。主金疮疮败；轻身不饥，耐老。生平泽。(《神农本草经·中品》)

辛夷，味辛，温。主五脏、身体寒热，风头脑痛，面鼾。久服下气，轻身，明目，增年耐老。一名辛矧，一名侯桃，一名房木。生川谷。(《神农本草经·上品》)

雄黄，味苦，平。主寒热鼠瘘、恶疮、疽、痔、死肌；杀精物，恶鬼，邪气，百虫毒；胜五兵。炼食之，轻身神仙。一名黄金石。生山谷。(《神农

本草经·中品》）

熊脂，味甘，微寒。主风痹不仁，筋急，五脏、腹中积聚，寒热，羸瘦，头疡、白秃、面皯、皰。久服强志；不饥轻身。一名熊白。生山谷。（《神农本草经·上品》）

徐长卿，味辛，温。主鬼物百精，蛊毒，疫疾，邪恶气，温疟。久服强悍，轻身。一名鬼督邮。生山谷。（《神农本草经·上品》）

续断，味苦，微温。主伤寒；补不足；金疮，痈伤，折跌；续筋骨；妇人乳难。久服益气力。一名龙豆，一名属折。生山谷。（《神农本草经·上品》）

旋花，味甘，温。主益气；去面皯黑色，媚好。其根，味辛，主腹中寒热邪气，利小便。久服不饥，轻身。一名筋根华。一名金沸。生平泽。（《神农本草经·上品》）

雁肪，味甘，平。主风挛拘急，偏枯，气不通利。久服益气不饥，轻身，耐老。一名鹜肪。生池泽。（《神农本草经·中品·雁脂》）

薏苡仁，味甘，微寒。主筋急拘挛不可屈伸，风湿痹；下气。久服轻身益气。其根，下三虫。一名解蠡。生平泽及田野。（《神农本草经·上品》）

茵陈蒿，味苦，平。主风湿、寒热邪气，热结，黄疸。久服轻身益气，耐老。生丘陵坡岸上。（《神农本草经·上品》）

禹余粮，味甘，寒。主咳逆，寒热烦满；下赤白，血闭癥瘕，大热。炼饵服之不饥，轻身延年。生池泽及山岛中。（《神农本草经·上品》）

玉泉，味甘，平。主五脏百病。柔筋强骨，安魂魄，长肌肉，益气。久服耐寒，不饥渴，不老神仙。人临死服五斤，死三年色不变。一名玉朼。生山谷。（《神农本草经·上品》）

远志，味苦，温。主咳逆伤中；补不足，除邪气，利九窍，益智慧；耳目聪明，不忘，强志倍力。久服轻身不老。叶，名小草，一名棘菀，一名葽绕，一名细草。生川谷。（《神农本草经·上品》）

云母，味甘，平。主身皮死肌，中风寒热，如在车船上；除邪气，安五脏，益子精，明目。久服轻身延年。一名云珠，一名云华，一名云英，一名云液，一名云砂，一名磷石。生山谷。(《神农本草经·上品》)

云实，味辛，温。主泄痢肠澼；杀虫、蛊毒，去邪恶、结气，止痛，除寒热。花，主见鬼精物。多食令人狂走。久服轻身，通神明。生川谷。(《神农本草经·上品》)

泽泻，味甘，寒。主风寒湿痹，乳难；消水，养五脏，益气力，肥健。久服耳目聪明，不饥，延年轻身，面生光，能行水上。一名水泻，一名芒芋，一名鹄泻。生池泽。(《神农本草经·上品》)

长石，味辛，寒。主身热，四肢寒厥；利小便，通血脉，明目，去翳眇，下三虫，杀蛊毒。久服不饥。一名方石。生山谷。(《神农本草经·中品》)

猪苓，味甘，平。主痎疟；解毒；蛊疰不祥；利水道。久服轻身耐老。一名豭猪屎。生山谷。(《神农本草经·中品》)

紫石英，味甘，温。主心腹咳逆邪气；补不足，女子风寒在子宫，绝孕十年无子。久服温中，轻身延年。生山谷。(《神农本草经·上品》)

紫芝，味甘，温。主耳聋；利关节，保神益精，坚筋骨，好颜色。久服轻身不老延年。一名木芝。生山谷。(《神农本草经·上品》)

参考文献

1. 顾观光，杨鹏举. 神农本草经. 北京：学苑出版社，2010.

2. 孙星衍，孙冯翼. 神农本草经. 北京：中国医药科技出版社，2020.

3. 黄爽. 神农本草经. 北京：中医古籍出版社，1982.

4. 王闿运. 神农本草经. 刻本. 成都：成都尊经书院，1885.

5. 姜国伊. 神农本草经. 北京：中国中医药出版社，2010.

6. 狩谷望之志. 神农本草经. 抄本. 南京：南京图书馆，1824.

7. 森立之. 神农本草经. 柳长华，注. 北京：北京科学技术出版社，2016.

8. 尚志钧. 神农本草经校注. 北京：学苑出版社，2008.

9. 马继兴. 神农本草经辑注. 北京：人民卫生出版社，2013.

10. 张瑞贤，张卫，刘更生. 神农本草经译释. 上海：上海科学技术出版社，2018.

11. 李成文，相宏杰. 神农本草经十家注. 北京：人民卫生出版社，2018.

12. 王德群. 神农本草经. 北京：中国医药科技出版社，2018.

附：索引

中药音序索引

A

菴蔄子 /4，41，140，152，162，195，212，220，227，241，299

B

巴豆 /27，54，103，112，118，122，130，158，167，201，212，222，239，279

巴戟天 /28，51，75，84，87，95，114，217

白英 /20，44，76，84，140，150，167，223，261，300

白石英 /20，51，75，140，159，175，217，223，228，300

白棘 /28，44，110，179，194，261

白头翁 /54，110，167，189，201，211，220，239，267

白颈蚯蚓（地龙）/37，44，118，201

白芝 /28，62，84，92，95，138，140，150，175，300

白蒿 /19，61，75，84，122，131，136，155，179，191，227，300

白瓜子（冬瓜子）/19，61，75，140，292，300

白胶（鹿角胶）/19，61，75，84，110，128，140，225，237，245，251，288，300

白鲜（白鲜皮）/5，44，175，200，206，214，228，238，254，255，295

白垩 /4，54，167，201，245

白青 /19，61，91，97，118，122，131，140，150，154，284，300

白芷 /28，54，167，246，249，254，282，292

白及 /4，61，101，107，225，261，295

白敛 /4，61，110，162，209，239，254，255，258，261，280

白薇 /5，62，159，162，167，182，189，239，241

白兔藿 /5，62

白马茎 /37，61，75，95，153，186，188，193，225，251，297

白僵蚕 /37，61，118，256，258，259，292

百合 /20，62，76，84，103，122，179，195，197

柏实 /20，62，76，87，131，136，150，181，184，228，292，300

蘖木（黄柏）/12，48，101，102，164，197，200，226，250，256，275，291

败酱（败酱草）/5，62，163，200，261，269，272，274，275

斑猫（斑蝥）/28，44，167，215，261，270，295

半夏 /28，62，102，108，158，168，175，180，190，196，208，224，287

贝母 /28，62，122，158，166，214，253，267，277，287

贝子 /37，103，194，215，219，281

彼子（榧子）/20，54，118，122

萆薢 /5，62，114，228，237，261

别羁 /5，52，228，241

鳖甲 /38，62，190，202，256，261，275，278，279

扁青 /20，62，93，112，131，140，201，261，267，280，288，300

C

雌黄 /29，63，118，121，262，272，274，290，301

磁石 /29，44，163，228，242，284

草蒿 /5，44，121，131，234，261，272

葱实 /29，54，85，90，132，158，159，168，212，224，273，282

Ch

菖蒲 /28，54，74，91，131，138，141，150，175，183，228，288，300

长石 /37，51，100，107，121，136，166，180，311

车前子 /20，44，103，110，140，215，228，301

赤芝 /6，63，76，84，99，141，183，301

赤箭（天麻）/28，54，76，83，141，153，301

茺蔚子 /29，52，81，131，141，212，271，301

茈胡（柴胡）/6，63，81，122，131，141，168，191，210

樗鸡 /6，63，76，81，84，95，141，211，217，218，293

D

大枣 /20，63，73，85，138，141，156，184，211，225，244，301

大戟 /6，44，160，191，194，202，242

大豆黄卷 /20，63，110，228，235，238，262

大黄 /6，44，87，101，102，112，168，191，202，220，222，246，301

代赭石 /6，45，107，249

丹参 /6，41，76，122，168，190，196，202

丹砂（朱砂）/20，41，76，92，93，97，132，245，301

丹雄鸡 /21，52，73，88，97，109，128，158，196，198，215，217，223，228，246，248，249，284

当归 /21，54，168，175，240，248，252，262，267

地胆 /29，45，112，128，168，202，262，270，295

地榆 /6，41，109，110，130，224，243，250，252，268，279

地肤子 /6，45，76，81，85，104，132，136，141，214，301

冬灰 /29，52，262，272，278，279

冬葵子 /21，45，104，114，150，168，216，225，297，301

独活 /6，63，161，185，242，244，268，277，301

杜若（竹叶莲）/29，52，81，89，132，207，282，302

杜仲 /29，63，76，81，85，95，114，151，214，237，255，302

E

阿胶 /19，61，128，140，167，194，237，241，248

F

发髲 /7，54，104，193，216，234，258

矾石 /1，45，114，138，141，198，250，256，262，281，302

防风 /7，54，107，142，184，207，208，229，234，283，302

防己 /29，63，101，104，122，161，240，262

防葵 /29，45，76，114，142，175，185，189，196，216，240，277，302

飞廉 /7，63，142，229，242，302

蜚虻（蜚虻）/7，41，99，138，168，190，202，220

蜚蠊 /38，45，168，202，218，220，287

粉锡 /29

蜂子 /21，63，73，77，142，207，211，262，293，302

茯苓 /21，64，92，93，94，104，150，175，181，184，190，210，224

伏翼 /38，64，96，132，208，293

附子 /30，54，89，112，174，176，202，229，235，236，238，268

肤青 /30，64，262

腐婢 /30，64，123，196，207，217，240

G

干姜 /30，55，89，90，97，109，154，176，180，198，219，224，229，286

干漆 /33，55，77，83，85，114，119，142，231，288，302

干地黄 /21，45，83，142，169，193，202，220，229，288，297，302

甘草 /21，64，77，114，123，142，268，297，302

甘遂 /7，45，104，112，192，195，202，212，222，277

藁本 /30，55，117，207，254，255，278，293，297

葛根 /21，64，87，163，191，223，229

枸杞 /7，45，114，142，223

狗脊 /7，64，117，174，229，238，239

钩吻 /30，55，160，176，212，252，268

姑活 /22，55，229，303

羖羊角 /38，55，77，94，101，132，181，196，272，283，303

瓜蒂 /7，45，104，154，176，212

栝楼根（天花粉）/10，46，73，77，116，163，185，223，225，289

贯众 /7，41，118，163

龟甲 /38，64，142，203，229，240，244，248，250，256，260，275，303

鬼臼 /30，55，123

H

海蛤 /8，64，169，178，179，185

海藻 /8，45，111，196，203，211，212，262，270

合欢 /22，64，87，95，96，132，142，303

藋菌 /38，64，89，118，179，202

黑芝 /38，64，86，99，104，138，142，151，216，303

恒山（常山）/5，44，158，168，191，222，239

厚朴 /8，55，118，158，160，169，181，207，229，295

胡麻（脂麻）/22，65，77，83，225，229，298，303

虎掌 /8，55，104，117，169，179，180，203，235，237，289

滑石 /22，46，81，104，143，163，196，216，253，303

槐实（槐角）/8，46，100，116，253，255，262，269，275，289

淮木 /8，65，176，198，225，250，256

黄芝 /22，65，92，123，143

黄连 /8，46，132，183，197，198，254，281，282

黄芩 /8，65，108，163，198，200，246，263

黄芪 /22，52，77，260，262，275，277

黄环 /8，65，123，169，176

J

鸡头实（芡实）/13，67，77，85，96，132，137，143，231，237，242，303

蒺藜子 /9，55，132，203，220，253，287，298，303

积雪草 /8，46，163，263

景天 /9，65，123，132，143，163，166，248，250，269，303

橘柚 /30，55，97，100，102，154，203，286

茛草 /9，65，118，159，178，181，272，291

鞠华（菊花）/9，65，143，151，160，208，229，242，282，283，295，304

卷柏 /30，55，123，143，203，221，252，255，293，304

决明子 /38，65，143，281，283，304

爵床 /38，46，163，237，242

假苏（荆芥）/30，55，112，169，220，263，270，271

桔梗 /30，52，179，181，184，195，196，199

菌桂（肉桂）/31，56，93，143，156，293

K

空青 /22，46，91，93，99，132，143，283，284，304

孔公孽 /31，56，91，123，129，192，209，253，263，275，277

苦菜 /9，46，77，94，95，123，143，304

苦参 /9，46，85，104，133，136，200，203，210，214，263

苦瓠 /9，46，154，213

款冬花 /31，56，169，178，186，287

蛞蝓 /38，46，160，186，235，277

L

兰草（钓兰）/31，63，77，104，143，304

蓝实 /10，46，144，155，304

狼毒 /31，65，112，169，176，192，203，213，263

莨菪子（天仙子）/10，47，95，97，117，144，230，285，304

络石（络石藤）/11，56，133，151，161，224，264，286，287，289，293，296，305

雷丸 /10，46，118，163，260

理石 /31，47，81，118，133，164，203

藜芦 /31，47，176，197，198，263，272，296

蠡鱼（鳢鱼）/22，47，213，230

蠡实 /22，65，100，114，144，163，169，192，230，304

鲤鱼胆 /10，47，95，280，283，304

连翘 /10，66，164，169，212，263，270

楝实（川楝子）/10，47，105，119，158，164，189，263，272

蓼实 /31，56，89，119，133，144，213，263

羚羊角 /38，47，87，94，114，133，144，182，221，277

柳华 /10，47，109，200，213，263，293

六畜毛蹄甲 /38，66，169，186，189

龙骨 /22，66，151，176，198，203，248

龙眼 /23，66，92，98，99，123，144，192，305

龙胆 /10，47，99，144，183，187，234，289，305

漏芦 /10，47，77，129，133，136，144，151，230，264，274，275，305

蝼蛄 /39，47，129，193，251，264

鹿茸 /23，56，78，95，123，139，169，187，248，264，305

鹿藿 /11，66，97，194，199，238，264，270

卤鹹 /11，47，123，164，189，223

露蜂房 /11，66，170，187，188，234，275

陆英 /11，47，217，226，230，235，239，242，244

蔄茹 /31，48，97，119，130，164，183，264，272，279，296

栾华 /11，48，281，282

M

牡蛎 /39，66，114，151，158，184，210，236，240，250，271，305

牡桂（肉桂）/32，57，78，85，98，115，145，176，209，287，305

牡丹（牡丹皮）/32，48，87，160，170，184，185，188，204，221，234，264

牡狗阴茎（狗鞭）/39，66，133，193，218，250

木香 /32，92，95，124，182，214，248

木虻（木虻）/1，2，4，12，60，67，167，170，218，220，221，245，246，280，282

木兰 /12，48，107，133，137，164，188，255，284，293

莽草 /32，56，119，204，208，253，264，272，278

茅根（白茅根）/23，48，78，85，105，170，221，226，246

麻黄 /11，56，90，112，123，158，160，203，207，240

麻蕡 /32，66，98，144，159，226，305

马刀 /32，41，170，214，250

马陆 /32，56，112，204，264，278，291

马先蒿 /11，160，170，230，250，252

蔓椒（入地金牛）/11，56，180，230，239，242

蔓荆实（蔓荆子）/12，41，91，119，133，138，144，230，234，236，305

梅实（乌梅）/2，66，94，102，164，185，242，264，279，293，296

蘼芜 /32，56，94，98，119，124，176

麋脂 /32，56，90，207，230，236，264，296

蜜蜡（蜂蜡）/23，52，78，116，199，268，289，305

麦门冬 /23，66，144，210，226，305

N

凝水石（寒水石）/32，48，164，204，275，306

牛膝 /2，12，128，145，174，221，230，236，237，239，265，306

牛角䚡 /12，57，83，85，170，184，221，246，250，306

牛黄 /12，67，124，164，170，186，189

牛扁 /12，42，119，121，164，268

女青 /32，67，124，240

女萎（葳蕤）/23，67，145，160，226，289，293，306

女菀 /32，57，127，161，170，187，196，197

女贞实（女贞子）/12，67，78，86，88，93，127，145，153，306

O

藕实茎（藕节）/23，67，78，86，93，127，145，151，306

P

蓬蘽（覆盆子）/2，67，81，83，88，95，145，218，306

朴消 /12，48，145，170，204，245，306

蒲黄 /23，67，105，109，145，151，170，221，306

葡萄 /23，67，78，95，145，151，153，230，306

Q

蓍实 /14，68，79，99，134，298，307

蛴螬 /39，52，200，221，246，281，289

茜根 /13，48，86，174，200，231

铅丹 /33，42，98，164，187，188，191

翘根 /24，48，82，133，164，294

蜣螂 /39，48，170，188，189，195，258

雀瓮 /24，68，171，209，258

秦艽 /13，67，105，124，171，231，242

青芝 /2，68，86，92，134，145，306

青琅玕 /33，67，265，269，272，274，296

青葙子 /13，42，119，165，274

屈草 /13，42，146，171，179，200，231，307

瞿麦 /13，48，128，130，134，193，216，246，265

R

人参 /24，42，73，74，92，93，99，124，134，146，151，181，307

肉苁蓉 /24，52，78，82，86，146，204，214，219，226

戎盐 /78，115，134，281

蕤核（蕤仁）/24，57，78，134，146，211，280，281，307

S

桑螵蛸 /39，68，82，105，194，214，218，219，238，246，278

桑上寄生（桑寄生）/13，68，98，128，134，139，146，155，238，259，265，290，298，307

桑根白皮（桑白皮）/24，49，78，193，226，248

松脂（松香）/15，58，88，108，147，265，273，274，308

松萝 /15，69，109，124，207，210，254，256

溲疏 /34，49，124，165，217

酸浆 /3，69，79，96，106，165，185，251

酸枣仁 /3，69，88，152，172，205，211，232，242，308

Sh

沙参 /14，42，78，84，171，184，221，307

山茱萸 /2，68，89，119，124，146，171，231

商陆 /33，68，213，231，265，278

芍药 /14，68，78，105，111，113，171，194，204，231，278

石膏 /33，42，129，160，165，178，194，224，268

石蜜（蜂蜜）/24，69，79，86，88，96，111，124，146，156，187，226，235，308

石灰 /57，265，272，276，278，296

石斛 /24，69，73，74，82，102，146，152，194，231，307

石胆（胆矾）/2，49，134，186，215，219，235，249，256，268，281，307

石韦 /15，69，105，165，216

石南 /33，87，113，116，204，232，243

石蚕 /39，49，105，108，129，209，215，216

石龙芮 /14，69，116，134，146，185，211，232，307

石龙刍 /14，42，105，124，134，137，146，152，162，216，226，307

石龙子 /39，49，105，209，215，216

石硫黄（硫黄）/2，57，115，221，257，265，290

石钟乳 /24，57，82，88，91，99，129，134，177

石长生 /39，42，165，171，265

石下长卿 /40，69

射干 /14，68，111，165，176，192，195，287

麝香 /33，57，120，124，127，182，186，240

蛇合 /14，42，171，187，265，268，271，276

蛇蜕 /39，68，119，171，189，258，276

蛇床子 /14，68，115，146，186，218，231，255，265，274，307

蜀椒（花椒）/33，57，89，102，147，156，174，177，232，296，308

蜀羊泉 /15，43，120，265，273，286，290

薯蓣（山药）/24，57，73，79，86，134，147，152，226，298，308

鼠李 /172，270

鼠妇 /2，57，106，172，186，216，219，247

水银 /34，121，308

水萍（浮萍）/34，49，100，106，147，155，165，223，274

水苏 /98，103，127，147，155，286，308

水靳（水芹）/79，82，110，153，192，251

水蛭 /40，69，106，113，204，219，221，247

T

鲅鱼甲 /34，52，172，205，247，249，273，296

太一余粮 /25，69，125，147，177，205，247，249，308

天门冬 /15，70，79，115，120，147，152，232，308

天雄 /34，58，113，115，117，125，147，174，232，236，268

天名精 /25，49，106，110，147，205，222，309

天鼠屎（夜明砂）/34，49，172，181，205，243，266

桃核仁（桃仁）/15，70，120，125，172，205，219，221，247，294

铁落（生铁落）/34，70，162，266，273

铁精 /70，135

葶苈（葶苈子）/34，49，106，113，125，172，205

桐叶 /15，49，120，266，276

通草 /34，70，91，99，116，120，172，183

菟丝子 /34，70，79，116，148，152，153，289，294，309

豚卵 /25，58，117，125，172，187，188，199，216，244，276

W

王瓜 /15，49，79，172，222，223，243，247，285

王孙 /16，70，125，174，232，239，243

王不留行 /15，70，110，111，130，148，159，232，268，309

卫矛 /16，49，125，195，224，249

猬皮（刺猬皮）/16，70，199，243，254，256，257，276

薇衔 /16，70，107，181，186，187，232，259，266，271

文蛤 /266，276

芜荑 /35，70，100，120，125，165

吴茱萸 /35，38，89，90，103，108，111，120，177，232，243

蜈蚣 /35，58，120，241

乌头 /35，58，90，113，160，172，177，205，224，232

乌韭 /25，50，172

乌贼鱼骨（海螵蛸）/40，52，205，247，249，252，257

五味子 /3，58，79，82，177，227

五加皮 /35，58，79，179，194，237，257，260，266，278

五色石脂 /25，70，74，79，83，148，152，153，197，199，200，251，257，266，273，276，309

X

蕲葇子 /35，53，74，82，136，148，233，281，309

细辛 /35，58，91，135，148，177，207，233，236，294，296，309

锡镜鼻 /205，247

葈耳实（苍耳子）/25，58，80，96，130，135，137，148，207，233，236，279，296

夏枯草 /16，35，113，148，173，209，212，233，244，270，271

虾蟆（蛤蟆）/35，50，113，125，165，205，257，266

芡实 /25，50，80，101，106，125，135，148，173，284，309

香蒲 /25，70，125，135，137，139，148，155，286，309

蟹 /40，50，179，273，294

薤（薤白）/36，58，148，268，309

消石 /16，50，125，148，165，190，192

辛夷 /36，59，103，135，149，173，208，294，309

杏核仁（杏仁）/25，59，103，129，177，244，253，269，287

熊脂 /26，43，96，243，294，310

雄黄 /16，71，173，266，271，276，297，309

芎藭（川芎）/33，59，161，208，233，236，246，252，269

续断 /16，53，74，115，159，253，269，289，310

徐长卿 /36，59，126，149，241，310

旋花 /26，59，80，106，126，149，173，294，310

Y

牙子（狼牙）/16，50，120，126，165，266，273，276

雁肪 /26，80，310

燕屎 /36，71，106，126，217

鸢尾 /17，71，108，113，120，126，206

阳起石 /40，53，173，194，206，209，218，219，249，252

羊蹄 /17，50，166，257，273，291

羊桃 /16，50，166，206，213，258，266

羊踯躅 /36，59，161，233，241，243

荛花 /13，49，68，101，105，113，159，171，192，204，240

药实根 /36，50，83，116，126，233，290，294

玉泉 /26，71，80，92，115，245，298，310

榆皮（榆白皮）/26，71，106，126，149，198，217

郁核（郁李仁）/3，71，106，139，213，285，286

禹余粮 /26，50，149，152，166，173，177，190，199，206，247，310

蠮螉 /40，90，177，285

衣鱼 /40，59，106，161，259，278

薏苡仁 /26，43，103，120，149，233，236，310

殷孽 /36，59，197，206，209，222，271

营实 /3，59，116，166，257，266，269，290

萤火 /36，53，98，135，166，259，270

茵陈蒿 /17，71，149，162，173，201，310

茵芋 /17，59，126，173，227，233，241

淫羊藿 /36，50，80，96，106，215，218，290

远志 /17，59，74，91，96，99，126，135，137，149，178，183，310

玄参 /17，43，87，135，173，206，254

芫花 /36，59，120，177，178，206，227，241，257，278，288

云母 /26，71，82，88，126，135，149，152，161，208，297，310

云实 /36，60，111，121，197，199，209，311

Z

皂荚 /37，40，60，91，126，208，233，283，297

蚤休 /17，43，121，166，187，257，259，267

泽泻 /26，50，80，135，137，149，153，154，213，233，253，294，311

泽兰 /17，53，161，213，219，267，269

泽漆 /18，43，213，227，274

曾青 /3，112，115，136，138，202，228，280，300

梓白皮 /18，51，121，166

紫芝 /27，60，82，93，115，116，285，295，311

紫石英 /27，60，89，150，153，178，252，311

紫苑 /18，53，88，174，178，210，237

紫草 /18，51，81，86，92，201，211

紫参 /18，37，51，101，107，127，138，174，206

紫葳 /3，43，128，174，206，227，247，249，254

Zh

蚱蝉 /40，50，173，188，258，259

䗪虫（土鳖虫）/40，51，173，206，219，222，247

知母 /18，51，80，107，126，214，223

枳实 /18，51，80，102，149，174，199，274，298

栀子 /18，127，166，267，284，295

术 /15，58，100，109，147，152，165，200，232，235，296，308

竹叶 /18，71，80，98，109，117，121，178，235，267

猪苓 /27，71，107，150，241，311

中药笔画索引

二画

人参 /24，42，73，74，92，93，99，124，134，146，151，181，307

三画

干姜 /30，55，89，90，97，109，154，176，180，198，219，224，229，286

干漆 /33，55，77，83，85，114，119，142，231，288，302

干地黄 /21，45，83，142，169，193，202，220，229，288，297，302

大枣 /20，63，73，85，138，141，156，184，211，225，244，301

大黄 /6，44，87，101，102，112，168，191，202，220，222，246，301

大豆黄卷 /20，63，110，228，235，238，262

大戟 /6，44，160，191，194，202，242

山茱萸 /2，68，89，119，124，146，171，231

卫矛 /16，49，125，195，224，249

女菀 /32，57，127，161，170，187，196，197

女青 /32，67，124，240

女萎（葳蕤）/23，67，145，160，226，289，293，306

女贞实（女贞子）/12，67，78，86，88，93，127，145，153，306

飞廉 /7，63，142，229，242，302

马刀 /32，41，170，214，250

马陆 /32，56，112，204，264，278，291

马先蒿 /11，160，170，230，250，252

四画

云母 /26，71，82，88，126，135，149，152，161，208，297，310

云实 /36，60，111，121，197，199，209，311

太一余粮 /25，69，125，147，177，205，247，249，308

五色石脂 /25，70，74，79，83，148，152，153，197，199，200，251，257，266，273，276，309

五加皮 /35，58，79，179，194，237，257，260，266，278

五味子 /3，58，79，82，177，227

车前子 /20，44，103，110，140，215，228，301

木香 /32，92，95，124，182，214，248

木兰 /12，48，107，133，137，164，188，255，284，293

木虻（木虻）/1，2，4，12，60，67，167，170，218，220，221，245，246，280，282

王孙 /16，70，125，174，232，239，243

王瓜 /15，49，79，172，222，223，243，247，285

王不留行 /15，70，110，111，130，148，159，232，268，309

玄参 /17，43，87，135，173，206，254

天门冬 /15，70，79，115，120，147，152，232，308

天名精 /25，49，106，110，147，205，222，309

天鼠屎（夜明砂）/34，49，172，181，205，243，266

天雄 /34，58，113，115，117，125，147，174，232，236，268

牙子（狼牙）/16，50，120，126，165，266，273，276

贝母 /28，62，122，158，166，214，253，267，277，287

贝子 /37，103，194，215，219，281

丹参 /6，41，76，122，168，190，196，202

丹雄鸡 /21，52，73，88，97，109，128，158，196，198，215，217，223，228，246，248，249，284

牛膝 /2，12，128，145，174，221，230，236，237，239，265，306

牛黄 /12，67，124，164，170，186，189

牛扁 /12，42，119，121，164，268

牛角腮 /12，57，83，85，170，184，221，246，250，306

乌头 /35，58，90，113，160，172，177，205，224，232

乌韭 /25，50，172

乌贼鱼骨（海螵蛸）/40，52，205，247，249，252，257

长石 /37，51，100，107，121，136，166，180，311

文蛤 /266，276

六畜毛蹄甲 /38，66，169，186，189

巴豆 /27，54，103，112，118，122，130，158，167，201，212，222，239，279

巴戟天 /28，51，75，84，87，95，114，217

水银 /34，121，308

水苏 /98，103，127，147，155，286，308

水蛭 /40，69，106，113，204，219，221，247

水靳（水芹）/79，82，110，153，192，251

孔公孽 /31，56，91，123，129，192，209，253，263，275，277

五画

玉泉 /26，71，80，92，115，245，298，310

石斛 /24，69，73，74，82，102，146，152，194，231，307

石蜜（蜂蜜）/24，69，79，86，88，96，111，124，146，156，187，226，235，308

石膏 /33，42，129，160，165，178，194，224，268

石韦 /15，69，105，165，216

石胆（胆矾）/2，49，134，186，215，219，235，249，256，268，281，307

石灰 /57，265，272，276，278，296

石南 /33，87，113，116，204，232，243

石蚕 /39，49，105，108，129，209，215，216

石钟乳 /24，57，82，88，91，99，129，134，177

石龙刍 /14，42，105，124，134，137，146，152，162，216，226，307

石龙芮 /14，69，116，134，146，185，211，232，307

石龙子 /39，49，105，209，215，216

石硫黄（硫黄）/2，57，115，221，257，265，290

石下长卿 /40，69

术 /15，58，100，109，147，152，165，200，232，235，296，308

龙胆 /10，47，99，144，183，187，234，289，305

龙骨 /22，66，151，176，198，203，248

龙眼 /23，66，92，98，99，123，144，192，305

甘草 /21，64，77，114，123，142，268，297，302

甘遂 /7，45，104，112，192，195，202，212，222，277

白英 /20，44，76，84，140，150，167，223，261，300

白石英 /20，51，75，140，159，175，217，223，228，300

白蒿 /19，61，75，84，122，131，136，155，179，191，227，300

白芝 /28，62，84，92，95，138，140，150，175，300

白鲜（白鲜皮）/5，44，175，200，206，214，228，238，254，255，295

白胶（鹿角胶）/19，61，75，84，110，128，140，225，237，245，251，288，300

白青 /19，61，91，97，118，122，131，140，150，154，284，300

白薇 /5，62，159，162，167，182，189，239，241

白棘 /28，44，110，179，194，261

白芷 /28，54，167，246，249，254，282，292

白垩 /4，54，167，201，245

白及 /4，61，101，107，225，261，295

白敛 /4，61，110，162，209，239，254，255，258，261，280

白瓜子（冬瓜子）/19，61，75，140，292，300

白兔藿 /5，62

白僵蚕 /37，61，118，256，258，259，292

白头翁 /54，110，167，189，201，211，220，239，267

白马茎 /37，61，75，95，153，186，188，193，225，251，297

白颈蚯蚓（地龙）/37，44，118，201

冬灰 /29，52，262，272，278，279

冬葵子 /21，45，104，114，150，168，216，225，297，301

瓜蒂 /7，45，104，154，176，212

代赭石 /6，45，107，249

兰草（钓兰）/31，63，77，104，143，304

半夏 /28，62，102，108，158，168，175，180，190，196，208，224，287

发髲 /7，54，104，193，216，234，258

六画

朴消 /12，48，145，170，204，245，306

地榆 /6，41，109，110，130，224，243，250，252，268，279

地胆 /29，45，112，128，168，202，262，270，295

芍药 /14，68，78，105，111，113，171，194，204，231，278

芎劳（川芎）/33，59，161，208，233，236，246，252，269

戎盐 /78，115，134，281

百合 /20，62，76，84，103，122，179，195，197

当归 /21，54，168，175，240，248，252，262，267

肉苁蓉 /24，52，78，82，86，146，204，214，219，226

竹叶 /18，71，80，98，109，117，121，178，235，267

合欢 /22，64，87，95，96，132，142，303

伏翼 /38，64，96，132，208，293

羊蹄 /17，50，166，257，273，291

羊桃 /16，50，166，206，213，258，266

羊踯躅 /36，59，161，233，241，243

决明子 /38，65，143，281，283，304

衣鱼 /40，59，106，161，259，278

防风 /7，54，107，142，184，207，208，229，234，283，302

防己 /29，63，101，104，122，161，240，262

防葵 /29，45，76，114，142，175，185，189，196，216，240，277，302

阳起石 /40，53，173，194，206，209，218，219，249，252

七画

麦门冬 /23，66，144，210，226，305

赤箭（天麻）/28，54，76，83，141，153，301

赤芝 /6，63，76，84，99，141，183，301

杜仲 /29，63，76，81，85，95，114，151，214，237，255，302

杜若（竹叶莲）/29，52，81，89，132，207，282，302

连翘 /10，66，164，169，212，263，270

芜荑 /35，70，100，120，125，165

杏核仁（杏仁）/25，59，103，129，177，244，253，269，287

芫花 /36，59，120，177，178，206，227，241，257，278，288

苋实 /25，50，80，101，106，125，135，148，173，284，309

远志 /17，59，74，91，96，99，126，135，137，149，178，183，310

吴茱萸 /35，38，89，90，103，108，111，120，177，232，243

别羁 /5，52，228，241

卤鹹 /11，47，123，164，189，223

龟甲 /38，64，142，203，229，240，244，248，250，256，260，275，30

牡丹（牡丹皮）/32，48，87，160，170，184，185，188，204，221，234，
264

牡蛎 /39，66，114，151，158，184，210，236，240，250，271，305

牡桂（肉桂）/32，57，78，85，98，115，145，176，209，287，305

牡狗阴茎（狗鞭）/39，66，133，193，218，250

皂荚 /37，40，60，91，126，208，233，283，297

辛夷 /36，59，103，135，149，173，208，294，309

沙参 /14，42，78，84，171，184，221，307

附子 /30，54，89，112，174，176，202，229，235，236，238，268

阿胶 /19，61，128，140，167，194，237，241，248

陆英 /11，47，217，226，230，235，239，242，244

鸡头实（芡实）/13，67，77，85，96，132，137，143，231，237，242，303

八画

矾石 /1，45，114，138，141，198，250，256，262，281，302

苦参 /9，46，85，104，133，136，200，203，210，214，263

苦菜 /9，46，77，94，95，123，143，304

苦瓠 /9，46，154，213

青芝　青琅玕 /33，67，265，269，272，274，296

青葙子 /13，42，119，165，274

松脂（松香）/15，58，88，108，147，265，273，274，308

松萝 /15，69，109，124，207，210，254，256

茅根（白茅根）/23，48，78，85，105，170，221，226，246

郁核（郁李仁）/3，71，106，139，213，285，286

鸢尾 /17，71，108，113，120，126，206

败酱（败酱草）/5，62，163，200，261，269，272，274，275

虎掌 /8，55，104，117，169，179，180，203，235，237，289

肤青 /30，64，262

知母 /18，51，80，107，126，214，223

彼子（榧子）/20，54，118，122

狗脊 /7，64，117，174，229，238，239

空青 /22，46，91，93，99，132，143，283，284，304

泽兰 /17，53，161，213，219，267，269

泽泻 /26，50，80，135，137，149，153，154，213，233，253，294，311

泽漆 /18，43，213，227，274

卷柏 /30，55，123，143，203，221，252，255，293，304

细辛 /35，58，91，135，148，177，207，233，236，294，296，309

姑活 /22，55，229，303

屈草 /13，42，146，171，179，200，231，307

九画

茺蔚子 /29，52，81，131，141，212，271，301

茵芋 /17，59，126，173，227，233，241

茵陈蒿 /17，71，149，162，173，201，310

荛花 /13，49，68，101，105，113，159，171，192，204，240

茈胡（柴胡）/6，63，81，122，131，141，168，191，210

茜根 /13，48，86，174，200，231

荩草 /9，65，118，159，178，181，272，291

药实根 /36，50，83，116，126，233，290，294

草蒿 /5，44，121，131，234，261，272

柏实 /20，62，76，87，131，136，150，181，184，228，292，300

茯苓 /21，64，92，93，94，104，150，175，181，184，190，210，224

枸杞 /7，45，114，142，223

栀子 /18，127，166，267，284，295

枳实 /18，51，80，102，149，174，199，274，298

柳华 /10，47，109，200，213，263，293

胡麻（脂麻）/22，65，77，83，225，229，298，303

厚朴 /8，55，118，158，160，169，181，207，229，295

独活 /6，63，161，185，242，244，268，277，301

禹余粮 /26，50，149，152，166，173，177，190，199，206，247，310

香蒲 /25，70，125，135，137，139，148，155，286，309

扁青 /20，62，93，112，131，140，201，261，267，280，288，300

贯众 /7，41，118，163

络石（络石藤）/11，56，133，151，161，224，264，286，287，289，293，296，305

蚤休 /17，43，121，166，187，257，259，267

恒山（常山）/5，44，158，168，191，222，239

虾蟆（蛤蟆）/35，50，113，125，165，205，257，266

十画

栝楼根（天花粉）/10，46，73，77，116，163，185，223，225，289

桃核仁（桃仁）/15，70，120，125，172，205，219，221，247，294

桐叶 /15，49，120，266，276

桔梗 /30，52，179，181，184，195，196，199

莽草 /32，56，119，204，208，253，264，272，278

莨菪子（天仙子）/10，47，95，97，117，144，230，285，304

夏枯草 /16，35，113，148，173，209，212，233，244，270，271

秦艽 /13，67，105，124，171，231，242

徐长卿 /36，59，126，149，241，310

积雪草 /8，46，163，263

殷孽 /36，59，197，206，209，222，271

铁精 /70，135

铁落（生铁落）/34，70，162，266，273

铁精 /70，135

铅丹 /33，42，98，164，187，188，191

狼毒 /31，65，112，169，176，192，203，213，263

鬼臼 /30，55，123

射干 /14，68，111，165，176，192，195，287

消石 /16，50，125，148，165，190，192

海藻 /8，45，111，196，203，211，212，262，270

海蛤 /8，64，169，178，179，185

羖羊角 /38，55，77，94，101，132，181，196，272，283，303

栾华 /11，48，281，282

粉锡 /29

桑螵蛸 /39，68，82，105，194，214，218，219，238，246，278

桑上寄生（桑寄生）/13，68，98，128，134，139，146，155，238，259，265，290，298，307

桑根白皮（桑白皮）/24，49，78，193，226，248

通草 /34，70，91，99，116，120，172，183

十一画

梓白皮 /18，51，121，166

梅实（乌梅）/2，66，94，102，164，185，242，264，279，293，296

菖蒲 /28，54，74，91，131，138，141，150，175，183，228，288，300

菴䕡子 /4，41，140，152，162，195，212，220，227，241，299

蒺藜子 /35，53，74，82，136，148，233，281，309

菌桂（肉桂）/31，56，93，143，156，293

菟丝子 /34，70，79，116，148，152，153，289，294，309

营实 /3，59，116，166，257，266，269，290

黄芝 /22，65，92，123，143

黄芩 /8，65，108，163，198，200，246，263

黄连 /8，46，132，183，197，198，254，281，282

黄芪 /22，52，77，260，262，275，277

黄环 /8，65，123，169，176

萤火 /36，53，98，135，166，259，270

理石 /31，47，81，118，133，164，203

蛇床子 /14，68，115，146，186，218，231，255，265，274，307

蛇合 /14，42，171，187，265，268，271，276

蛇蜕 /39，68，119，171，189，258，276

蚱蝉 /40，50，173，188，258，259

假苏（荆芥）/30，55，112，169，220，263，270，271

猪苓 /27，71，107，150，241，311

豚卵 /25，58，117，125，172，187，188，199，216，244，276

旋花 /26，59，80，106，126，149，173，294，310

麻黄 /11，56，90，112，123，158，160，203，207，240

麻蕡 /32，66，98，144，159，226，305

淫羊藿 /36，50，80，96，106，215，218，290

鹿茸 /23，56，78，95，123，139，169，187，248，264，305

鹿藿 /11，66，97，194，199，238，264，270

羚羊角 /38，47，87，94，114，133，144，182，221，277

商陆 /33，68，213，231，265，278

淮木 /8，65，176，198，225，250，256

续断 /16，53，74，115，159，253，269，289，310

十二画

斑猫（斑蝥）/28，44，167，215，261，270，295

款冬花 /31，56，169，178，186，287

菓耳实（苍耳子）/25，58，80，96，130，135，137，148，207，233，236，279，296

葛根 /21，64，87，163，191，223，229

葱实 /29，54，85，90，132，158，159，168，212，224，273，282

蕳茹 /31，48，97，119，130，164，183，264，272，279，296

萆薢 /5，62，114，228，237，261

葡萄 /23，67，78，95，145，151，153，230，306

葶苈（葶苈子）/34，49，106，113，125，172，205

雄黄 /16，71，173，266，271，276，297，309

雁肪 /26，80，310

紫芝 /27，60，82，93，115，116，285，295，311

紫苑 /18，53，88，174，178，210，237

紫参 /18，37，51，101，107，127，138，174，206

紫石英 /27，60，89，150，153，178，252，311

景天 /9，65，123，132，143，163，166，248，250，269，303

黑芝 /38，64，86，99，104，138，142，151，216，303

蛞蝓 /38，46，160，186，235，277

蛴螬 /39，52，200，221，246，281，289

雀瓮 /24，68，171，209，258/22，46，81，104，143，163，196，216，253，303

曾青 /3，112，115，136，138，202，228，280，300

溲疏 /34，49，124，165，217

十三画

蓝实 /10，46，144，155，304

蓍实 /14，68，79，99，134，298，307

蒲黄 /23，67，105，109，145，151，170，221，306

蓬蘽（覆盆子）/2，67，81，83，88，95，145，218，306

蒺藜子 /9，55，132，203，220，253，287，298，303

榆皮（榆白皮）/26，71，106，126，149，198，217

楝实（川楝子）/10，47，105，119，158，164，189，263，272

雷丸 /10，46，118，163，260

翘根 /24，48，82，133，164，294

蜂子 /21，63，73，77，142，207，211，262，293，302

蜈蚣 /35，58，120，241

蜀椒（花椒）/33，57，89，102，147，156，174，177，232，296，308

蜀羊泉 /15，43，120，265，273，286，290

锡镜鼻 /205，247

钩吻 /30，55，160，176，212，252，268

蜜蜡（蜂蜡）/23，52，78，116，199，268，289，305

鼠李 /172，270

鼠妇 /2，57，106，172，186，216，219，247

十四画

槐实（槐角）/8，46，100，116，253，255，262，269，275，289

蔓椒（入地金牛）/11，56，180，230，239，242

蔓荆实（蔓荆子）/12，41，91，119，133，138，144，230，234，236，305

蓼实 /31，56，89，119，133，144，213，263

酸枣仁 /3，69，88，152，172，205，211，232，242，308

酸浆 /3，69，79，96，106，165，185，251

磁石 /29，44，163，228，242，284

蜚虻（蜚虻）/7，41，99，138，168，190，202，220

蜚蠊 /38，45，168，202，218，220，287

蜣螂 /39，48，170，188，189，195，258

漏芦 /10，47，77，129，133，136，144，151，230，264，274，275，305

腐婢 /30，64，123，196，207，217，240

熊脂 /26，43，96，243，294，310

十五画

樗鸡 /6，63，76，81，84，95，141，211，217，218，293

蕤核（蕤仁）/24，57，78，134，146，211，280，281，307

蝼蛄 /39，47，129，193，251，264

猬皮（刺猬皮）/16，70，199，243，254，256，257，276

鲤鱼胆 /10，47，95，280，283，304

十六画

橘柚 /30，55，97，100，102，154，203，286

薯蓣（山药）/24，57，73，79，86，134，147，152，226，298，308

薤（薤白）/36，58，148，268，309

薇衔 /16，70，107，181，186，187，232，259，266，271

燕屎 /36，71，106，126，217

薏苡仁 /26，43，103，120，149，233，236，310

凝水石（寒水石）/32，48，164，204，275，306

鲇鱼甲 /34，52，172，205，247，249，273，296

十七画

藋菌 /38，64，89，118，179，20

藁本 /30，55，117，207，254，255，278，293，297

鞠华（菊花）/9，65，143，151，160，208，229，242，282，283，295，304

爵床 /38，46，163，237，242

䗪虫（土鳖虫）/40，51，173，206，219，222，247

十八画

藕实茎（藕节）/23，67，78，86，93，127，145，151，306
藜芦 /31，47，176，197，198，263，272，296
瞿麦 /13，48，128，130，134，193，216，246，265
麋脂 /32，56，90，207，230，236，264，296

十九画

蟹 /40，50，179，273，294

二十画以上

蘼芜 /32，56，94，98，119，124，176
蘖木（黄柏）/12，48，101，102，164，197，200，226，250，256，275，291
露蜂房 /11，66，170，187，188，234，275
鳖甲 /38，62，190，202，256，261，275，278，279
蠮螉 /40，90，177，285
蠡实 /22，65，100，114，144，163，169，192，230，304
蠡鱼（鳢鱼）/22，47，213，230
麝香 /33，57，120，124，127，182，186，240